Für meinen Sohn Quincey

Katrin Stumptner (Hg.)

Gruppenanalytisch arbeiten mit Kindern und Jugendlichen

Impulse für eine kreative und vielfältige Praxis

Vandenhoeck & Ruprecht

Mit 3 Abbildungen

Bibliografische Information der Deutschen Nationalbibliothek:
Die Deutsche Nationalbibliothek verzeichnet diese Publikation in der Deutschen Nationalbibliografie; detaillierte bibliografische Daten sind im Internet über https://dnb.de abrufbar.

Umschlagabbildung: Paul Klee, Fischzauber, 1925/akg-images

Satz: SchwabScantechnik, Göttingen
Druck und Bindung: ⊕ Hubert & Co. BuchPartner, Göttingen
Printed in the EU

Vandenhoeck & Ruprecht Verlage | www.vandenhoeck-ruprecht-verlage.com

ISBN 978-3-525-46285-0

»Wo neuartige Gedanken entstehen, gehören sie weder mir noch dem Anderen. Sie entstehen zwischen uns.«

(Waldenfels, 1997, S. 53)

Inhalt

Das Spielen

Destruktive Prozesse in Gruppen – die Haltung der Gruppenleitung

Das dynamische Netz zwischen Kinder- und Bezugspersonengruppe

Das dynamische Netz im institutionellen Kontext von Schule, Jugendhilfe und Klinik

Zugehörigkeit in einer Vielfalt von Identitäten

EDITORIAL

Katrin Stumptner[1]

1 Das WIR im ICH – das ICH im WIR

»Die Aufgabe der Umgebung ist nicht,
das Kind zu formen, sondern ihm zu erlauben,
sich zu offenbaren.«
Maria Montessori (1870–1952)

Dieses Buch lädt Sie zu einem Spaziergang durch Landschaften der Gruppenanalyse mit Kindern und Jugendlichen (GaKiJu) ein. Von 22 Kolleg:innen werden Sie in pädagogisch-interdisziplinäre und psychodynamische Arbeitsfelder der Gruppenanalyse mit Kindern und Jugendlichen eingeführt. In den 18 Beiträgen bekommen Sie Einblicke in die theoretische, berufspolitische und konzeptuelle Arbeit der GaKiJu. Die Kolleg:innen stellen ihre praktische Arbeit in diversen institutionellen Kontexten und der ambulanten Praxis vor. Dieses Buch soll dazu beitragen, die zentrale Bedeutung des Sozialraums *Gruppe* in der Arbeit mit Kindern, Jugendlichen und deren Bezugspersonen zu unterstreichen. Bezugspersonen sind Eltern oder andere bedeutungsvolle, betreuende Personen, wie Pflegeeltern, Adoptiveltern, Großeltern, Geschwister, Betreuer:innen etc.

2 Die GaKiJu wird 18 Jahre alt

Die konzeptuelle Entwicklung der Gruppenanalyse mit Kindern, Jugendlichen und Bezugspersonen, wie sie heute im deutschsprachigen Raum betrieben wird, ist seit ihrem Beginn, 2003, bis heute als ein komplexer transgenerationaler Prozess zu verstehen (Stumptner, 2019). Es waren vier Gruppenanalytiker:innen aus unterschiedlichen Instituten, die sich 2003 mit der Idee trafen, Kolleg:innen zusammenzubringen, die in Gruppen mit Kindern und Jugendlichen arbeiten.

1 An dieser Stelle möchte ich mich ganz herzlich bei Sandra Englisch und Imke Heuer von Vandenhoeck & Ruprecht für die gewissenhafte, kreative und aufmerksame Unterstützung und Begleitung während des gesamten Publikationsprozesses bedanken. Ein Dank geht auch an Tobias Gaudin für sein gewissenhaftes Korrektorat und an Maria Hagl.

Im Jahr 2005 etablierten diese vier[2] einen Workshop, der bis heute jährlich einmal im September stattfindet. Im Anschluss daran hat sich eine Gruppe von engagierten Kolleg:innen[3] zusammengetan, die ab 2006 fortlaufend an einer Erweiterung der Gruppenanalyse arbeitete. Die Mitglieder dieser Arbeitsgruppe kamen aus verschiedenen gruppenanalytischen Institutskulturen. In einem langjährigen Prozess entwickelten sie, aus ihrer Perspektivenvielfalt schöpfend, eine gemeinsame Theorie und Praxis der Gruppenanalyse mit Kindern und Jugendlichen und Bezugspersonen. Im Jahr 2016 gründeten sie den Verein *Arbeitsgemeinschaft Gruppenanalyse mit Kindern und Jugendlichen e. V.*

Die GaKiJu im deutschsprachigen Raum in ihrer konzeptuellen Entwicklung hat viele Entwicklungsprozesse im ständigen Bemühen einer gelebten Vielfalt durchlaufen. Den »Protagonisten verdanken wir wesentliche Entwicklungsschritte, hin zu einer eigenständigen Profession und Theoriebildung neben [und in Verbindung mit; K. S.] der Gruppenanalyse mit Erwachsenen« (Schneider, 2021, S. 16). Mittlerweile hat sich die GaKiJu im internationalen gruppenanalytischen Raum einen Namen gemacht: 2017 beim Weltkongress der Group Analytic Society International (GASI) in Berlin und 2021 beim ersten internationalen Workshop der Arbeitsgemeinschaft GaKiJu, ebenfalls in Berlin.

Zu diesem 16. Workshop wurde die (von Ballhausen-Scharf, Lehle, Müller, Winzer) überarbeitete Auflage des Leitfadens zur Kompetenzentwicklung in der GaKiJu veröffentlicht (Arbeitsgemeinschaft GaKiJu, 2021). Im ersten Beitrag des Buches – »Gruppenanalytisches Arbeiten mit Kindern und Jugendlichen. Einblicke in eine ungewöhnliche Weiterbildung« – liefern *Birgitt Ballhausen-Scharf, Thomas Müller, Hans Georg Lehle und Dietrich Winzer* eine komprimierte Zusammenfassung und geben Einblicke in diese von ihnen überarbeitete Auflage des Leitfadens (Curriculum) zur Kompetenzentwicklung in der GaKiJu.

Das Interesse an fachlichem Austausch zur GaKiJu wächst. Berufspolitisch ist die psychodynamische Gruppentherapie im deutschen Gesundheitssystem verankert und in der neuen Weiterbildungsordnung als ein Pflichtbaustein in der Weiterbildung zum:zur Kinder- und Jugendlichenpsychotherapeut:in und zum:zur Fachärzt:in für Kinder- und Jugendpsychiatrie und -psychotherapie aufgenommen. *Thomas Schneider* diskutiert in seinem Beitrag »Können Kooperationsmodelle helfen, die psychodynamische Gruppentherapie mit Kindern und Jugendlichen in die institutionelle Weiterbildung zu integrieren?« die

---

2 Veronika Dietrichs-Paeschke, Pieter Hutz, Willi Meyer, Gerhard Rudnitzki.

3 Ilse Adami-Himmel, Birgitt Ballhausen-Scharf, Susan Herzog, Elisabeth Hofmann, Thomas Jung, Furi Khabirpour, Robert Mayerle, Christoph Müller, Gerhild Ohrnberger, Gerhard Rudnitzki, Thomas Schneider, Katrin Stumptner, Matthias Wenck, Ursula Wienberg, Dietrich Winzer.

Integration der psychodynamischen Gruppentherapie im aktuellen, berufspolitisch komplexen Wandlungsprozess der Weiterbildungsrichtlinien aus einem persönlichen Blickwinkel.

3 Gruppe und psychische Gesundheit

Seit Beginn der Coronapandemie dringt die existenzielle Bedeutung der *Gruppe* als wichtiger sozialer Lern- und Entwicklungsraum für Kinder und Jugendliche verstärkt in das Bewusstsein von Verantwortlichen in Politik, Kultur und Gesellschaft. Sich mit dem Phänomen der Gruppe in ihrer sozialen Dimension umfassender auseinanderzusetzen und mehr von den komplexen Zusammenhängen und den vielfältig-dynamischen Wirkfaktoren zu durchdringen, ist für die gruppenanalytische Arbeit mit Kindern, Jugendlichen und Bezugspersonen von grundlegender Bedeutung. Menschen interagieren, bewegen und engagieren sich kontinuierlich in und zwischen Klein-, Mittel- und Großgruppen und bilden fortwährend in diesen sozialen WIR-Räumen ein ICH-Empfinden, -Denken und -Wirken. Nach Werner Knauss kann »jede menschliche Interaktion auf einer unbewussten Ebene als eine Gruppeninteraktion« verstanden werden (Knauss, 2006, S. 50). Innere Vorstellungen von sich selbst als Mitglied einer Gruppe, einer Gesellschaft, werden von frühen internalisierten Beziehungs- und Interaktionserfahrungen in der familiären Kleingruppe gebildet und durch weitere kulturell-gesellschaftliche Erfahrungen in Gemeinschaften wie Kindergarten, Kibbuz, Schule, Dorfgemeinschaft, Sportverein, Heim, Internat usw. ergänzt, erweitert, bestätigt wie auch verändert. Basale Erfahrungen im Beziehungsnetzwerk der familiären Matrizen[4] bilden das internalisierte Spannungsfeld, die dynamische Matrix von vorwiegend unbewussten Erfahrungen, in der sich das ICH im WIR fortwährend weiterentwickelt und versucht, dem Leben als Mitglied von Gemeinschaften einen eigenen Sinn zu verleihen.

»Psychische Gesundheit«, so die Weltgesundheitsorganisation, »sollte als eine wertvolle Quelle des Humankapitals oder des Wohlbefindens in der Gesellschaft betrachtet werden. Wir alle brauchen eine gute psychische Gesundheit, um zu gedeihen, um uns selbst zu kümmern und mit anderen zu interagieren, weshalb es wichtig ist, nicht nur die Bedürfnisse von Menschen mit definierten psychischen Störungen zu berücksichtigen, sondern auch die psychische Gesundheit

4 Familiäre Matrix bezeichnet das transkulturell-transgenerational-familiäre Kommunikations- und Beziehungsgewebe mit all seinen habituell erschaffenen Ritualen, sozial-gesellschaftlichen Gewohnheiten, Sprachkulturen, Glaubenssätzen, tradierten Vorstellungen etc.

aller Menschen zu schützen und zu fördern und den ihr innewohnenden Wert zu erkennen. Psychische Gesundheit und Wohlbefinden werden nicht nur durch individuelle Merkmale beeinflusst, sondern auch durch die sozialen Umstände, in denen sich Menschen befinden, und die Umgebung, in der sie leben. Diese Determinanten interagieren dynamisch und können den psychischen Zustand einer Person bedrohen oder schützen« (WHO, 2019).

Die Formulierung der WHO macht deutlich, »psychische Gesundheit« ist keine Selbstverständlichkeit, aber eine wichtige Voraussetzung und »Quelle« für Wohlbefinden und die Selbstfürsorge im verantwortungsvollen Miteinander einer Gesellschaft. Aktuell erleben wir, verursacht durch die Pandemie SARS-CoV-2, was es bedeutet, aufgefordert zu sein, unsere Kontakte einzuschränken, um uns gegenseitig zu schützen. Diese radikale Einschränkung im sozialen Miteinander provoziert auf vielfältige Weise die Bedürftigkeit von uns Menschen nach Verbindung, Kommunikation und emotionalem Austausch. Die »psychische Gesundheit« eines jeden in der Gesellschaft, als »Quelle des Wohlbefindens«, wird in dieser Pandemie auf die Probe gestellt. Kinder und Jugendliche sind davon besonders betroffen. Sie werden nachhaltig durch die sozialen Kontaktbegrenzungen in ihren sensiblen Entwicklungsphasen und -bedürfnissen angegriffen.

Es liegt in der Zuständigkeit der Erwachsenen, auch unabhängig von der aktuellen pandemischen Lage, passende Rahmenbedingungen im privaten wie öffentlich-gesellschaftlichen Umfeld zu schaffen, um der Fürsorgepflicht für jüngere Generationen gerecht zu werden. Rahmenbedingungen, in deren Gestaltung Kinder und Jugendliche ihren altersnotwendigen Bedürfnissen entsprechend miteinzubeziehen sind, »denn sie sind die wichtigste Interessensgruppe für Entscheidungsprozesse und Handlungskonzepte, die ihre Gesundheit und Zukunft betreffen« (WHO, 2020). Es wäre wünschenswert, im gesellschaftspolitischen Bewusstsein den Fokus verstärkt auf den »Gemeinsinn, das heißt Gemeinschaftssinn« (Foulkes, 1978, S. 28) zu legen, »insofern all diejenigen am Versuch seiner Lösung teilnehmen, die ja tatsächlich ohnehin darin verwickelt sind«, nämlich alle Menschen – Kinder, Jugendliche und Erwachsene.

4 Einige der GaKiJu zugrunde liegenden Gedanken

Kinder und Jugendliche sind immer auf der Suche nach Aktionsräumen, in denen sie, ihrem Alter und ihrer psychischen Verfasstheit entsprechend, die für ihre psychosexuelle Entwicklung notwendige Auseinandersetzungen führen und

Erfahrungen miteinander teilen können. Kulturelle Diversität beeinflusst und prägt hierbei ihr sich entwickelndes Selbstgefühl und die Vorstellungsfähigkeit möglicher Rollen in der Gesellschaft. In der westlichen Welt liegt die Betonung auf einer individuellen Entwicklung hin zu Autonomie und Selbstreflexion, und die Auseinandersetzung in der Eltern-Kind-Beziehung steht im Vordergrund. Auffallend ist, dass den sozialen Bezügen und den Erfahrungen auf der Geschwisterebene und in Peergroups bei der individuellen Entwicklung nach wie vor weniger Beachtung geschenkt wird. Dabei spielen diese Erfahrungen bei der Bewältigung von Entwicklungskrisen, bei der Entwicklung sozialer Kompetenzen und der Lust, sich mitzuteilen, sich zu verselbstständigen, sich zu engagieren und teilzuhaben, eine bedeutende Rolle. Diese Ebenen sind in der pädagogischen wie auch in der therapeutisch-gruppenanalytischen Arbeit mit Kindern und Jugendlichen wirkungsvolle dynamische Faktoren.

Das gruppenanalytische Arbeiten mit Kindern und Jugendlichen umfasst im pädagogischen wie therapeutischen Kontext die gesamte Spannbreite, vom Säuglings- bis zum jungen Erwachsenenalter. Die Bezugspersonen werden in der GaKiJu, entsprechend der psychosexuellen Entwicklung wie auch des Lebensalters der Kinder und der jeweiligen institutionellen Bedingungen der stattfindenden Gruppenarbeit, im dynamischen Arbeitsprozess miteinbezogen. In den folgenden Beiträgen wird die Arbeit mit drei Altersgruppen – Kleinkinder, Schulkinder, Jugendliche – in drei unterschiedlichen kontextuellen Zusammenhängen und drei verschiedenen konzeptuell-interdisziplinären Zugängen vorgestellt:

Anke Mühle nimmt uns in ihrem Beitrag »Eltern-Kind-Gruppe mit Kindern unter sechs Jahren« mit in eine komplexe, interdisziplinär-interaktionelle Gruppenarbeit in einer Familienberatungsstelle.

Ursula Prösting wiederum führt uns mit ihrem Text »Die Bedeutung von Scham im Kontext schulischer Gruppen« in die Institution Schule. Als Leiterin einer Grundschule beschreibt sie mit gruppenanalytischem Blick die komplexe Psychodynamik zwischen Institution Schule, Lehrkraft, Kind und Eltern.

Und *Harald Weilnböck* stellt in »Von der Holocaust-Leugnung zum persönlichen Familientableau« sein Konzept der narrativen Gesprächsgruppen als eine interdisziplinäre Anwendung von Gruppenanalyse, eine intensivpädagogische politische Bildungsarbeit in der Schule, als Jugendarbeit und als Rechtsextremismusprävention vor.

***

Wird der Rahmen des sozialen Kontextes als sicher erlebt, öffnet sich für Kinder und Jugendliche ein Spielraum, in dem sie Konflikte miteinander und untereinander auszuhandeln beginnen. Das führt zu einem grundlegenden Element der GaKiJu – *dem Spielen.*

Die spielerische Kommunikation, eine universelle, natürliche Form des Sich-Ausdrückens, wie schon bei Winnicott (2006) beschrieben, ist dabei zentral. »[N]onverbale Signale und die genaue Beobachtung der sozialen Situation« (Keller, 2019, S. 114) nehmen hierbei einen hohen Stellenwert ein. Kinder, Jugendliche und Erwachsene erschaffen ihrem Alter entsprechend einen geteilten Beziehungs- und Bedeutungsraum in der Gleichzeitigkeit von »analoger und digitaler Kommunikation« (Watzlawick, 2021, S. 36).

Dietlind Köhncke arbeitet in ihrem Beitrag »Über das Spielen« die essenzielle Bedeutung des Spielens in der Entwicklung für Kinder heraus. Sie wirft dabei einen genauen Blick auf die Facetten, die Komplexität und Wirksamkeit von Spielen und legt das darin enthaltene Potenzial, auch für die gruppenanalytische Selbsterfahrung in der Weiterbildung zum:zur Gruppenanalytiker:in, frei.

Spielen ermöglicht nach Winnicott Reifungsprozesse, es ist ein »Ausdruck psychischer Gesundheit und führt zu Gruppenbeziehungen« (Winnicott, 2006, S. 52). Die miteinander *Spielenden* erschaffen, so Brandes, einen »kollektiven Kontext« (Brandes, 2008, S. 124). Sie bilden als »Akteure« in der Gleichzeitigkeit von schnell wechselnder Kommunikation in Interaktion zwischen sich und anderen ein Netzwerk vielfältiger Beziehungen. Gruppe ist ein »komplexes Phänomen der Gleichzeitigkeit und der Verwobenheit von Sozialem und Individuellem« (Brandes, 2008, S. 124). In seinem theoretischen Diskurs setzt sich Brandes mit dem Spannungsverhältnis zwischen Individuum und Gruppe und zwischen Entwicklungsbedürfnis und -fähigkeit im Selbstbildungsprozess von Kindern auseinander: »Wir sind es gewohnt, aus pädagogisch-konstruktivistischer Sicht von der Selbstbildung von Kindern zu sprechen. Dabei ist das einzelne Kind und sein eigenaktiv gesteuerter Lernprozess im Blick. Wird der soziale Kontext dieses Lernens miteinbezogen und die Bedeutung der Kindergruppe für Lernprozesse in Rechnung gestellt« (Brandes, 2008, S. 123), können wir diese Perspektive im gruppenanalytischen Verständnis auf die Selbstbildung in und durch Gruppen erweitern.

Über die Verflechtung von dynamischer Wirkmächtigkeit des komplexen Weltgeschehens im Mikrokosmos einer gruppenanalytischen Kindergruppe mit begleitender Elterngruppe schreibt *Furi Kharbipour.* Sein Beitrag »Hänsel und Gretel (ein Märchen der Gebrüder Grimm)« endet mit einem berührenden Gedicht von Sa'di aus dem »Rosengarten«: *»Die Menschen sind Glieder ein' Ganzes …«*

Christoph Radaj wiederum setzt sich in seinem Beitrag »Wenn der spielerische Übergangsraum einen Sog der Einsamkeit auslöst – Gruppendynamik im digitalen Raum« mit der bewussten Erweiterung des Spielraums durch die Einbeziehung der digitalen Welt eines Computerspiels in seine psychodynamische Kindergruppenarbeit und der Wirkung auf das Gemeinschaftsgefühl auseinander. Er untersucht zudem die dialektische Wirkung, tausend Freundschaften in der digitalen Welt zu haben, beim gleichzeitigen Erleben von Einsamkeit.

***

Die Gruppenleitung spielt – wie das vorher Beschriebene nahelegt – in der gruppenanalytischen Arbeit mit Kindern und Jugendlichen eine bedeutende Rolle. Sie übernimmt als Erwachsene in einer elterlichen Übertragung die Verantwortung für den Rahmen und die »dynamische Administration« (Foulkes, 1992) und ist zuständig für alle organisatorischen Belange im Verlauf des Gruppenprozesses.

Entsprechend der *gruppenanalytischen Haltung* nimmt die Gruppenleitung beobachtend teil, wacht an der Gruppengrenze zwischen Innen und Außen und ist verantwortlich für die Aufrechterhaltung von Kommunikation in der Gruppe. Sie ist Beraterin, Mit-Spielerin und Übersetzerin entsprechend der Übertragungsvielfalt in der Gruppe. Die Gruppenleitung wird Zeugin von destruktiven, schamvollen Beziehungs- und Interaktionserfahrungen, ohne zu bewerten und zu beurteilen. Sie markiert immer wieder die Grenzen zwischen Konflikt- und Gewalterfahrungen und schützt die Gruppe als Ganzes und jede:n Einzelne:n bei destruktivem Handlungsdruck. In einer Atmosphäre von Sicherheit, Verlässlichkeit und Toleranz können Konflikte miteinander verhandelt werden und Einsichten sich bilden. Wie Foulkes schreibt, wird »die Gruppensituation an und für sich zum therapeutischen« wie auch pädagogischen »Wirkfaktor« (Foulkes, 1992, S. 105). Die Gruppe wird zum explorativen Spiel- und Trainingsraum von Ich- und Du- und Wir-Erfahrungen. »Die Wirklichkeit wird ja nicht vom Einzelnen regellos und willkürlich konstruiert, sie ist eine Übereinkunft von Kommunikation« (Watzlawick, 2021, S. 24), in der affektiv markierte Bedeutungserfahrungen co-konstruiert, transformiert, miteinander geteilt, gestaltet und übersetzt werden.

In ihrem Beitrag »›Muss ich denn ein Bösewicht werden?‹ Vom Sinn der Destruktion in existenziellen Auseinandersetzungen« führen *Anja Khalil und Carla Weber* in einen immer wieder bedrohten Spielraum von Macht- und Ohnmachtserleben und lassen uns dabei am Prozess in einer Kindergruppe im Ringen um Halt und Verbindung im WIR teilnehmen.

Das Thema der existenziellen Auseinandersetzung in Ablösungsprozessen greift *Franziska Schöpfer* am Beispiel einer ambulanten, analytischen Gruppe mit spätadoleszenten Frauen auf und lädt uns in ihrem Beitrag »Eine Suizidfantasie, Verwirrung, Sprachlosigkeit und projektive Identifikation als Abwehr von tabuisierten Themen in der analytischen Gruppenpsychotherapie« ein, ebenfalls an einem spannungsvollen Gruppenprozess teilzunehmen, in dem Widerstands- und Abwehrphänomene im Gruppenraum verhandelt und der Sprache zugänglich werden.

5 Das dynamische Netz zwischen Kinder- und Elterngruppe

In der Arbeit mit Kindern und Jugendlichen kommen wir nicht an den Bezugspersonen vorbei beziehungsweise sind wir darauf angewiesen, sie immer mitzudenken und, soweit möglich und sinnvoll, auch miteinzubeziehen. Behr und Hearst betonen die Bedeutung der Unterstützung der Bezugspersonen in der Arbeit mit deren Kindern: »Wie bei anderen Therapiearten in Kinder- und Jugendlichendiensten, muss die Gruppentherapie durch Eltern und Betreuer aktiv unterstützt werden, um wirklich wirksam zu werden« (Behr u. Hearst, 2009, S. 207).

In seinem Beitrag »Plackerei und Pflicht oder Erkenntnis und Freiheit?! Überlegungen zu und Erlebtes aus einer eine analytische Kindergruppentherapie begleitende Elterngruppe« beleuchtet *Matthias Wenck* sowohl die gruppenanalytischen Wirkfaktoren wie auch die Wirksamkeit einer die Kindergruppe begleitenden Elterngruppe, die er zusammen mit seiner Kollegin Ursula Wienberg leitet.

Der Blick der Gruppenleitung auf und in die Familienmatrix eröffnet ein komplexes Verstehen von unbewusst wirkenden familiären Themen in der Interaktion und Kommunikation der Kinder und Jugendlichen im Spiel- und Kommunikationsraum der Gruppe. Norbert Elias, der als Soziologe in seinen Arbeiten zur Bedeutung von Individuum und Gesellschaft an der Entwicklung der Gruppenanalyse nach S. H. Foulkes einen entscheidenden Beitrag leistete, formulierte, dass allen Interaktionen von Menschen »ihre unbeabsichtigten Interdependenzen zugrunde« liegen (Elias, 2015, S. 45). In der Arbeit mit Kindern und Jugendlichen spielt der Zugang zu diesem Wissen eine wichtige Rolle, um Interaktionen als Narrationen von Beziehungserfahrungen übersetzen zu können, die bislang in ihrem Kontext mit den Bezugspersonen gewirkt haben, aber noch nicht verstanden werden konnten.

Familien, vor allem in ihrer Gründungsphase, sind fragile Gebilde. Elternwerden setzt lang zurückliegende Erinnerungen an die eigene Kindheit frei und »mahnt gleichsam unbefriedigte Bedürfnisse und ungelöste Konflikte« (Schon, 1995, S. 111) mit elterlichen Bezugspersonen immer wieder an. In der

Auseinandersetzung und den auftauchenden Konflikten mit den eigenen Kindern werden häufig unbewusste, ungelöste Konflikte aus der eigenen Kindheit ungewollt verhandelt. Kinder bringen die Bezugspersonen »an ihre Grenzen, die jetzt nach Erweiterung verlangen« (Martens, 1989, S. 30). »Hervorzuheben ist, dass diese Konflikte innerhalb des Dreiecks Mutter–Vater–Kind entstehen und bei Nichtbewältigung wiederum in einem solchen Dreieck auftauchen (nämlich in der nächsten Generation), bis sie eines Tages innerhalb des Dreiecks gelöst werden können« (Schon, 1995, S. 112). Das von Schon benannte »Dreieck« lässt sich mit der familiären Matrix gleichsetzen, dem transgenerational wirkenden Beziehungs- und Kommunikationsnetzwerk, innerhalb dem jede:r Akteur:in auf den darin kontinuierlich geteilten Resonanzaustausch zur Entwicklung von Selbstempfinden und Identität(en) angewiesen ist.

Kinder reagieren entsprechend der mentalen Überforderung ihrer Bezugspersonen und fallen häufig in den erweiterten Sozialräumen (Kita, Schule etc.) durch störendes Verhalten oder starken Rückzug auf. Die psychische Überforderung der brüchig erlebten familiären Matrix und ihre daraus resultierende emotionale Bedürftigkeit verlagern sich auf entsprechende Nebenschauplätze. In schweren Notlagen, wie bei psychischen Erkrankungen, bei lebensbedrohlicher Krankheit, bei Trennungs- und Fluchterfahrungen oder angesichts des Todes, sind Bezugspersonen im höchsten Maße emotional überfordert. Der für Kinder bedeutungsvolle, affektiv-regulierende Schutzraum in der Gemeinschaft (Dornes, 2004) verliert in seiner emotional haltgebenden Funktion an Verlässlichkeit. Das *Gefäß Familie* wird löchrig. Bei langfristigen Krisen und traumatischen Ereignissen führen diese Belastungen, abhängig vom Alter der Kinder und ihrer kognitiv-emotionalen Reife, zu Verhaltensauffälligkeiten, zu psychischen, psychosomatischen wie auch somatischen Störungen und Krankheiten wie Essproblemen, Einnässen, Schlafstörungen, Verstummen, Schulferne, Selbstverletzungen, suizidalen Krisen und anderen. Die Unterstützung durch *externe*, professionell verlässliche Hilfen in Verbindung mit einer begleitenden *gruppenanalytischen Intervention* in einem ambulanten oder institutionellen Kontext kann von existenzieller Bedeutung sein, um die Botschaften des besorgniserregenden, als psychosomatische Krankheit diagnostizierten Verhaltens der Kinder und Jugendlichen übersetzen zu können.

Krankheit begreift S. H. Foulkes (1992) als eine Kommunikationsstörung im Netzwerk von Beziehungen. Dietlind Köhncke (1991, S. 3 f.) beschreibt in ihrem Beitrag »Ins Auge fassen – Deutsche Wurzeln der Gruppenanalyse« die historische Perspektive dieser Haltung sinngemäß so: Angeregt von der Erfahrung als Assistenzarzt in der neurologischen Klinik bei Kurt Goldstein in Berlin, entwickelte S. H. Foulkes seine Gedanken zur gruppenanalytischen

Theorie. Goldstein kam ausgehend von der Untersuchung Gehirnverletzter zu dem Schluss, dass das einzelne Neuron im Zentralnervensystem Teil eines Kommunikationssystems ist und nur im Zusammenhang dieses Systems reagiert. Der gesunde Organismus reagiert auf einen Reiz immer als Ganzes. Nur dort, wo der Organismus beschädigt wird, tritt die Reaktion eines einzelnen isolierten Teils auf. Goldstein verstand Krankheit als eine Kommunikationsstörung im Organismus. Foulkes übernimmt diese Gedanken und überträgt sie auf die Interdependenz sozialer Beziehungen. In seiner entwickelten Theorie zur Gruppenanalyse wird »die Gruppe ein ganzheitlicher Organismus: Findet im gesunden sozialen Organismus ein freier Austausch zwischen allen Mitgliedern statt, so zeigt der kranke Organismus das Symptom der Isolation« (Köhncke, 1991, S. 4).

Auf diesem Hintergrund also führt Foulkes den Begriff der *Matrix* ein und stellt damit den Zusammenhang zur Gruppe als ein in sich funktionierender Organismus von Kommunikation und Beziehung her. Er schreibt: »Die Matrix ist das hypothetische Gewebe von Kommunikation und Beziehungen in einer gegebenen Gruppe. Sie ist die Basis, die letzten Endes Sinn und Bedeutung aller Ereignisse bestimmt und auf die alle Kommunikationen, ob verbal oder nicht verbal, zurückgehen« (Foulkes, 1992, S. 33).

Horst Wenzel beschreibt in seinem Beitrag »Kindergruppe für Grundschulkinder – Gruppenanalyse in einer Familien- und Erziehungsberatungsstelle unter evangelischer Trägerschaft« ausschnitthaft einen Gruppenprozess mit Grundschulkindern und der parallel verlaufenden Bezugspersonengruppe in einem pädagogisch-gruppenanalytischen Setting.

In seinem Beitrag »Die Gruppenanalyse in der Kinder- und Jugendpsychiatrie – Erfahrung und Bedeutung« stellt *Andreas Opitz* das dynamische Zusammenwirken in der Institution Psychiatrie von multiprofessionellem Team, der Therapiegruppe und seiner Position als Leiter der Jugendlichengruppe vor und gibt Einblick in den Gruppenprozess in einer Tagesklinik.

Tilman Sprondel setzt sich in seinem Beitrag »Gruppenanalytisches Herangehen in der stationären Erziehungshilfe« mit den engen und vielschichtigen Verflechtungen der dynamischen Beziehungsarbeit von Jugendgruppe und Teamgruppe anhand von Praxisbeispielen auseinander.

Und *Katrin Stumptner* führt in ihrem Beitrag »Das rhythmisiert-triadische Setting« in die Komplexität eines Settings als gruppenanalytischen Wirkfaktor im Ablösungsprozess zwischen Jugendlichen und Bezugspersonen ein. Der Hintergrund dieses Modells fußt auf der langjährigen Erfahrung mit ambulanten Gruppen und dem Wissen, dass sich nur lösen kann, was sich verbunden fühlt.

Kinder, Jugendliche und Bezugspersonen können in Gruppen die befreiende Erfahrung einer »Wiederaufnahme von Beziehung« machen und darüber ein »Wiederaufrichten des imaginären Zwischenraumes« erfahren (Köhncke, 1997, S. 121). In dem künstlich etablierten Netzwerk von Beziehungs- und Kommunikationserfahrungen kann »das, was als destruktiv erlebt wurde« und aktuell erlebt wird, »produktiv werden« (Köhncke, 1997, S. 121) und im besten Falle in der sich entwickelnden dynamischen Matrix der Gruppe mentalisiert, verarbeitet, erprobt und besser verstanden werden. Die Übertragung »alter Interaktionsmuster auf die aktuelle Situation« (Köhncke, 1997, S. 120) der Gruppe wird von unerwarteten Spiegel- und Resonanzreaktionen moduliert. Sie ermöglicht den Teilnehmer:innen, im Gruppenprozess veränderte Vorstellungen von sich in Beziehung mit anderen in der Gruppe zu entwickeln und die eigene, aktive Rolle darin selbstbewusster anzuerkennen. Im Hin- und Her-Pendeln zwischen den Ebenen von »Ich bin«, »Du bist«, »Wir sind« beginnt ein innerer Tanz im Verhandlungsspielraum der Kommunikation in der Gruppe. Auseinandersetzungen und Fragen nach dem Verbindenden und Trennenden, nach der Zugehörigkeit in der Vielfalt von Identitäten tauchen immer wieder auf. Die kontinuierliche Selbsterfahrung im Blick und im Austausch mit anderen transformiert auf bewegende Weise das »Ich bin« im »Wir sind«. Nach Liesel Hearst entsteht in und nach der Durcharbeitung der kulturellen Erinnerungen eine für alle erkenn- und teilbare, einzigartige Individualität wie auch Gemeinschaftszugehörigkeit, »aus welch unterschiedlichen Kulturen die einzelnen auch immer herstammen. Das, was gemeinsam ist, scheint mir, hat seine Wurzeln in der frühen Kindheit, […] die, wie unterschiedlich auch deren soziale und kulturelle Ausprägung gewesen sein mögen, aus denselben Zutaten besteht (oder deren Mangel): Empathie, Vertrauen, Kontinuität, Konstanz im ›holding‹ und einer nicht bedrängenden fördernden Umwelt. Dieses sind die grundsätzlichen basalen, nicht zu umgehenden und ganz universalen Bedürfnisse eines Kindes, unabhängig vom jeweiligen kulturellen Erbe. Die Art und Weise, wie sie [in der jeweiligen kulturellen Gemeinschaft; K. S.] in der Kindheit gehandhabt wurden, beeinflusst den Kern der Individualität. Dieser Kern ist zugleich individuell und allgemein und deshalb erkennbar und teilbar von allen« (Hearst, 1998, S. 45). Die letzten drei Beiträge dieses Bandes beschäftigen sich in diesem Sinne mit Rissen im Selbsterleben und dem Erleben von Zugehörigkeit:

In ihrem Text »Wie geht Ankommen in Deutschland? Gruppenanalytische Erfahrungen mit unbegleiteten minderjährigen Geflüchteten« führt uns *Gerhild Ohrnberger* in einen komplexen Gruppenprozess, angesiedelt in einer psychiatrischen Praxis. Ähnlich einem Saiteninstrument nimmt sie die Schwingungen der Jugendlichen auf, die in den Sprachen ihrer Herkunftsfamilien sprechen und deren Worte sie als Gruppenanalytikerin erst in der Simultanübersetzung ihres Kollegen inhaltlich versteht.

Eine andere kontextuelle Perspektive formuliert *Kadir Kaynak* in seinem Beitrag »Psychotherapie und Psychoanalyse in der Beratungsstelle«. In seinem Bericht arbeitet er die Notwendigkeit und Bedeutung eines multiprofessionell-interkulturellen Teams der Beratungsstelle in der interkulturellen Gesellschaft eines Berliner Stadtteils aus und gibt uns anhand von Praxisbeispielen Einblicke in die dynamische Komplexität der Verständigung.

Beate Schnabel wiederum nähert sich in ihrem Beitrag »Die Öffnung transkultureller Räume in gruppenanalytischen Prozessen mit Geflüchteten« den Erfordernissen transkultureller Prozesse aus der theoretischen Perspektive und konkretisiert die Komplexität transkultureller Verständigung differenziert und einfühlsam anhand eines Gruppenprozesses mit geflüchteten Jugendlichen.

***

In allen Beiträgen dieses Buches zeigt sich als ein zentraler Wirkfaktor der Gruppenanalyse das *Vertrauen* der Gruppenleiter:innen *in die Gruppe*. Ein ausreichend selbst exploriertes und stabiles Gruppenintrojekt des Gruppenleiters:der Gruppenleiter:in öffnet die professionelle Fähigkeit, sich als Mit-Spieler:in auf Prozesse der Gruppe einzulassen und die Grenzen zwischen Innen und Außen verlässlich zu halten. Es ist »eine Balance zwischen Minimalstrukturierung und angemessener Leitungspräsenz innerhalb eines Halt und Sicherheit vermittelnden Settings mit klar definierten Regeln und Absprachen« (Lehle, 2018, S. 147), die den Teilnehmer:innen ermöglicht, eine Verbindung zum WIR zu etablieren und das ICH darin zu entdecken und zu trainieren.

Literatur

Arbeitsgemeinschaft Gruppenanalyse mit Kindern und Jugendlichen (Hrsg.) (2021). Gruppenanalyse mit Kindern und Jugendlichen – Ein Leitfaden zur Kompetenzentwicklung. Göttingen: Vandenhoeck & Ruprecht.

Behr, H., Hearst, L. (2009). Gruppenanalytische Psychotherapie. Menschen begegnen sich. Eschborn: Verlag Dietmar Klotz.

Brandes, H. (2008). Selbstbildung in Kindergruppen. Die Konstruktion sozialer Beziehungen. München: Ernst Reinhardt.

Dornes, M. (2004). Über Mentalisierung, Affektregulierung und Entwicklung des Selbst. Forum der Psychoanalyse, 20 (2), 175–199.

Elias, N. (2015). Soziologie und Psychiatrie. Gruppenpsychotherapie und Gruppendynamik – Zeitschrift für Theorie und Praxis der Gruppenanalyse, 51 (1), 28–45.

Foulkes, S. H. (1978). Praxis der gruppenanalytischen Psychotherapie. München: Ernst Reinhardt.

Foulkes, S. H. (1992). Gruppenanalytische Psychotherapie – Mit einem Nachwort von Georg R. Gfäller. München: Pfeiffer.

Hearst, L. (1998). Der Wandel unseres historischen und kulturellen Erbes in der Gruppenanalyse. Luzifer – Amor, 11 (21), 30–47.
Keller, H. (2019). Mythos Bindungstheorie. Konzept-Methode-Bilanz. Weimar: Verlag das Netz.
Knauss, W. (2005). Die Gruppe im Unbewußten – eine Brücke zwischen Individuum und Gesellschaft. Jahrbuch für Gruppenanalyse, 11, 49–58.
Köhncke, D. (1991). Ins Auge fassen – Deutsche Wurzeln der Gruppenanalyse. Gruppenanalyse – Zeitschrift für gruppenanalytische Psychotherapie, Beratung und Supervision, 2 (1), 1–20.
Köhncke, D. (1997). Die Gruppe als Möglichkeitsraum. Gedanken zur Kreativität des therapeutischen Prozesses. Gruppenanalyse – Zeitschrift für gruppenanalytische Psychotherapie, Beratung und Supervision, 7 (2), 103–127.
Lehle, H. G. (2018). Freiräume des Spiels. Psychoanalytische Gruppentherapie mit Kindern und Jugendlichen. Frankfurt a. M.: Brandes & Apsel.
Martens, G. (1989). Auch Eltern waren Kinder. Ursache und Lösungen von Konflikten in der Familie. Frankfurt a. M.: Kösel.
Schneider, T. (2021). Wurzeln der Kinder- und Jugendlichengruppenanalyse. Gruppenanalyse – Zeitschrift für gruppenanalytische Psychotherapie, Beratung und Supervision, 21 (1), 61–83.
Schon, L. (1995). Entwicklung des Beziehungsdreiecks Vater-Mutter-Kind. Triangulierung als lebenslanger Prozess. Stuttgart: Kohlhammer.
Stumptner, K. (2019). Ohne Verbindung keine Entwicklung. Gruppenanalyse mit Kindern, Jugendlichen und Bezugspersonen – Ein institutsübergreifender und transgenerationaler Entwicklungsprozess. In C. Seidler, K. Albert, K. Husemann, K. Stumptner (Hrsg.), Berliner Gruppenanalyse. Geschichte – Theorie –Praxis (S. 231–246). Gießen: Psychosozial.
Waldenfels, B. (1997). Studien zur Phänomenologie des Fremden. Teil I. Topographie des Fremden. Frankfurt a. M.: Suhrkamp.
Watzlawick, P. (2021). 100 Jahre Paul Watzlawick. Zusammengestellt von J. Röhner, A. Schütz. Bern: Hogrefe.
WHO (2019). Faktenblatt – Psychische Gesundheit. https://www.euro.who.int/de/media-centre/sections/fact-sheets/2019/fact-sheet-mental-health-2019 (Zugriff am 29.03.2022).
WHO (2020). Eine kindergerechte Zukunft – Veröffentlichung eines neuen Berichts der WHO-UNICEF-Lancet-Kommission. https://www.euro.who.int/de/health-topics/Life-stages/child-and-adolescent-health/news/news/2020/2/a-future-fit-for-children-whouniceflancet-commission-launches-new-report (Zugriff am 29.03.2022).
Winnicott, D. W. (2006). Vom Spiel zur Kreativität (11. Aufl.). Stuttgart: Klett-Cotta.

Konzeptuelle und berufspolitische Entwicklungen der GaKiJu im deutschsprachigen Raum

Gruppenanalytisches Arbeiten mit Kindern und Jugendlichen: Einblicke in eine ungewöhnliche Weiterbildung

Birgitt Ballhausen-Scharf, Christoph F. Müller,
Hans Georg Lehle, Dietrich Winzer

1 Vorbemerkung

Als Autor:innengruppe der überarbeiteten Neuausgabe[1] möchten wir Einblicke geben in eine ungewöhnliche Weiterbildung für gruppenanalytisches Arbeiten mit Kindern und Jugendlichen. Das Konzept hierzu wurde vom Arbeitskreis zur Förderung der Kinder- und Jugendlichengruppenanalyse entwickelt und in einer Überarbeitung jetzt vorgelegt. Was ist das Ungewöhnliche an dieser Weiterbildung? Es ist die Art, wie sie entwickelt wurde und die Art, wie sie erworben werden kann, nämlich in einem kommunikativen und ständig reflektierten Gruppenprozess.

Mit unserem Beitrag möchten wir Interesse wecken für das gruppenanalytische Arbeiten mit Kindern und Jugendlichen, für die Potenziale und die Vielfalt der Anwendungsmöglichkeiten in pädagogischen, präventiven und therapeutischen Berufsfeldern. Und wir möchten Lust darauf machen, für diese anspruchsvolle und komplexe Aufgabe sich die notwendigen Kompetenzen innerhalb einer Weiterbildungsgruppe anhand unseres Leitfadens anzueignen.

In der Neuausgabe des »Leitfadens« (Arbeitsgemeinschaft Gruppenanalyse mit Kindern und Jugendlichen, 2021) haben wir auf die missverständliche Bezeichnung »Curriculum« der Erstausgabe von 2014 verzichtet. Denn wir sehen in unserem »Leitfaden« kein Lehrbuch, sondern eher ein gemeinsam verfasstes »Kochbuch«, das Neugier auf Erfahrungen beim gemeinsamen »Kochen« und »Essen« wecken kann. Für uns, das Autor:innenteam, ist es ein zugleich gemeinsames und individuelles Erleben in der Gruppe gewesen, über das wir uns beständig und lebhaft ausgetauscht haben. Gestalt und Essenz dieses Austauschs sind wesentliche Elemente unseres Leitfadens.

1 Arbeitsgemeinschaft Gruppenanalyse mit Kindern und Jugendlichen (Hrsg.) (2021). Gruppenanalyse mit Kindern und Jugendlichen. Ein Leitfaden zur Kompetenzentwicklung. Göttingen: Vandenhoeck & Ruprecht.

Im ersten Teil möchten wir Einblick geben in den Entstehungsprozess des »Leitfadens«, sozusagen in die Werkstatt. Zunächst möchten wir zeigen, was die erste Autor:innengruppe zur Entwicklung des »Curriculums« motiviert hatte, von welchen Befunden und Fragen wir damals ausgingen und wie wir als Gruppe zu unseren Erkenntnissen gefunden haben. Daran anschließend möchten wir einen Blick auf den Werkstattprozess der Autor:innengruppe werfen, die das »Curriculum«, das von Anfang an als »work in progress« angelegt war, für die jetzt vorliegende Neuausgabe vollständig überarbeitet hat.

Im zweiten Teil möchten wir das dritte Hauptkapitel unseres »Leitfadens« näher beleuchten: Wir beschreiben und erläutern in diesem Kapitel besondere Kompetenzen, die nach unseren Erfahrungen wesentlich für das gruppenanalytische Arbeiten mit Kindern und Jugendlichen sind.

Im letzten Abschnitt haben wir die im »Leitfaden« komprimiert dargestellten didaktischen Hinweise zur Theorievermittlung noch einmal aufgegriffen und für diesen Beitrag etwas weiter ausgeführt.

2 Entstehungsprozess des Leitfadens

Wir waren damals eine Gruppe von Gruppenanalytiker:innen, die über vielfältige Erfahrungen in der Leitung von Kinder- und Jugendlichengruppen verfügen. Von November 2006 an sind wir regelmäßig zusammengekommen, zunächst in einer Art Findungsgruppe in wechselnder Zusammensetzung, bis schließlich 13 Kolleg:innen das Setting einer geschlossenen Arbeitsgruppe vereinbarten.

In unserer Gruppe waren Mitglieder von sechs deutschsprachigen gruppenanalytischen Instituten, an denen es damals nur Weiterbildungsangebote für therapeutische Erwachsenengruppen gab. Die Besonderheit gruppenanalytischer Leitung von Kinder- und Jugendlichengruppen im pädagogischen und therapeutischen Bereich war dort nicht repräsentiert.[2] Gleichzeitig erlebten wir

2 Dieser Befund ließ uns fragen: Warum gab es kein Weiterbildungskonzept für Gruppenanalyse mit Kindern und Jugendlichen? Ein Grund hierfür mag sein, dass man in der klassischen Gruppenanalyse zu sehr auf das gesprochene Wort und das Stuhlkreismodell gesetzt hat. Kinder- und Jugendlichenpsychotherapeut:innen wissen aber um die Bedeutung spielerischer, kreativer und körperbezogener handlungssprachlicher Dialoge bei der Arbeit mit Kindern und Jugendlichen und vermissten dies in der traditionellen gruppenanalytischen Weiterbildung.
Zudem fragten wir uns: Warum wurde die Gruppenanalyse, trotz ihrer auch soziologischen Wurzeln (z. B. Elias, 1976), in den deutschen gruppenanalytischen Weiterbildungsinstituten auf den Bereich der Psychotherapie verengt? Und warum blieben etwa (sozial-)pädagogische Perspektiven weitgehend unberücksichtigt? Unsere Hypothese: Die deutschen Weiterbildungs-

in pädagogischen und therapeutischen Arbeitsfeldern einen großen Bedarf, Leitungskompetenzen für Kinder- und Jugendlichengruppen zu erwerben, und hatten auch in unserer Arbeitsgruppe Mitglieder mit entsprechender Erfahrung.

James H. Bamber befasste sich 1988 in einem Artikel in »Group Analysis« mit dem Befund, dass in dieser Zeitschrift bis dahin kaum Berichte über Gruppenanalyse mit Kindern und Jugendlichen zu finden waren. Er stellte die Frage: Scheuen sich Gruppenanalytiker:innen, mit Kinder- und Jugendlichengruppen zu arbeiten, oder scheuen sie sich, darüber zu schreiben? Seine Antwort war: Mit Kindern und Jugendlichen gruppenanalytisch zu arbeiten, sei keineswegs einfach und schwieriger zu handhaben als mit Erwachsenen. Deshalb sollte das Arbeiten mit Kindern und Jugendlichen unbedingt Teil der gruppenanalytischen Weiterbildung sein; denn wer nur mit Erwachsenengruppen Erfahrungen gesammelt habe, sei für das gruppenanalytische Arbeiten mit Kindern und Jugendlichen unzureichend ausgebildet (»ill-equipped«).

Nach der Recherche unserer damaligen Arbeitsgruppe gab es bis dahin kein eigenständiges theoretisches Konzept und keine Beschreibung der speziellen Einstellungen und Haltungen für eine gruppenanalytische Arbeit mit Kindern und Jugendlichen. Der Gruppenanalytiker Malcom Pines, London, Mitglied der Group Analytic Society (GAS), antwortete auf unsere diesbezügliche Anfrage: »You are pioneers!«

Die Institute in Heidelberg und Berlin waren zwar offen für Pädagog:innen und Kinder- und Jugendlichenpsychotherapeut:innen, die sich für die gruppenanalytische Weiterbildung interessierten, eine eigenständige Selbsterfahrung sowie ein spezielles Theorieangebot zur Gruppenanalyse mit Kindern und Jugendlichen wurden dort nicht angeboten. Die Institute begannen damit, für Leiter:innen von Kinder- und Jugendlichengruppen gemeinsame Supervisionsgruppen einzurichten.

Aus den Erfahrungen dieser Supervisionsgruppen entstanden zwei Projekte: ab 2005 jährliche Workshops, in denen die Praxis der Teilnehmer:innen im Mittelpunkt stand; und – ein Jahr später – unser Arbeitskreis, der aus den Erfahrungen der Praxis die Besonderheiten kindergruppenanalytischen Arbeitens herausdestillieren wollte und sich halbjährlich traf. Uns motivierte die Idee, für die Arbeit mit Kinder- und Jugendlichengruppen spezifische Weiterbildungsmöglichkeiten zu schaffen und ein Curriculum zur Kinder- und Jugendlichengruppenanalyse zu entwickeln.

---

institute orientierten sich an der verstärkten Nachfrage von ärztlichen und psychologischen Psychotherapeut:innen, seitdem die Gruppentherapie als Kassenleistung anerkannt wurde. Die inhomogene Gruppe der (Sozial-)Pädagog:innen hat keine gemeinsame berufliche Interessengemeinschaft. Die angewandte Gruppenanalyse ist dort noch nicht als Potenzial präsent.

2.1 Prozesshaftes Entwickeln

Gruppenanalytisch in einer Gruppe zu arbeiten ermöglicht, in einer anregenden Umgebung eigenes Erfahrungswissen in die Gruppe zu geben, Erfahrungen der anderen aufzunehmen und in einen spielerisch kreativen Austausch miteinander zu kommen, sodass etwas Gemeinsames, Neues entsteht, was wiederum anderen für ihre eigenen Erkenntnisse oder Professionalisierungsprozesse zur Verfügung gestellt werden kann. Von unseren halbjährlichen Treffen wurden – nach kontroverser Diskussion, aber mehrheitlicher Zustimmung – Audioaufnahmen gefertigt, die zwei von uns im Sinne teilnehmender Beobachtung zwischenzeitlich diskutierten. Sie brachten ihre Ergebnisse beim nächsten Treffen zur gemeinsamen Reflexion wieder in die Gruppe ein. So wurde die gesamte Arbeitsgruppe allmählich damit vertraut, beständig ihren eigenen dynamischen Kommunikationsprozess zu reflektieren. Wir lernten, scheinbar nebensächliche Ereignisse, Atmosphärisches, Spannungen, erheiternde, spielerische und plötzlich erhellende Momente, die meist in den auf Ergebnisse fokussierten Protokollen nicht festgehalten worden waren, als bedeutsam für unseren Prozess wahrzunehmen.

Zunächst sammelten und diskutierten wir Erfahrungsberichte der kindergruppentherapeutischen Pioniere (unter anderem von Samuel Slavson,1972; E. J. Anthony, 1984; Haim G. Ginott, 1966) sowie Erfahrungsberichte von Kindergruppen aus deutschen gruppenanalytischen Instituten, in denen auch (sozial-) pädagogische Perspektiven berücksichtigt wurden (z. B. Monika Moll, 1997; Holger Brandes, 2008). Dann begannen wir damit, uns gegenseitig unsere eigenen Erfahrungen und Vorstellungen mit dem komplexen, schwer zu erfassenden, ja teilweise chaotischen Geschehen in den Kindergruppen, die wir selbst leiteten, in einer offenen und nicht wertenden Weise zu erzählen und kommunikativ zu erschließen. Unseren Arbeitsgruppenprozess erlebten wir bei jedem Treffen als anregend und aufregend zugleich. Da wir lediglich eine administrative Leitung hatten, die für den zeitlichen und räumlichen Rahmen sorgte, entwickelten wir selbstorganisatorisch unsere Arbeitsstruktur. Die meisten von uns gingen anfangs von einem deutlich kürzeren Zeitaufwand aus, um unser Ziel zu erreichen. So entwickelten wir zunächst ein Konzept im Sinne einer modularen Weiterbildung: Den Kinder- und Jugendlichenpsychotherapeut:innen sollte »das Gruppenanalytische« und den Erwachsenengruppenanalytiker:innen etwas von den Bedingungen und Bedürfnissen der verschiedenen Altersgruppen von Kindern und Jugendlichen vermittelt werden. Wir wurden dabei gewahr, dass es nicht ausreichen kann, dem Weiterbildungskanon der Gruppenanalyse für Erwachsene lediglich Theorie hinzuzufügen, um genügend gerüstet zu sein für das Arbeiten mit Kinder- und Jugendlichengruppen.

Als Arbeitsgruppe gerieten wir danach in einen emotional deutlich spannungsreicheren, teils auch sehr konflikthaften Gruppenprozess mit einem regressiven Rückzug auf individualisierte Positionen. Wir erlebten polarisierende Spaltungsprozesse in unserer Gruppe, suchten sie zu verstehen und realisierten: Wir waren »am eigenen Leibe« von der Thematik und der Dynamik der Kinder- oder Jugendlichengruppen, mit denen wir uns gerade beschäftigten, erfasst worden. Im Nachhinein, in der Reflexion, wurde uns bewusst, was sich jeweils in unserer Arbeitsgruppe wie in einem Resonanzraum abgespielt beziehungsweise reinszeniert hatte. Darüber gelang es uns, aus einem regressiven Prozess wieder in einen progressiven Arbeitsmodus zu finden. Was wir erlebt hatten, versuchten wir nun zu versprachlichen und in ein neues Weiterbildungskonzept zu übertragen. Mit dieser Erfahrung, dass in Kinder- und Jugendlichengruppen vorrangig und abhängig vom jeweiligen Entwicklungsalter auf körperlich-sinnlicher Ebene, im freien Spiel und Handeln kommuniziert wird, wurde uns bewusst, dass das Leiten dieser Gruppen besondere Kompetenzen benötigt, um die notwendigen Spiel- und Entwicklungsräume offen und geschützt zu halten. Besonders deutlich wird dies bei destruktiv agierter Gruppenkommunikation (siehe dazu Wenck u. Wienberg, 2012).

In unserem Arbeitsgruppenprozess machten wir Erfahrungen, die zur Entwicklung unserer eigenen Professionalität beitrugen. »Daraus wurde nicht Selbsterfahrung in der Arbeitsgruppe, sondern Gruppenerfahrung im Dienste der Erweiterung unseres professionellen Selbst« (Rudnitzki, 2012, S. 56). Unsere Erfahrungen formulierten wir schließlich zu einer Leitlinie für den von uns angestrebten Lern- und Kompetenzbildungsprozess: Theorie sollte so mit der Praxis verknüpft werden, dass beide mit allen Sinnen erfahrbar werden und so leichter in die gruppenanalytische Haltung aufgenommen werden können.

Wir sind aufgrund dieser Erfahrungen zu der Erkenntnis gelangt: Die Weiterbildung zur Leitung von Kinder- und Jugendlichengruppen sollte als offener Prozess ermöglicht werden. Dies geschieht dadurch, dass die Weiterbildungsstätte den Rahmen zur Verfügung stellt, in dem Erkenntnisse durch Gruppenprozesse stattfinden können. Das Reflektieren des Erlebens der Weiterbildungsteilnehmenden miteinander sehen wir als entscheidenden Teil des Professionalisierungsprozesses.

Bei der Überarbeitung des Textes der Erstausgabe des »Curriculums« sind wir als vierköpfige Autor:innengruppe wieder in einen gemeinsamen spielerisch-kreativen Arbeitsprozess gekommen. Bedeutsam an unserer Gruppenzusammensetzung war, dass zwei von uns bereits den ersten Arbeitsgruppenprozess miterlebt hatten, die anderen beiden nicht. Dadurch entstand die Notwendigkeit, die Erfahrungen des vorangegangenen Arbeitsgruppenprozesses, die durch Lektüre des Curriculums allein nicht vermittelt werden, immer wieder zu erinnern. Das Erzählen und Vergegenwärtigen dieser szenischen Erinnerungen eröffnete uns einen neuen, gemeinsamen Assoziations- und Denkraum. Darin entdeckten wir neue Bedeutungen und Kontexte. Statt diese vorschnell ergebnisorientiert zu verwerten, versuchten wir sie in einem offen gehaltenen Kommunikationsprozess tiefer zu verstehen. Aus der Verbindung von Spielerischem und reflektierendem Staunen, aus Neugier und der Frage »Was machen wir eigentlich gerade?!« entstand ein Annäherungsprozess an den Text und dessen Neuschöpfung.

3 Spezifische Leitungskompetenzen

Im zweiten Teil möchten wir die drei Komponenten der gruppenanalytischen Leitungskompetenz näher beleuchten, die wir in unserem Leitfaden als »Spezifische Erweiterungen der Gruppenanalyse bei der Arbeit mit Kindern und Jugendlichen« beschrieben haben: Spiel und Spielen, Arbeiten mit Bezugspersonen in einer eigenen Gruppe und Paarleitung. Auch wenn wir diese drei Komponenten jeweils in eigenen Unterkapiteln – also nur getrennt voneinander – behandeln können, erleben wir doch, wie sehr das Zusammenwirken aller drei Komponenten die Spiel- und Entwicklungsräume der Gruppe und ihrer Mitglieder erweitert und bereichert.

3.1 Das freie Spiel in der Gruppe: Spiel- und Mitspielfähigkeit der Gruppenleitung

Kinder-, aber auch Jugendlichengruppen sind dadurch charakterisiert, dass hier gegenüber dem verbal-sprachlichen Kommunikationsfluss von Erwachsenengruppen freie Spielinszenierungen und Handlungsdiskurse dominieren. In der Gruppe ermöglicht freies Spiel ein lebendiges, kreatives und körperlichsinnliches Miteinander, wodurch dem Einzelnen wie auch der Gruppe weitere Entwicklungsmöglichkeiten eröffnet werden. Für den Erhalt eines verlässlich geschützten Rahmens, der eine unerlässliche Bedingung für die Möglichkeit freien Spielgeschehens ist, sind Kinder in besonderem Maße auf eine Gruppenleitung angewiesen, die spezifische Kompetenzen im Verständnis von und im Umgang mit entwicklungsgemäßem Spielen mitbringt.

Das Thema Spielen durchzieht die gruppenanalytische Kompetenzentwicklung wie ein ständig wiederkehrendes Motiv. Wir verstehen bereits den gruppenanalytischen Prozess – auch den der Weiterbildungsgruppe – als ein zirkuläres »Spielen«, das den Einzelnen wie die Gruppe als Ganzes weiterentwickelt (Arbeitsgemeinschaft Gruppenanalyse mit Kindern und Jugendlichen, 2021, S. 46). In der Selbsterfahrungsgruppe sollen im freien spielerischen Umgang mit Körper, Klang, Rhythmus, Stimme, Bild, Sprache etc. weitere Ausdrucksweisen des Unbewussten erfahrbar werden. Damit wird ermöglicht, in der Gruppe »affektive Erfahrungen auf allen psychophysischen Sinnesebenen immer wieder ›ins Spiel‹ zu bringen« (S. 20).

> »Die Sensibilisierung für die eigene Spielfähigkeit ermöglicht den Teilnehmenden der Weiterbildungsgruppe, die Bedürfnisse und Äußerungen von Kindern und Jugendlichen, aber auch von Säuglingen und Kleinkindern mit ihren Eltern, nicht nur besser wahrzunehmen, sondern sie als spielerische Gruppenkommunikation zu begreifen und mitspielend zu beantworten. Die Reflexion dieser Erfahrung ermöglicht der Gruppenleitung, die jeweiligen Spielprozesse entwicklungsorientiert zu kommentieren und damit die altersgemäßen Ressourcen der Gruppe zu befördern« (S. 20).

Die Selbsterfahrung, in der es um die Entwicklung von (Mit-)Spielfähigkeit als Leitungskompetenz geht, wird in der Weiterbildung der analytischen Kinder- und Jugendlichen-Psychotherapeut:innen »professionsspezifisch« genannt. In unserem »Leitfaden« haben wir im Kapitel »Selbsterfahrung« diese Bezeichnung übernommen, wollen diese aber auf das gruppenanalytische Arbeiten beziehen. Die Elemente professionsspezifischer Selbsterfahrung in der Kindergruppenanalyse können auch die Gruppenarbeit mit Adoleszenten und Erwachsenen bereichern. Daher plädieren wir dafür, die Sensibilisierung für die eigene Spielfähigkeit und das Eröffnen und Halten von geschützten Spielräumen in die Selbsterfahrung der gruppenanalytischen Weiterbildung generell aufzunehmen.

3.2 Die Gruppenarbeit mit Eltern und Bezugspersonen

Die Arbeit mit Eltern und Bezugspersonen empfehlen wir aufgrund unserer Erfahrungen ebenfalls im Gruppenkontext zu organisieren, da das parallele Elterngruppenangebot in der gruppenanalytischen Arbeit mit Kindern und Jugendlichen ein großes Potenzial birgt. Die Eltern und Bezugspersonen bringen die Sorgen über ihre Kinder mit in die Gruppe. Dort erleben sie auf emotionaler Ebene Mitgefühl und Anteilnahme. Für die Eltern, die oft mit abgewehrten Schuld- und Schamgefühlen in die Gruppe kommen, erschließen sich durch den kommunikativen Austausch neue Sichtweisen, wodurch Entlastung möglich wird. Eine entscheidende Erfahrung für Eltern ist zu erleben, wie bedeutsam ihre Rolle für den Entwicklungsprozess ihrer Kinder ist, wie wirkmächtig sie als Eltern sind und wie sehr die Gruppe und die Gruppenleitung sie darin unterstützen, dass sie in der Verantwortung für ihre Kinder bleiben und diese nicht an andere delegieren können.

Es ist immer wieder erstaunlich, wie sehr Eltern, wenn sie Vertrauen gefasst haben, von der Elterngruppe profitieren, was sie ermutigt, weitere Entwicklungsräume und Erkenntnisse für sich selbst und ihre Kinder zu erschließen. So bemerkte z. B. eine Mutter in einer Elterngruppe, dass sie ja hier über sich und gar nicht über ihre Kinder miteinander redeten, worauf der Vater eines anderen Kindes antwortete, dass der heimliche Grund für die Therapie ihrer Kinder wohl sei, dass sie, die Eltern, hier miteinander kommunizieren. Eltern, die nach langjähriger Elterngruppenarbeit »einander wieder gern anschauen«, mögen ein weiteres Beispiel für einen gelungenen Verlauf der Elterngruppe sein. Gerhard Rudnitzki bringt es auf den Punkt, wenn er sagt: Je mehr und früher Eltern ihren Kindern zeigen, »dass sie nicht nur sie, sondern auch einander liebhaben, umso eher lernen die Kinder, sich auf andere Menschen hin zu entwerfen« (Rudnitzki, 2012).

Zwischen dem Prozess der Kinder- und Jugendlichengruppe und dem der parallelen Bezugspersonengruppe finden intensive Wechselwirkungen, Spiegelungen und Resonanzen statt, die durch eine gemeinsame Leitung wahrgenommen, benannt und für die Entwicklungsprozesse in beiden Gruppen genutzt werden können. Beide Gruppen erleben dadurch eine Erweiterung ihres Entwicklungsraums.

Für die parallele Bezugspersonengruppe ist bedeutsam, dass die Gruppenleitung ihr einen eigenen Gruppenprozess mit einem klaren Setting ermöglicht, indem die Teilnehmenden eingeladen werden, alles einzubringen, was sie aktuell beschäftigt. Die Gruppenleitung gibt also keine Informationen aus der Gruppe der Kinder an die Bezugspersonengruppe weiter, sondern nutzt die Resonanz in der Elterngruppe auf die Dynamik der Kindergruppe für ihren eigenen Prozess; denn die von den Kindern inszenierten Konflikte wurzeln oft in der Beziehungsdynamik ihrer Familien. Es entlastet die Kinder, wenn die Eltern dies erkennen und ihre Konflikte in der eigenen Gruppe bearbeiten, was wiederum die elterliche Kompetenz stärkt.

Um die Wechselwirkungsprozesse zwischen beiden Gruppen fördern zu können, wird eine spezifische gruppenanalytische Haltung benötigt, die sich vor allem durch die eigene Erfahrung von Gehaltenwerden in der Weiterbildungs- und später der Supervisionsgruppe entwickelt. Die Haltung der Gruppenleitung und ihre besondere Kompetenz ermöglicht den Eltern, die eigene Kompetenz gewissermaßen am Modell zu entwickeln. Dies bedeutet unter anderem, die unausgesprochenen Anzeichen, mit denen ihre Kinder Abhängigkeits- und Autonomiebedürfnisse, aber auch gereifte Fähigkeiten signalisieren, sensibel wahrzunehmen und Vertrauen in deren Selbstentwicklungspotenziale zu gewinnen.

3.3 Leiten als Paar[3]

Das Konzept der Paarleitung ist die dritte Besonderheit für die gruppenanalytische Arbeit mit Kindern und Jugendlichen. In diesem Beitrag möchten wir diese Komponente der erweiterten Kompetenz näher beleuchten und dabei auf Vorteile und Herausforderungen der Paarleitung sowie auf mögliche Einwände eingehen.

In pädagogischen Kontexten ist Paarleitung in der Regel eine seit Langem etablierte Selbstverständlichkeit, ebenso in der stationären Gruppenpsychotherapie.[4] Mitglieder der Arbeitsgruppe, die das »Curriculum« entwickelt haben, hatten in ihrer gruppenanalytischen Weiterbildung zumeist keine Paarleitung erfahren, weshalb sie ihre eigenen Lehrgruppen ebenfalls allein leiteten. Nur in wenigen Instituten waren Lehrgruppen in Co-Leitung überhaupt möglich.

Als Arbeitsgruppe haben wir das Konzept der Paarleitung für Kinder- und Jugendlichengruppen erst entwickelt. Einige von uns begannen pionierhaft zusammen mit einer Kollegin oder einem Kollegen, eine Kinder- und Jugendlichengruppe gemeinsam zu leiten und ihre Erfahrungen in unserer Arbeitsgruppe und in den jährlichen Workshops vorzustellen. Zusätzlich richteten sie Elterngruppen ein und leiteten diese ebenfalls als Paar. Ihre Erfahrungen ermutigten andere Mitglieder unserer Arbeitsgruppe, ihre Kinder- und Elterngruppen ebenfalls zu zweit zu leiten. Die Bereicherung für die Leitenden und ihre Gruppen war so überzeugend, dass wir die Paarleitung konzeptuell in unserer Weiterbildung verankert haben. Auch wenn viele von uns aus verschiedensten Gründen ihre Gruppen weiterhin allein leiteten, so waren wir doch alle von dem Modell der Paarleitung überzeugt.

In unserem Leitfaden haben wir die Potenziale einer Paarleitung der Kinder- und Elterngruppen ausführlich beschrieben. Hier wollen wir einige für uns wichtige Aspekte noch einmal herausstellen.

---

3 Wir verstehen unter Paarleitung die gleichberechtigte Leitung durch zwei Personen, im Gegensatz zu Co-Leitung, die auch hierarchisch verstanden werden kann.

4 Das mag neben inhaltlichen auch an strukturellen Gründen liegen, denn in diesen Arbeitsfeldern ist die Leitung zu zweit in der Regel institutionell vorgesehen und finanziert. Im Gegensatz dazu arbeiten niedergelassene Psychotherapeut:innen im ambulanten Bereich selbstständig, und eine zweite Leitungsperson ist bisher schwer finanzierbar. (Das ändert sich gerade, nicht zuletzt aufgrund des berufspolitischen Einsatzes des Vereins Arbeitsgemeinschaft Gruppenanalyse mit Kindern und Jugendlichen e. V., GaKiJu.)

Unser Paarleitungsmodell ist nicht biologisch begründet, sondern entspricht der heute zunehmend gelebten Vielfalt von Partnerschaftsmodellen. Ob das Leitungspaar gleich-, verschieden- oder diversgeschlechtlich ist, löst unterschiedliche Fantasien und Reaktionen in der Gruppe aus, die reflektiert werden müssen.

In der Beziehung des Leiterpaars spiegelt sich das Übertragungs- und Gegenübertragungsgeschehen der Gruppe und kann darin besser erfasst, reflektiert und somit nutzbar gemacht werden. Die Möglichkeit, Inszenierungen aus verschiedenen Perspektiven wahrzunehmen, sie zu reflektieren und die zugehörigen Affekte zu containen, stellt eine große Entlastung für die Leitung dar. Darüber hinaus kann sich das Leitungspaar bereits während des Gruppengeschehens sowie unmittelbar nach der Gruppe über das Erlebte austauschen. Die Mitglieder der Gruppe können ihre besonderen, oft heftig erlebten Wünsche und Befürchtungen mit verschiedenen Leitungspersonen abhandeln, das heißt, sie können widersprüchliche Übertragungsaspekte auf zwei Personen aufteilen und erfahren möglicherweise, dass in der Gruppe das Leitungspaar dieses Beziehungsangebot anders beantwortet, als sie es von ihrer Herkunftsfamilie kennen.

Die Vielschichtigkeit des dynamischen, kommunikativen Geschehens in Kindergruppen, sowohl zwischen den Gruppenmitgliedern untereinander als auch zwischen den Kindern und dem Leitungspaar, ist eine besondere Herausforderung für die Wahrnehmungskapazität der Gruppenleitung, die dadurch regelmäßig an ihre Grenzen gerät. Dies erzeugt Angst vor dem schwer aushaltbaren Nichtverstehen, und es besteht die Gefahr für die Leitung, in unbewusster Abwehr die Komplexität des Geschehens zu reduzieren. Die Präsenz einer weiteren Leitungsperson mindert diese Angst oder macht sie zumindest aushaltbarer.

Paarleitung setzt die Bereitschaft voraus, genügend Zeit für die eigene Beziehungsarbeit in Form von Nachbesprechung und gemeinsamer Supervision in einer Gruppe zu investieren. Es ist hilfreich, auftretende Konflikte und Spannungen in der Beziehung des Leitungspaars primär im Kontext des aktuellen Übertragungsgeschehens der Gruppe zu verstehen. Problematisch ist es, wenn in der Beziehung des Leitungspaars persönlich motivierte Rivalitäts- und Machtkonflikte – trotz Supervision – überhandnehmen und die Leitung dadurch nicht mehr in der Lage ist, die Affekte der Gruppe zu containen.

Ein Leitungspaar steht vor den gleichen Herausforderungen wie ein Paar in der Realität: Es geht auch hier darum, gegenseitiges Vertrauen zu entwickeln, seine Stärken und Schwächen kennenzulernen, indem man sich seine Geschichte erzählt – und vor allem geht es darum, auch unter höchster Belastung den Respekt voreinander zu bewahren. Am Modell einer gelingenden Kommunikation des Leitungspaares lernen Gruppenmitglieder Respekt vor dem Anderssein des Anderen.

4 Inhalt und Methode gruppenanalytischer Theorievermittlung

Abschließend möchten wir noch einmal auf einen elementaren Aspekt unseres Weiterbildungskonzepts zurückkommen: auf die Verknüpfung von Theorie und Praxis in einem gruppenanalytischen Prozess. Im »Leitfaden« schreiben wir dazu:

> »Theorievermittlung soll als gruppenanalytischer Prozess (Hutz, 2008) verstanden werden. Dabei wird die vermittelte Theorie mit den praktischen Erfahrungen aus den Arbeitsfeldern der Weiterbildungsteilnehmenden verknüpft. Die Vermittlung der Inhalte erfolgt demnach im Gruppenkontext möglichst anhand von Fallbeispielen aus den jeweiligen Berufsfeldern« (Arbeitsgemeinschaft Gruppenanalyse mit Kindern und Jugendlichen, 2021, S. 17).

Diesen gruppenanalytischen Prozess der Vermittlung theoretischer Inhalte möchten wir hier näher beleuchten. Die Methode gruppenanalytischer Weiterbildung ist die offene und gleichberechtigte Kommunikation zwischen den Teilnehmenden einer Weiterbildungsgruppe und ihrer Leitung. Theoretische Themen werden auf die Vorerfahrungen der Weiterbildungsteilnehmenden aus ihren unterschiedlichen Berufsfeldern abgestimmt und fördern so ihr Interesse. Die Leitenden bieten die theoretischen Themen an und eröffnen der Gruppe einen geschützten Spiel- und Erlebensraum, mit eigenen Erfahrungen darauf zu reagieren. So werden die vorgestellten Themen auf eine anregende Weise erfahrbar und zugänglich gemacht.

Vor dem Hintergrund des eigenen, teils unbewussten Erfahrungswissens der Teilnehmenden kommt es zu emotionalen, körperlichen und kognitiven Resonanzen in der Gruppe, die es wahrzunehmen, zu benennen und gemeinsam zu reflektieren gilt. In der Weiterbildungsgruppe werden theoretische Inhalte erlebnis- und praxisnah vermittelt und können so im eigenen Arbeitskontext hilfreich zur Verfügung stehen.

Aufgabe der Leitung ist, in den freien Assoziationen der Gruppe den Bezug zum Thema zu sehen, ihn zu benennen und gemeinsam mit der Gruppe zu untersuchen. Die Leitung beachtet dabei auch die eigene Befindlichkeit und Resonanz auf die Dynamik der Gruppe und stellt sie selektiv und in passender Form als zum Thema gehörig der Gruppe zur Verfügung. So werden die Gegenübertragungsgefühle der Leitung zu einem »Instrument der Erkenntnis« (Devereux, 1984).

Was in der Weiterbildungsgruppe exemplarisch und erfahrungsbasiert angeeignet werden kann, ist nicht allein der theoretische Inhalt, sondern zugleich die Methode der Vermittlung selbst. In diesem Sinne, schreibt Pieter Hutz, wollen wir »den Vermittlungsprozess selber für das Erleben, Verstehen und Anwenden von gruppenanalytischer Methode nutzen« (Hutz, 2008, S. 82). Am Beispiel des Vermittlungsprozesses wird auch die gruppenanalytische Haltung der Leitung unmittelbar erfahren und ermöglicht den Gruppenmitgliedern, sich mit diesem Leitungsmodell zu identifizieren.

Die Leitung bringt die einzelnen Weiterbildungsteilnehmenden miteinander ins Gespräch. Das zaghaft beginnende Sprechen wird geschützt und gefördert, was Schweigende dazu ermutigen kann, das Verschwiegene ins Wort zu bringen. Die Art und Weise, wie die Leitung die Entfaltung des kommunikativen Entwicklungsraums der Gruppe orchestriert, wie sie Einzelnes hervorhebt, anderes dämpft, ist für die Qualität des mehrstimmigen Erfahrungsprozesses bedeutsam (Maschwitz, Müller u. Waldhoff, 2009).

Bei einer derartigen Verschränkung von Theorie und Praxis liegt es nahe, dass Weiterbildungsteilnehmende immer wieder auch persönliche, biografische Anteile einbringen und die Grenzen zur Selbsterfahrung überschreiten. Die Gruppenleitung sollte dies empathisch würdigen und zugleich aufzeigen, dass dafür ein besonders geschützter Raum, die Selbsterfahrungsgruppe, sinnvoller und hilfreicher ist. Gruppenleitung sollte wohlwollend die Grenzlinie markieren – im Sinne von Haltgeben und Schutz – denn eine Weiterbildungsgruppe sollte nicht mit persönlichen Themen überfordert werden, zumal in der Weiterbildung ja fortlaufende Selbsterfahrungsräume bestehen.

Die Aufgaben der Leitung einer Weiterbildungsgruppe sind vielfältig und anspruchsvoll und stellen eine besondere Herausforderung dar. Dieser kann, wie in unserem Leitungskonzept favorisiert, am ehesten ein Leitungspaar gerecht werden. Ihm steht ein zusätzliches Instrument zur Verfügung: die eigene kommunikative Beziehung! Diese kann im erweiterten Rahmen einer Supervisionsgruppe reflektiert und gehalten werden.

Literatur

Anthony, E. J. (1984). Groupanalytic psychotherapy with children and adolescents. In S. H. Foulkes (Ed.), Group psychotherapy: The psychoanalytic approach (pp. 186–232). London: Maresfield.

Arbeitsgemeinschaft Gruppenanalyse mit Kindern und Jugendlichen (Hrsg.) (2021). Gruppenanalyse mit Kindern und Jugendlichen. Ein Leitfaden zur Kompetenzentwicklung. Göttingen: Vandenhoeck & Ruprecht.

Bamber, J. H. (1988). Group analysis with children and adolescents. Group Analysis, 21 (2), 99–102.

Brandes, H. (2008). Selbstbildungsprozesse von und in Kindergruppen. Gruppenpsychotherapie und Gruppendynamik – Zeitschrift für Theorie und Praxis der Gruppenanalyse, 44 (1), 33–51.
Devereux, G. (1984). Angst und Methode in den Verhaltenswissenschaften. Frankfurt a. M.: Suhrkamp.
Elias, N. (1976). Über den Prozess der Zivilisation. Soziogenetische und psychogenetische Untersuchungen. Frankfurt a. M.: Suhrkamp.
Ginott, H. G. (1966). Gruppenpsychotherapie mit Kindern. Theorie und Praxis der Spieltherapie. Weinheim: Beltz.
Hutz, P. (2008). Praxis der gruppenanalytischen Theorie- und Fallarbeit im Seminar. Gruppenanalyse – Zeitschrift für gruppenanalytische Psychotherapie, Beratung und Supervision, 18 (1), 82–85.
Maschwitz, R., Müller, C. F., Waldhoff, H.-P. (2009). Die Kunst der Mehrstimmigkeit. Gruppenanalyse als Modell für die Zivilisierung von Konflikten. Gießen: Psychosozial.
Moll, M. (1997). Thesen zur gruppenanalytischen Arbeit mit Kindern. Arbeitshefte Gruppenanalyse, 2, 22–31.
Rudnitzki, G. (2012). Vom Werden in Entwicklungsräumen – Über das Wachsen kinder- und jugendgruppenanalytischer Kompetenz. Unveröffentlichter Co-Vortrag zum 8. Kasuistischen Workshop für Kinder- und Jugendlichengruppenanalyse, September 2012 im IGA Heidelberg.
Slavson, S. R. (1972). Einführung in die Gruppentherapie von Kindern und Jugendlichen (2. Aufl.). Göttingen: Vandenhoeck & Ruprecht.
Wenck, M., Wienberg, U. (2012). Zerstörung tut Not?! Das Zulassen von Destruktivität in der Kindergruppe ermöglicht unverzichtbare Entwicklungsräume. Beispiele aus einer laufenden Kindergruppe mit paralleler Elterngruppe. Unveröffentlichter Eröffnungsvortrag zum 8. Kasuistischen Workshop für Kinder- und Jugendlichengruppenanalyse, September 2012 im IGA Heidelberg.

Können Kooperationsmodelle helfen, die psychodynamische Gruppentherapie mit Kindern und Jugendlichen in die institutionelle Weiterbildung zu integrieren? Ein Erfahrungsbericht

Thomas Schneider

1 Einleitung

Vor 1999 war Psychotherapie als Heilberuf nur eine Zusatzqualifikation für ärztliche Kolleg:innen.[1] Außerdem fand die Gruppenpsychotherapie »bis heute keine sozialrechtliche Anerkennung als eigenständiges Therapieverfahren« (Küster, 2021, S. 8). Wir sprechen aktuell von psychodynamischer Gruppenpsychotherapie, da eine Unterscheidung zwischen tiefenpsychologisch fundierter und analytischer Gruppenpsychotherapie sich nicht wissenschaftlich begründen lässt (vgl. Küster, 2021, S. 8). Im 1999 verabschiedeten Psychotherapeutengesetz galt Gruppentherapie als verzichtbar, denn sie war im Gesetzestext völlig verschwunden.[2] Mit dem neuen Studiengang Psychotherapie werden die Absol-

1 »Der delegierende Arzt war der Vertragspartner der Krankenkasse und delegierte im Bedarfsfall die Psychotherapie an einen psychologischen Psychotherapeuten oder Kinder- und Jugendlichenpsychotherapeuten, der in keinerlei direktem Rechtsverhältnis zur KV stand.« Der Arzt »entschied, ob und wieviel er vom Honorar für sich einbehielt.« Dieses konflikthafte »Erstattungsverfahren löst das Psychotherapeutengesetz 1999 ab« (Küster, 2021, S. 7).

2 Ein Jahr vor dem europäischen Zusammenschluss von Weiterbildungsinstituten mit Foulk'scher Ausrichtung (EGATIN) kam es 1988 zu einem deutlichen Rückgang abgerechneter Leistungen in Gruppenpsychotherapie. 1980–1992 wurden vierhundert Gruppenstudien mit dreißig unterschiedlichen Patient:innenpopulationen veröffentlicht, davon fünfmal häufiger behaviorale Therapien als andere. Nach der Wiedervereinigung 1990 wurden die Mitglieder des deutschen Arbeitskreises für intendierte dynamische Gruppenpsychotherapie »gegaukt« und die Vertreter:innen dieser in der ehemaligen DDR entwickelten Gruppenpsychotherapie diskreditiert. Die Aufarbeitung dieser Geschichte konnte erst mit der Gründung des Berliner Institutes für GT (BIG) beginnen, in dem viele Mitglieder dieser Ausrichtung eine neue Heimat und vor allem Wertschätzung für ihre Erfahrungen und Theorieentwicklungen erfuhren. Erst 2011 kam im neuen Koalitionsvertrag die Förderung der Gruppenpsychotherapie zur Verbesserung der Versorgungslage und als Einsparpotenzial für die Kassen wieder in die Gesundheitspolitik zurück. 2017 begann eine einzigartige Aufwertung der Gruppenpsychotherapie, die in der neuen Musterweiterbildungsordnung (MWBO) 2020 ihren bisherigen Höhepunkt fand (vgl. Schneider, 2020/2021, S. 7).

vent:innen künftig analog zur Ausbildung innerhalb der Medizin am Ende des Studiums als approbierte Kolleg:innen an unsere Weiterbildungsinstitute, in die Lehrpraxen und Kliniken kommen und berechtigt sein, Psychotherapie im Einzel- und im Gruppensetting durchzuführen.

In der Geschichte der Gruppenanalyse ist augenfällig, dass immer dann, wenn nach Kriegen immer mehr Patient:innen versorgt werden mussten, aber nicht mehr Behandler:innen verfügbar waren beziehungsweise seitens der politisch Verantwortlichen finanziert werden sollten, ein Aufschwung der Gruppenanalyse begann. So hat Bion 1940 im Militärhospital in Northfield mit der Behandlung traumatisierter Soldaten begonnen. Dort und in seiner Privatpraxis in Exeter begann auch Foulkes mit der Behandlung von Soldaten und kriegstraumatisierten Zivilisten. In der BRD gab es erstmals in Tiefenbrunn 1950 erste Gruppenbehandlungen im stationären Bereich. Seit 1960 begannen Ausbildungen bei den Lindauer Psychotherapiewochen und am Frankfurter Sigmund-Freud-Institut.[3] Erst nach der Studentenbewegung in den 1970er Jahren legte sich die im Nationalsozialismus begründete Angst und Ablehnung vor Gruppenangeboten und es kam in der BRD, in Österreich, in der Schweiz und auch in der DDR zu einer Gründungswelle gruppenanalytischer Ausbildungszentren, die bis heute wertvolle Arbeit leisten: Altaussee, Heidelberg, Göttingen, Frankfurt, Münster und Zürich (vgl. Schneider, 2020/2021, S. 3–7).

Seit Jahren steigt bei uns infolge neoliberaler Entgrenzung, Vereinzelung und Gewalt die Not in Familie, Schule, Ausbildung und Gesellschaft und es fehlt an präventiven Konzepten für alle Spannen des Lebensalters. Dies wird durch die Folgen der Coronapandemie, des Klimawandels[4] und des Krieges in der Ukraine nochmals Beschleunigung erfahren und die Nachfrage nach Psychotherapieplätzen wird die Leistungserbringer an die Grenzen ihrer Möglichkeiten bringen. Mein Fokus liegt auf der Versorgung von Kindern und Jugendlichen beziehungsweise jungen Erwachsenen (KiJu). Viele KiJu-Kolleg:innen führen keine Wartelisten mehr; das würde nur die Illusionen verstärken, dass jed:er Bedürftige auch einen Therapieplatz bekommen könnte. Auch in der stationären Kinderpsychiatrie wurden in der Pandemie nur noch Patient:innen aufgenommen, die

3 In Lindau wurden die Modelle der beiden Emigranten S. H. Foulkes (»Psychoanalyse durch die Gruppe«) und W. Schindler (»Einzelanalyse in Gruppen«) vorgestellt und verbreitet. In Frankfurt wurde von Argelander nach dem Konzept von Bion (»Psychoanalyse der Gruppe«) gelehrt (Schneider, 2020/2021, S. 9).

4 »Das Engagement von Psychotherapeut:innen ist nicht nur politisch, sondern auch berufsethisch geboten. Ihr berufliches Handeln soll nicht nur auf das Individuum, sondern auch auf das Gemeinwohl und die gesundheitlichen Verhältnisse und Gerechtigkeit abzielen« (DPtV, 2019, S. 2).

akut suizidal waren oder sich in anderen extremen Notlagen befanden, und nach einer Stabilisierung wieder in den ambulanten Sektor entlassen.

Die diffuse Angst, mit Kindern und Jugendlichen in der Gruppe zu arbeiten, löst gesellschaftlich seit jeher Angst und Widerstand aus, insbesondere, wenn nicht die Gruppe als Ganzes »behandelt«, sondern – wie bei Foulkes – Psychoanalyse in und mit der Gruppe betrieben werden soll. Da klingen z. B. in der Fantasie die alten revolutionären Ansätze psychoanalytischer Pädagogik an und lösen auch vergleichbare Gegenreaktionen aus, wie sie S. Bernfeld erlebt und publiziert hat. Seine Streitschrift »Sisyphos oder die Grenzen der Erziehung« (Bernfeld, 2006) stellt ironisch und polemisierend die Frage: Wofür und für wen wird erzogen? Er sieht die Grenzen der Erziehung nicht so sehr in der Erziehbarkeit des Kindes oder in der Person der Erziehenden, sondern in der Funktion, die diese im kapitalistischen Gesellschaftssystem wahrnimmt. Sie dient den Machttendenzen der erziehenden Gruppe. Vielleicht aber kann es unserer Profession der psychodynamischen Kinder- und Jugendlichengruppentherapeut:innen angesichts des riesigen Bedarfs gelingen, nicht nur im Versorgungssystem zu bleiben, sondern unseren Beitrag durch die Aus- und Weiterbildung in Kinder- und Jugendlichengruppenanalyse auszuweiten und uns vor allem vermehrt in den öffentlichen Diskurs über gesellschaftspolitische Themen einzubringen.

Die psychodynamische Gruppentherapie mit Kindern und Jugendlichen ist im Gegensatz zur psychodynamischen Gruppenpsychotherapie mit Erwachsenen eine sehr junge Profession, wenn auch mit durchaus alten Wurzeln (vgl. Schneider, 2021, S. 61 ff.). In jüngster Zeit stellen uns die Veränderungen seitens des Gesetzgebers vor große Herausforderungen, in denen auch Chancen liegen, die wir ergreifen sollten. Weltweit gibt es keine Gesundheitsversorgung, in der die Therapie psychischer Erkrankungen so umfassend im Rahmen der gesetzlichen Krankenversicherung wie in Deutschland angeboten wird. Mit dem neuen Studiengang Psychotherapie begegnen sich zwei Professionen nach langem Emanzipationsweg endlich auf Augenhöhe.

Das neue Psychotherapeutengesetz wird die Ausbildungslandschaft für die psychodynamischen Verfahren in noch unbekanntem Maße verändern und vor allem die Psychoanalyse und die psychodynamische Gruppentherapie vor sehr große Aufgaben stellen: Werden es die psychodynamischen Psychotherapeut:innen schaffen, aus dem Elfenbeinturm abgeschotteter konkurrierender kleiner Institute in ehrenamtlicher Trägerschaft – am Leben erhalten von eingetragenen Vereinen mit häufig älteren Mitgliedern – herauszutreten und sich diesem Wandel zu stellen? Werden sie gemeinsam den Willen und die Kraft haben, den Nachwuchs auszubilden, der erforderlich ist, um die psychodynamische Psychotherapie in ihrer Vielfalt im Versorgungssystem der gesetzlichen und privaten

Krankenversicherung zu gewährleisten? Werden wir als analytische Gesellschaft insgesamt lernen, marktwirtschaftliche Erfordernisse und gesetzliche Vorgaben so zu nutzen, dass konkurrierende Methoden, die in der Vergangenheit ihre Fähigkeit zur Marktdominanz bereits unter Beweis gestellt haben, uns nicht gänzlich verdrängen? Ich bin überzeugt, dies wird nur gelingen, wenn wir lernen, durch intensive Kooperationen, nachhaltige Solidarität und eine neue Geschlossenheit der psychodynamischen Berufsverbände diese Anliegen weiter voranzubringen. Ich bedauere, dass Absolvent:innen der Sozialwissenschaften künftig nicht mehr für den Kinder- und Jugendlichen-Ausbildungsweg zugelassen sind. Ich befürchte einen behavioral dominierten, auf Symptomreduzierung und Wiedereingliederung in die Schul- und Arbeitswelt reduzierten Studiengang, der viel zu junge und damit unreife Absolvent:innen hervorbringen wird. Ich sehe mit Sorge eine Entwicklung in der Bundes- und in den Landespsychotherapeutenkammern, die nicht zuerst die Versorgung psychisch kranker Menschen in den Fokus nimmt, sondern primär narzisstisch anmutende Ambitionen und Machtinteressen verfolgt, um mit Bundes- und Landesärztekammern auf Augenhöhe spielen zu dürfen.

Ich werde meinen Beitrag mit Überlegungen zur neuen Musterweiterbildungsordnung (MWBO) beginnen, denn auf ihr basiert die künftige Weiterbildung, die für die Gruppentherapie insgesamt eine historische Chance darstellt. Im Anschluss stelle ich die wichtigsten Ergebnisse der BARGRU-Studie (vgl. GBA u. BAG, 2020) vor, die zum Teil auch ihren Niederschlag in der neuen MWBO gefunden haben. Insgesamt verdankt die psychodynamische Gruppentherapie dieser Studie viele Verbesserungen und Erleichterungen: eine gruppenpsychotherapeutische Grundversorgung und die Möglichkeit, probatorische Sitzungen in der Gruppe durchzuführen sowie den Wegfall der Begutachtung von Gruppentherapie beziehungsweise Kombinationsbehandlung mit überwiegend Gruppentherapie. Die Flexibilisierung der Gruppentherapie ermöglicht es künftig, in allen Verfahren auch fünfzigminütige Sitzungen anzubieten, Therapiegruppen ab sechs Patient:innen gemeinsam durch zwei Therapeut:innen durchzuführen, Gruppentherapieleistungen auch außerhalb der eigenen Praxisräume anzubieten (vgl. Kassenärztliche Bundesvereinigung, 2021). Die Studie hat der Politik sehr wichtige Ergebnisse an die Hand gegeben, leider hat die geringe Anzahl der Kinder- und Jugendpsychotherapeut:innen, die an der Studie teilgenommen haben, eine nähere Differenzierung der Daten für diese Berufsgruppen nicht ermöglicht, sodass Kernbestandteile einer professionellen psychodynamischen Gruppentherapie für Kinder und Jugendliche noch nicht umgesetzt werden konnten. Auch den Sprachbarrieren in der Therapie von (unbegleiteten) Geflüchteten ist seit 2015 insbesondere im Hinblick auf die KiJu

Therapie noch nicht Rechnung getragen worden.[5] Es sind also einige Aufgaben unerledigt, die wir anpacken müssen, damit eine qualitative Versorgung unserer jungen Patient:innen und deren Bezugspersonen sichergestellt werden kann und mehr Kolleg:innen bereit sind, nicht nur eine gruppentherapeutische Kompetenz zu erwerben, sondern in ihren Praxen auch Gruppen anzubieten. Nach den Überlegungen zu den Rahmenbedingungen der künftigen Aus- und Weiterbildung werde ich kurz beschreiben, wie ich selbst zu einer kindergruppenanalytischen Identität gelangt bin und warum ich mich weiterhin mit viel Herzblut für die psychodynamische Gruppentherapie mit Kindern und Jugendlichen engagiere. Diese Erfahrungen und Kenntnisse sind in die im letzten Kapitel beschriebenen Konzepte eingeflossen, an denen ich in vielfältiger Weise mitwirken und -lernen durfte und mit denen bisher versucht worden ist, Selbsterfahrung, Praxis, Theorie und Supervision als grundlegende Bausteine für den Erwerb einer gruppenanalytischen Identität zu vermitteln. Ich würde mich sehr freuen, wenn dieser Beitrag insgesamt zu weiteren Impulsen und konzeptionellen Überlegungen anregen würde und wir darüber in einen vermehrten Austausch treten könnten.

2 Die Musterweiterbildungsordnung – Aufgaben, Chancen und Risiken

Aufgaben: Das jahrelange Ringen um die Endfassung der MWBO sorgte im Hinblick auf die psychodynamische Gruppentherapie mit Kindern und Jugendlichen dafür, dass Gruppenpsychotherapie generell, unabhängig vom Verfahren und der Zielgruppe, nun keine freiwillige Zusatzleistung von Idealist:innen[6] mehr ist, sondern fester Bestandteil eines Curriculums, dessen Kompetenzvermittlung nun zu den Pflichtaufgaben der Aus- und Weiterbildung von Psycho-

5 Es ist gar nicht selten, dass Kinder und Jugendliche völlig überfordert bzw. retraumatisiert werden, weil sie bei Behörden und auch in den (therapeutischen) Praxen als Übersetzer für ihre oft traumatisierten Elternteile fungieren, da sie aufgrund der Beschulung schneller über Sprachkenntnisse verfügen als ihre Eltern.

6 Als ich begonnen hatte, Gruppenanalyse mit Kindern und Jugendlichen anzubieten, musste für jede:n Patient:in vor Beginn und nach sechzig Sitzungen ein Fortführungsbericht geschrieben werden. Die Kombination aus Einzel- und Gruppentherapie war im ambulanten Sektor verboten. Die Verdienstmöglichkeit pro Gruppe unter Paarleitung war unter Berücksichtigung der Organisationszeit, der Sach-, Reinigungs- und Personalkosten weit unter dem einer Einzelstunde. Dazu war eine Gruppenauslastung von mindestens sieben Teilnehmenden erforderlich.

therapeut:innen gehört und dessen Umsetzung und Einhaltung der Vorgaben die Psychotherapeutenkammern zu bewerkstelligen haben.

Aber die Vergangenheit der Randständigkeit wirkt erheblich nach. Die Gruppenanalyse wurde überwiegend in Form der Gruppenanalyse für Erwachsene gelehrt. Ansätze der Gruppenanalyse mit Kindern und Jugendlichen gibt es viele. Aber erst in jüngster Zeit hat sich diese Profession der Kinder- und Jugendlichenpsychoanalyse institutionalisiert und durch die Gründung eines europäischen Vereins zur Förderung der Kinder- und Jugendlichengruppenpsychoanalyse (GaKiJu) sichtbar gemacht.[7] Die traditionellen Aus- und Weiterbildungsstätten (WBS) und -institute für Gruppenanalyse verfügen überwiegend nicht über eigenständige Institutsambulanzen, über die ihre Aus- und Weiterbildungsteilnehmer:innen (WBT) ihre Lehrgruppen abrechnen können. Die Anzahl der von der Deutschen Gesellschaft für Gruppenanalyse und Gruppenpsychotherapie (D3G) anerkannten WBS mit Institutsambulanzen ist somit sehr überschaubar. Umgekehrt haben z.B. die Institute der Vereinigung der analytischen Kinder- und Jugendlichenpsychotherapeut:innen (VAKJP) im Kollegium der Lehrenden überwiegend noch sehr wenig Expertise in Gruppenanalyse mit Kindern und Jugendlichen und auch noch kein Curriculum. Sie sind darauf angewiesen, diese Kompetenz bei ihren Aus- und Weiterbildungen zu etablieren. Gelingt das nicht zeitnah, so werden sie für potenzielle Aus- und Weiterbildungskandidat:innen eventuell nicht attraktiv sein und die finanzielle Schieflage wird sich noch schneller zuspitzen.[8] Denn künftig stehen nur wenige Studienplätze – geplant sind 2.500 (Küster, 2021, S. 11) – zur Verfügung, die in den einzelnen Bundesländern aufgrund mangelnder finanzieller Ressourcen und unklarer Ausführungsbestimmungen bisher in noch wesentlich geringerem Umfang angeboten werden. Diesen Mangel an Studienplätzen können die privaten Universitäten, wie z.B. die IPU in Berlin, nicht ersetzen. Fakt ist, dass künftig nur an sehr wenigen Standorten in Deutschland Studienplätze zur Verfügung stehen werden und die Institute in der Fläche verstreut bleiben. Ver-

7 Vgl. »Die Geschichte des Arbeitskreises zur Förderung der Gruppenanalyse mit KiJu, die Entwicklung eines Curriculums und die Gründung eines eingetragenen Vereins« (Schneider, 2021, S. 63–70).

8 Wir haben im Würzburger Institut für Psychoanalyse und Psychotherapie (WIPP) die Erfahrung gemacht, dass die Studierenden im Nachgang der Bologna-Studienreform immer häufiger pragmatisch entscheiden und staatliche Vorgaben dort abarbeiten, wo sie möglichst rasch zu einem Abschluss kommen. Auch Kliniken, mit denen wir kooperieren, haben daher begonnen, vor Ort Weiterbildung »aus einem Guss« anzubieten, um für Bewerber:innen attraktiv zu bleiben. Diese Ausbildungsgeneration steht zusätzlichen Anforderungen, z.B. von Fachgesellschaften, zurückhaltend gegenüber und kann nur von ihrem Mehrwert in der praktischen Ausbildung überzeugt werden.

schärft wird diese Situation mit dem »Flaschenhals«, das heißt wie viele, die ein Studium absolvieren, anschließend überhaupt die Weiterbildung in Instituten antreten werden. Denn andere Weiterbildungsmöglichkeiten, z. B. an Kliniken, Lehrpraxen und insbesondere universitäre Ambulanzen, beginnen sich zu etablieren. Auch wenn nach Vorgabe der MWBO alle Verfahren gelehrt werden müssen, bleibt immer noch die Frage offen: Wie kommen die Psychoanalyse und die Gruppenanalyse an die Hochschulen? Von wem werden sie dort gelehrt werden? Es gibt schon jetzt kaum mehr Lehrstuhlinhaber:innen, die einen psychoanalytischen Erfahrungshintergrund haben. Denn nur wenn die Psychoanalyse und Gruppenanalyse von authentischen, praxiserfahrenen und theoriefundierten Lehrpersonen vermittelt und erfahrbar werden, werden sich junge Studierende dafür begeistern können. Wie gelingt es unserer Profession als Psychoanalytiker:innen, das Vorurteil bei Studierenden abzubauen, dass Psychoanalyse im Einzel- und Gruppensetting unwissenschaftlich sei, wenn die Deutsche Forschungsgemeinschaft (DFG) weiterhin Mittel für Studien aus diesem Bereich verweigert und somit einen Beitrag leistet, dass aus der Vielfalt zunehmend eine Monokultur zu werden droht (Bühring, 2018)? Der Skandal, dass wir als Profession durch »private Forschungsabgaben« an unsere Fach- und Berufsverbände (z. B. D3G, VAKJP) die Forschung selbst bezahlen müssen, während andere Schulrichtungen über öffentliche Gelder ihre Studien gefördert bekommen, sei hier nur am Rande erwähnt.

Chancen: Bis die ersten Absolvent:innen des neuen Studiengangs in den Aus- und Weiterbildungsstätten ankommen, werden noch ein paar Jahre vergehen. Bis dahin können weiterhin Bewerber:innen an unsere Aus- und Weiterbildungsstätten kommen, die ihre Ausbildung berufsbegleitend und eigenfinanziert beginnen möchten. Diese postgraduale Ausbildung nach dem bisherigen Prozedere muss dann bis 1. September 2032 abgeschlossen sein (vgl. Küster, 2021, S. 10). Hinzu kommen die approbierten Absolvent:innen zur Weiterbildung als hauptberuflich Angestellte. Wie werden unsere von überwiegend Ehrenamtlichen unterhaltenen Institute den Spagat schaffen? Einerseits sollen die Institute traditionsgemäß vorwiegend am Abend und an den Wochenenden ein Lehrangebot zur Verfügung stellen, das es ihren Dozent:innen erlaubt, tagsüber in ihren Praxen zu behandeln und den Aus- und Weiterbildungsteilnehmer:innen die Ausübung ihrer Erwerbstätigkeit zur Finanzierung der Ausbildung ermöglicht. Andererseits soll für künftige Absolvent:innen des neuen Studienganges zusätzlich während der Regelarbeitszeit in Festanstellung eine Ausbildung und Behandlung an den Institutsambulanzen sichergestellt werden. Fest steht bisher nur, dass das mit den bisherigen ehrenamtlichen Strukturen nicht zu bewältigen ist! Vielen Instituten ist aus meiner Sicht die Tragweite der Psychotherapie-

Ausbildungsreform erst zu spät und manchen noch nicht hinreichend bewusst geworden. Andere sind bereits seit einigen Jahren in intensiven Gesprächen und Planungen für diese künftige Weiterbildung.

Exemplarisch werde ich die bisherigen Überlegungen und Planungen des Würzburger Institutes für Psychoanalyse und Psychotherapie (WIPP) vorstellen. Wir sind seit zwei Jahren mit dem Psychodynamischen Institut Nürnberg (PIN), dem Institut für Psychoanalyse und Psychotherapie mit Kindern und Jugendlichen in Nürnberg (KIP), dem Institut für Psychoanalyse Nürnberg/Regensburg (IPNR) in Kooperationsgesprächen. Wir beabsichtigen im ersten Schritt, eine gemeinnützige Gesellschaft mit beschränkter Haftung zu gründen. Diese gGmbH stellt eine Geschäftsführung ein und wird von allen Vereinen, die die Institute tragen, anteilig ihrer Größe finanziert. Ziel ist es, dass diese Geschäftsstelle die organisatorischen und personellen Dienstleistungen für die kooperierenden Institute mit ihren Institutsambulanzen übernimmt. In einem weiteren Schritt ist angedacht, die Institutsambulanzen in einem Medizinischen Versorgungszentrum (MVZ) zusammenzufassen und die Institutsambulanzen als Dependancen weiterzuführen. Dahinter steckt eine berufspolitische Grundüberlegung: Das MVZ wäre berechtigt, Praxissitze von Mitgliedern aufzukaufen, um diese für die Versorgung in psychoanalytischen Verfahren zu erhalten und künftigen Absolvent:innen diese wieder zur Verfügung zu stellen. Hierzu haben bereits Gespräche mit spezialisierten Rechtsanwälten und der Kassenärztlichen Vereinigung Bayerns (KVB) über die grundsätzliche Realisierbarkeit stattgefunden, deren Kosten wir uns geteilt haben. Es gibt noch viele Detailfragen zu klären. Vor allem aber gilt es, das Vertrauen der Vorstände der Institute untereinander mit der Gründungsarbeit der gGmbH aufzubauen. Auch die Mitglieder der jeweiligen Institute müssen von diesem Weg noch überzeugt werden. Im KIP hat ein vollständiger Generationenwechsel im Vorstand dazu geführt, dass man der Kooperation und der psychodynamischen Gruppentherapie mit Kindern und Jugendlichen nun offener begegnet. Im Kollegium des PIN und des WIPP gibt es Dozent:innen für psychodynamische Gruppenpsychotherapie. Allerdings ist nur das WIPP (seit 2020) ein von der D3G anerkanntes Weiterbildungsinstitut für psychodynamische Gruppentherapie mit Kindern, Jugendlichen und Erwachsenen. Unsere Gespräche und die Psychodynamik in den Gremien spiegeln in Ansätzen alte Diskrepanzen der unterschiedlichen Fachgesellschaften wider und auch deren ungeklärte Ambivalenz inklusive der Akzeptanz der Gruppenanalyse: Im Falle der Kooperationsverhandlungen des WIPP treffen die Vorstellungen der Deutschen Psychoanalytischen Gesellschaft (DGP), der Deutschen Psychoanalytischen Vereinigung (DPV) und der Deutschen Gesellschaft für Psychoanalyse und Psychotherapie (DGPT) aufeinander. Die staatlichen Vorgaben für die Weiterbildung und die Anforderungen für die Abrechnungsgenehmigung seitens der jeweiligen Krankenversicherung liegen deutlich unterhalb der Erwartungen dieser Verbände. Deren weiterhin bestehenden Querelen machen es für die Psychoanalyse wie für die Gruppenanalyse nicht leichter, künftig im Versorgungssystem zu verbleiben. Die Ergebnisse der BARGRU-Studie (siehe Punkt 1.3) machen deutlich, wie gering unser Beitrag im gesamten Versorgungssystem noch ist. Die Ambiguität in den Akteur:innen bringt es mit sich, dass wir uns immer wieder ertappen, extreme Forderungen aufzustellen oder in resignative Gleichgültigkeit zu verfallen.

Der Umfang dessen, was an Kompetenzen nach der neuen MBWO zu vermitteln ist, kann unabhängig von der psychodynamischen Gruppentherapie an den Instituten derzeit personell nicht abgedeckt werden. Die meisten Institute haben – wie auch das WIPP – jetzt schon große Probleme, aus ihrer überalterten Mitgliederstruktur die Funktionsträger:innen für ihre gegenwärtigen Aufgaben und zukünftigen Herausforderungen zu finden. Es fehlt an jungen Dozent:innen und ausreichend Lehranalytiker:innen. Der Beschluss der VAKJP, ihren Aus- und Weiterbildungsinstituten die Ernennung von Kinder- und Jugendlichenpsychotherapeut:innen zu Lehranalytiker:innen zu ermöglichen, ist zwar eine erste Entlastung, aber die Umsetzung und Akzeptanz in den Instituten, die sowohl in Kinder- und Jugendlichen- als auch in Erwachsenenpsychoanalyse ausbilden, wird noch viele Gespräche erfordern. So hat z. B. die Debatte darüber, ob die VAKJP auch für die Kolleg:innen der tiefenpsychologisch fundierten Psychotherapie offen sein soll, erst begonnen.

Kurzum, diese Kompetenzen müssen sich die Institute durch Kooperation wechselseitig verfügbar machen oder »einkaufen«, damit sie das umfassende Lehrangebot vollständig anbieten und so die staatlichen Vorgaben an eine Weiterbildungsstätte wie auch die Erwartungen der Aus- und Weiterbildungsteilnehmer:innen erfüllen können. Wir haben in einem ersten Schritt zwischen dem WIPP und dem PIN einen Kooperationsvertrag geschlossen, der beinhaltet, dass die Lehrveranstaltungen des jeweils anderen Institutes den Studierenden frei zugänglich sind und die Dozent:innen und Lehranalytiker:innen wechselseitig anerkannt werden. Der Abstand zwischen beiden Instituten beträgt über hundert Kilometer, sodass Studierende eher selten an den Präsenzveranstaltungen teilnehmen. Es sind erst wenige Dozent:innen bereit, am jeweils anderen Institut Lehrangebote zu machen. Die Coronapandemie hat uns darin geschult, dass viele Präsenzveranstaltungen für eine qualitative Weiterbildung unverzichtbar sind und dass eine Reihe von Theorieseminaren gut online angeboten werden können. Es gibt auch bereits Beispiele, bestimmte Themen (z. B. Datenschutz, Dokumentationspflicht) als jederzeit abrufbare Videos anzubieten, die dann während der Arbeitszeit, z. B. bei einer Vakanz eines Patienten oder eine:r

Patient:in, abgerufen werden können. So können Studierende aus mehreren Instituten ein solches Seminar gleichzeitig besuchen und der:die Dozent:in spart den Fahrt- und ansonsten mehrfachen Zeitaufwand. Über Dipl.-Psych. Martin Schimkus vom PIN, der seit Langem Mitglied des Berliner Institut für Gruppenanalyse (BIG) ist, steht auch der Erfahrungsschatz dieses Aus- und Weiterbildungsinstituts unserer »Denkfabrik« zur Verfügung.

Eine weitere Hypothek aus der Vergangenheit ist, dass Gruppenpsychotherapie im stationären Bereich obligatorisch neben der Einzeltherapie angeboten wurde und es erst seit wenigen Jahren möglich ist, dies auch parallel im ambulanten Sektor anzubieten (vgl. G-BA, 2017, S. 16).

Die Kooperation mit den Kliniken, die sich bislang vor allem für die Kinder- und Jugendlichenausbildung als sehr schwierig dargestellt hat, bekommt mit der MWBO eine neue Chance. Studierende der Kinder- und Jugendlichenausbildung kommen bisher überwiegend aus den (sozial-)pädagogischen Studiengängen. Somit waren sie für die Kliniken nicht abrechenbar und damit wenig attraktiv. Folglich mussten unsere Studierenden oft un- oder sehr schlecht bezahlte Praktikumsstellen akzeptieren und/oder unattraktive Stellen in Randbereichen des klinischen Versorgungsumfanges annehmen. Künftig sind sie als Approbierte den ärztlichen Psychotherapeut:innen gleichgestellt und damit vollumfänglich gegenüber den Kostenträgern abrechenbar. Auch werden sie nicht wie bis dato Gruppenpsychotherapie gänzlich unvorbereitet durchführen müssen, sondern mit einem Basiswissen ausgestattet in die Kliniken gehen.

Der Common Ground, der vor allem Synoptische Institute[9] auszeichnet, die in der DGPT zusammengeschlossen sind, beinhaltet, dass über eine lange Strecke der Aus- und Weiterbildung die Analyse mit Erwachsenen und die mit Kindern und Jugendlichen in gemeinsamen Lehrveranstaltungen vermittelt wird und erst relativ spät im Studiengang die Spezialisierung auf die jeweilige Zielgruppe erfolgt. Analog soll das auch für die Kompetenzvermittlung der psychodynamischen Gruppentherapie an unserem Institut gelten. Eine größere Einflussnahme der D3G auf die Fachverbände wäre mit entsprechenden Initiativen dazu dringend erforderlich.

Die Gruppentherapie sehe ich als Schatzmeister des WIPP künftig als eine wichtige Einnahmequelle unserer Institutsambulanz an. Nach derzeitigem Ein-

---

9 Darunter versteht man Aus- und Weiterbildungsstätten, deren Lehrkörper sich aus verschiedenen psychodynamischen Schulen und Fachgesellschaften zusammensetzt und diese gleichwertig nebeneinander lehrt. Am WIPP kann sowohl die tiefenpsychologisch fundierte als auch die analytische Psychotherapie und die klassische Psychoanalyse studiert werden. Ärzt:innen können die Facharztbezeichnung »Psychotherapie, Psychoanalyse« sowie die Facharztbezeichnung »Psychosomatische Medizin und Psychotherapie« erwerben.

heitlichem Bewertungsmaßstab (EBM) kann mit psychodynamischer Gruppentherapie ein deutlich höheres Einkommen pro Stunde erwirtschaftet werden als mit Einzeltherapie.[10] Hinsichtlich der Finanzierung der künftigen Weiterbildung stellen sich aber noch viele Fragen: Die Festanstellung der künftigen Weiterbildungsteilnehmer:innen (WBT) bedeutet, dass ein tariflich geregeltes Gehalt mit den damit verbundenen Sozialversicherungsbeiträgen, Urlaubs- und Zeitzuschlägen seitens des jeweiligen Institutes erwirtschaftet werden muss. Außerdem muss es WBT innerhalb ihrer Arbeitszeit Theorie, Praxis, Selbsterfahrung und Supervision anbieten, ohne etwas dafür – wie bisher – von diesen erstattet zu bekommen. Die Institutsambulanz des WIPP steht also in der Pflicht, ausreichend Patient:innen zu akquirieren. Es wird also auch deshalb an die Gründung eines MVZ gedacht, weil damit die Rekrutierung von Patient:innen in einer deutlich größeren Fläche sichergestellt werden kann. Die Finanzierung der neuen Ausbildung ist also alles andere als geklärt und kann nicht aus den Einnahmen über die Institutsambulanz allein kostendeckend erwirtschaftet werden. Aus den Mitteln des bisherigen Studienganges Defizite des künftigen auszugleichen, wäre für mich unmoralisch gegenüber den Aus- und WTB, die ihr Studium bisher selbst finanzieren mussten und keine staatlichen Förderungen erhielten.

Seit 2021 können zwei approbierte Gruppentherapeut:innen zusammen eine Gruppe mit mindestens sechs Teilnehmer:innen anbieten und insgesamt maximal 14 Gruppenteilnehmer:innen aufnehmen, wobei jede:r seine beziehungsweise ihre Patient:innen über die eigene Gruppenzulassung abrechnet (vgl. G-BA, 2017, S. 16). Somit könnten in unseren Institutsambulanzen erfahrene Gruppenlehranalytiker:innen Gruppenpsychotherapie anbieten, bei denen über eine gewisse Zeit ein:e WBT als Co-Therapeut:in mitwirkt, Erfahrungen sammelt und später eine eigene Lehrgruppe unter Supervision in der Institutsambulanz anbietet. Dazu brauchen unsere Institutsambulanzen zuerst einmal das Bewusstsein für das Stellen einer Gruppenindikation und die entsprechende personelle und räumliche Ausstattung. Dieses Angebot könnte auch unsere Mitglieder entlasten, die in den psychotherapeutischen Sprechstunden eine Indikation für Gruppe stellen, aber kein entsprechendes Angebot machen können. Im Gegenzug könnte die Institutsambulanz z. B. Gruppentherapieräume für Lehrgruppen bei diesen anmieten. So wären kostspielige, nicht dauerhaft genutzte Räumlichkeiten für Gruppenpsychotherapie besser ausgelastet und refinanziert, für die Zielgruppen in der Fläche besser verteilt und somit leichter erreichbar.

10 Mit der Gruppentherapie können derzeit – je nach Anzahl der Teilnehmer:innen – in 90 Minuten zwischen 305,70 EUR und 532,62 EUR erwirtschaftet werden (ohne Struktur- und KZT-Zuschläge).

Die D3G hat bereits seit ihrer Gründung Kinder- und Jugendlichengruppenanalytiker:innen zu Gruppenlehranalytiker:innen ernannt. Somit könnte sich zeitnah entsprechend weitergebildetes Lehrpersonal aus dem Kinder- und Jugendlichenbereich dafür qualifizieren. Aber viele Institute sind zu klein, die Abstinenz der Aus- und Weiterbildungsteilnehmer:innen in Selbsterfahrungsgruppen untereinander und zur Leitung zu gewährleisten. Dies stellt bereits in der Einzelanalyse immer wieder eine Schwierigkeit dar. Eine Lösung könnte sein, Selbsterfahrungsgruppen mittels Paarleitung – optimal wäre je ein:e Kolleg:in aus dem Kinder- und Jugendlichen- sowie Erwachsenenbereich – dem jeweils anderen kooperierenden Institut für deren WBT anzubieten. Daneben sollte auch die bewährte Tradition fortgesetzt werden, dass WBT an Patient:innengruppen niedergelassener Institutsmitglieder teilnehmen können.

Risiken: Zusammen mit der D3G, dem Berufsverband approbierter Gruppentherapeuten (BAG) und dem Beirat für Wissenschaft und Forschung (BWF) muss auch künftig engagiert versucht werden, Einfluss auf die Reform der MWBO zu nehmen. Durch den Wegfall der Gutachterpflicht besteht aktuell das Risiko von Regressen für bereits durchgeführte Gruppentherapien. Es bleibt die Frage unbeantwortet, wie künftig die Qualitätssicherung[11] und die Prüfung der Wirtschaftlichkeit im Vorfeld der Gruppenpsychotherapie erfolgen soll. Idealerweise wäre die regelmäßige Reflexion der laufenden Gruppen in Form von Supervision oder Intervision als verbindliches Qualitätssicherungsinstrument zu etablieren, denn Gruppe kann ausschließlich in Gruppe erfahren, gelernt und fortentwickelt werden. Eine andere und weniger befriedigende Lösung wäre, ein Gutachten pro Gruppe und Jahr einzuführen. Auf keinen Fall sind Fragebogenerhebungen oder Telefonate von Krankenkassenmitarbeiter:innen während einer laufenden und nach einer Therapie eine sinnvolle Lösung. Insbesondere im Kinder- und Jugendlichenbereich wäre dies absurd, denn wie soll z. B. ein Säugling, Kleinkind oder Schulkind Rückmeldungen über einen selbst erfahrenen Therapieprozess kommunizieren? Abgesehen davon würde destruktivem Agieren seitens der Patient:innen und deren Bezugspersonen in bestimmten Phasen der Therapie Vorschub geleistet.

Schon in der BARGRU-Studie (siehe Punkt 1.3) zeigte sich, dass viele Kolleg:innen keine Gruppen anbieten, obwohl sie diese abrechnen könnten. Meine Erfahrung als Supervisor ist: Wer nach der Weiterbildung zum:zur Gruppenanalytiker:in zu lange mit dem Start der Lehrgruppe wartet, beginnt diese kaum mehr.

11 »Insgesamt wird die Gefahr gesehen, dass es bei der derzeitigen Entwicklung einer Qualitätssicherung um die Etablierung eines vergleichenden Qualitätswettbewerbs mit dem Ziel eines Benchmarkings der psychotherapeutischen Praxen geht« (Moors, 2021, S. 10).

Der Elan, der sich in der Lerngemeinschaft (siehe Punkt 1.5) aufgebaut hat, ist dann verflogen. Oft blockieren die »Angst vor der Gruppe« und das »Chaos in der Gruppe« sowie die »Ohnmachtserwartung«, die Gruppe könnte sich gegen die Leitung stellen. Egal wo und auf welchem Weg Kolleg:innen bisher die Voraussetzungen für die Abrechnungsgenehmigung in Theorie und Selbsterfahrung erworben haben (siehe Punkt 1.5), sollten diese in Praxis und Supervision mehr Unterstützung erfahren. Alle zur Abrechnung von psychodynamischer Gruppenpsychotherapie berechtigten Institutsambulanzen haben die Verantwortung, dass den Absolvent:innen zeitnah Patient:innen über die Institutsambulanz zugewiesen, ihre Gruppen über diese abgerechnet und supervidiert werden können.

Dazu fehlen derzeit in vielen Instituten neben der Abrechnungsgenehmigung der Institutsambulanz für Gruppen insbesondere erfahrene Supervisor:innen. Am größten ist dieser Bedarf bei den Kinder- und Jugendlichen-Kolleg:innen. Daher hat z. B. die GakiJu in ihrer Mitgliederversammlung im Mai 2020 beschlossen, ab Oktober 2021 online ein Intervisionsangebot anzubieten. Jedes Mitglied, aber auch Interessierte, ob nun mit Lehr-, angewandter oder therapeutischer Gruppe, kann an diesem Angebot teilnehmen. Je nach Nachfrage könnten regionale virtuelle Räume geöffnet werden. Es besteht die Hoffnung, dass aus dieser Vernetzung in Zukunft regionale Hybrid- oder Präsenzgruppen entstehen. Wie bedeutsam solche Treffen für die Identitäts- und Konzept(fort)entwicklung sind, haben die Workshops für Kinder- und Jugendlichengruppenanalyse in den letzten 16 Jahren gezeigt.[12] Der Austausch über schwierige Prozesse in den eigenen analytischen Kinder- und Jugendlichengruppen in unterschiedlichsten Anwendungsformen hat ein Fortbildungsangebot geprägt, das von einer besonderen Atmosphäre der Offenheit und Kollegialität geprägt ist, viele regelmäßige Teilnehmer:innen hat und die Akteure aus Deutschland, Österreich und der Schweiz zu einem Erfahrungsaustausch und einer fachlichen Vernetzung zusammenführt. Mit dem 1. Internationalen Workshop in Berlin im September 2021 kamen Referent:innen aus England, Israel, Spanien und der Türkei hinzu.

3 Gedanken zu den Ergebnissen der BARGRU-Studie

Die Ergebnisse der BARGRU-Studie (vgl. G-BA u. BAG, 2020) habe ich dahingehend selektiert, dass ich viele erfolgreich umgesetzte Punkte weglasse und den Fokus auf die Aufgaben für die Gegenwart und Zukunft – insbesondere

---

12 Die Vielfalt der Themen und Anwendungsbereiche sind nachzulesen unter www.kindergruppenanalyse.de, Workshop-Chronik.

für die Bedeutung der Weiterbildung in psychodynamischer Gruppentherapie für Kinder und Jugendliche – lege. Die Gruppentherapie ist nach der Psychotherapie-Richtlinie ein anerkanntes und bei entsprechender Indikation gegenüber der Einzeltherapie gleichwertiges Verfahren. Dennoch konnten Änderungen, wie z. B. die deutliche Erhöhung der Vergütung 2005 und 2017, nicht dazu beitragen, dass die Gruppentherapie im ambulanten Bereich mehr Verbreitung und Anwendung findet. Die Studie untersuchte unter anderem, »welche Barrieren ambulante Gruppentherapie erschweren oder niedergelassene GruppenpsychotherapeutInnen sogar daran hindern, in ihrer Praxis Gruppentherapie anzubieten« (G-BA u. BAG, 2020, S. 3). Es wurden auch förderliche Faktoren erhoben, die es erleichtern könnten, Angebote an Gruppentherapie im ambulanten Sektor zu erhöhen, »um die Versorgungslage für psychisch erkrankte Pat. zu verbessern und die Prozeduren für die praktizierenden Psychotherapeutinnen zu vereinfachen« (G-BA u. BAG, 2020, S. 3). In der Analyse der Versorgungsdaten der KBV zeigte sich eine Stagnation in der Häufigkeit abgerechneter gruppenpsychotherapeutischer Leistungen. »Aus Sicht der Niedergelassenen existiert weiterhin eine Vielzahl von Barrieren, die die Entscheidung, ambulante Gruppentherapie überhaupt anzubieten, hemmen und deren Durchführung erschweren« (G-BA u. BAG, 2020, S. 3). Trotz der hohen sozialmedizinischen Folgen »vergehen selbst nach Feststellung der entsprechenden Diagnose(n) und einer Behandlungsindikation [...] aufgrund von Versorgungsengpässen noch Monate bis zum Beginn einer adäquaten Psychotherapie« (G-BA u. BAG, 2020, S. 4). Neben dem Ausbau der Niederlassungsmöglichkeiten für ärztliche und psychologische Psychotherapeut:innen sollte man Gruppenangebote ausbauen, die indikationsbezogen drei bis neun Patient:innen – also deutlich mehr als im Einzelsetting – versorgen könnten. »Abgesehen davon gibt es auch spezifische Indikationen für eine Gruppenpsychotherapie, die jenseits der ökonomischen Aspekte eine Behandlung der betroffenen Patienten in Gruppen nahelegen« (G-BA u. BAG, 2020, S. 4). Besonders schlecht ist die Versorgung von Kindern und Jugendlichen mit ambulanter Gruppenpsychotherapie,[13] die die Peergroup aufgrund ihres Entwicklungsalters besonders benötigen und deren Ressourcen nutzen. Gerade in der Coronapandemie waren die Kinder- und Jugendlichentherapiegruppen oft das einzige verlässliche und kontinuierliche Präsenzangebot,

---

13 Anzahl der Ärzt:innen/Psychotherapeut:innen für Gruppentherapie, differenziert nach Erwachsenen- sowie Kinder- und Jugendlichenpsychotherapie. 2018 boten nur 133 der Kolleg:innen Gruppentherapie an, die sowohl Erwachsenen- als auch Kinder- und Jugendlichenpsychotherapie anbieten dürfen. Nur 289 ausschließlich Kinder- und Jugendlichenpsychotherapeut:innen und 2.291 Erwachsenenpsychotherapeut:innen boten Gruppentherapie an (vgl. G-BA u. BAG, 2020, S. 23).

in dem sie mit Gleichaltrigen spielen und interagieren konnten. Es ist uns Gruppenpsychotherapeut:innen weiterhin verboten, unsere Gruppen online fortzuführen, obwohl es dafür konzeptionelle Überlegungen gegeben hatte und diese wenigstens in der Coronapandemie anzubieten. Das zwang einige Kolleg:innen dazu, ihre Patient:innen im Stich zu lassen, denn sie konnten unmöglich allen Teilnehmer:innen eine Einzelstunde anbieten, da allein eine Gruppe – und viele bieten mehr als eine an – bei neun Teilnehmer:innen bereits ein zusätzlicher Arbeitstag gewesen wäre. Andere haben aus Idealismus und Verantwortung ihre Gruppen online angeboten, diese aber nicht abgerechnet. Insgesamt realisierten nur 5 % der zugelassenen Gruppenpsychotherapeut:innen[14] eine Gruppenpsychotherapie-Indikation (vgl. G-BA u. BAG, 2020, S. 5). Die Anzahl der Patient:innen in Gruppenanalyse im analytischen Richtlinienverfahren war gegenüber den anderen marginal.[15] Besonders bedeutsam ist auch die Gruppengröße, die leider nicht differenziert für Erwachsenen- und Kinder- und Jugendlichengruppentherapie aufgeführt wurde. Im Hinblick auf die Ausübung der Aufsichtspflicht wäre diese Erhebung für die Kinder- und Jugendlichengruppenanalyse sehr wichtig. Bei bestimmten Störungsbildern ist diese nämlich ab einer Gruppengröße von drei Teilnehmer:innen nicht mehr von einer Leitungsperson, sondern nur mehr von einer Co-Leitung oder einem Leitungspaar wahrnehmbar. Auch die permissive Haltung müsste einem rigiden Leitungsstil weichen. Signifikant ist in der Studie, dass in der verhaltenstherapeutischen Gruppentherapie die häufigste Konstellation drei bis vier Teilnehmer:innen pro Gruppe darstellen und in den psychodynamisch orientierten Gruppen acht bis neun Teilnehmer:innen dominieren (vgl. G-BA u. BAG, 2020, S. 28). Für die Aus- und Weiterbildung ist es erforderlich, dass in der Fallarbeit an den Weiterbildungsstätten für psychodynamische Gruppentherapie an der spezifischen Kompetenzbildung gearbeitet wird, wie man mit den weiterhin bestehenden organisatorischen Barrieren konstruktiv umgehen kann. Die schwierige zeitliche Koordination (59,1 %), der größere Organisationsaufwand (54,3 %), das Problem

14 2018 haben differenziert nach Richtlinienverfahren 1.246 Psychotherapeut:innen verhaltenstherapeutische Gruppentherapie, 1.192 tiefenpsychologisch fundierte Gruppentherapie und nur 484 analytische Gruppentherapie angeboten und abgerechnet (vgl. G-BA u. BAG, 2020, S. 22).

15 2018 waren 22.990 Patient:innen mit verhaltenstherapeutischer Gruppentherapie, 19.365 mit tiefenpsychologisch fundierter Gruppentherapie und nur 7.251 mit analytischer Gruppentherapie behandelt und abgerechnet worden (vgl. G-BA u. BAG, 2020, S. 18). Noch deutlicher wird die Versorgungsrealität, wenn man die Anzahl der Patient:innen in Relation zur Einzeltherapie setzt. 2018 wurden in der Erwachsenentherapie 1.374.811 Patient:innen behandelt. Eine Kombitherapie aus Einzel- und Gruppentherapie erhielten 24.471 und eine reine Gruppentherapie bekamen 24.793 Patient:innen (vgl. G-BA u. BAG, 2020, S. 19).

der Vakanzhonorare bei Patient:innenabsagen (46,6 %) und besonders keine Abrechnungsmöglichkeit für die Durchführung in Paarleitung beziehungsweise mit Co-Therapeut:innen (43,5 %) sowie das zu geringe Stundenkontingent für ambulante psychotherapeutische Gruppen (25,3 %) und die Refinanzierung der Räumlichkeiten (20,5 %) sind besonders für Kinder- und Jugendlichenpsychotherapeut:innen, die Gruppen für verschiedene Altersgruppen und parallel Elterngruppen anbieten wollen, weiterhin ungelöst beziehungsweise nicht refinanziert (vgl. G-BA u. BAG, 2020, S. 35). Einige Ideen wären die Indikationsstellung Gruppe an den Institutsambulanzen und die Vermittlung an Mitglieder mit Gruppenangebot, die gemeinsame kollegiale Nutzung von Gruppenräumen, die gemeinsame Leitung von Gruppen von zwei Praxisinhaber:innen und die Co-Leitung mit nicht therapeutischem Praxispersonal (z. B. Aus- und Weiterbildungsteilnehmer:innen, Studierende an Hochschulen). Ferner könnten in den Institutsambulanzen Patient:innen gemeldet und gelistet werden, die nur zu bestimmten Zeiten ein Therapieangebot wahrnehmen können. Diese werden mit einer Datenbank abgeglichen, in der die freien Gruppentherapieplätze der Mitglieder des Instituts mit den verschiedenen Wochentagen und Zeiten der Gruppenangebote erfasst sind. Bereits im laufenden Ausbildungsbetrieb könnte mit dem Gruppentherapieangebot innerhalb der Institutsambulanz begonnen werden.

Als inhaltliche Barrieren wurden in der Studie festgehalten: mangelnde Motivation und Teilnahmebereitschaft der Patient:innen (37,2 %), Schwierigkeiten bei der Patient:innen-Akquise (36,9 %), mangelnde kollegiale Vernetzung (14,9 %), eigene Unsicherheit in der Durchführung ambulanter Gruppenpsychotherapie (14,1 %), mangelnde Intervisions- und Supervisionsmöglichkeiten (9,1 %; vgl. G-BA u. BAG, 2020, S., 37). Lösungsansätze wären: die Vorstellung von Konzepten anhand von Gruppensitzungsprotokollen oder Videoaufzeichnungen (wie bei den jährlichen Workshops für Kinder- und Jugendlichengruppenanalyse); das Teilen von Erfahrungswissen und das Üben in Rollenspielen, wo sich WBT abwechselnd als potenzielle Patient:innen im Gruppensetting beziehungsweise als Therapeut:innen darin erleben können, welche Berührungsängste mit Gruppe in verschiedenen Entwicklungsstadien auftauchen. Solche Rollenspiele fanden die Teilnehmer:innen der Ausbildungsgruppen, die unter Punkt 1.5 beschrieben werden, für schwierige Gruppensituationen besonders hilfreich. Neben dem Umgang mit Ängsten vor Gruppentherapie konnten sich die WBT als Leiter:innen von Gruppen mit besonderen Gruppenereignissen (z. B. Kontakte außerhalb der Gruppe und der Gebrauch von elektronischen Medien, Liebe in der Gruppe, »acting in/acting out«, Zuspätkommen, sporadische Teilnahme, Abbrüche) erfahrungsorientiert auseinandersetzen oder im

Modell der Kursleiter:innen unterschiedliche Umgangsformen und Leitungsstile kennenlernen sowie sich in der Identifikation mit realen Patient:innen in einem Gruppensetting einfühlen.

In den Kursen werden auch die Veränderungen der Indikation und Kontraindikation im Verlauf der eigenen Gruppenkompetenz erörtert und Hilfestellung für die Zusammenstellung der ersten Gruppe gegeben. Praktische Beispiele der Dokumentation von Gruppensitzungen, wie z. B. das Führen von Gruppentagebüchern in Kinder- und Jugendlichengruppen, ausgefüllte Vorlagen dokumentierter Gruppensitzungen, der Umgang bei Erkrankung eines Leiters beziehungsweise einer Leiter:in mit und ohne Co- beziehungsweise Paarleitung, wurden gezeigt.

Auch der Umgang mit (Gruppen-)Träumen kann am anschaulichsten durch Praxisbeispiele vermittelt werden, ob nun durch Verbatimprotokoll oder mittels realer (Gruppen)Träume von Teilnehmer:innen während der Ausbildung. Ebenso verhält es sich mit den Ängsten vor destruktiven Prozessen (z. B. Sündenbock, Hass und Destruktivität, Umgang mit einem Therapieabbruch, psychotischer Entgleisung, benanntem oder vollendetem Suizid). Mit einer curricularen, über mehrere Semester verteilten Vermittlung könnte solchen Themen mehr Zeit eingeräumt werden.

Offene Fragen sind nur über eine weitere engagierte berufsständische Vertretung konstruktiv zu lösen, wie z. B. die Regelung des Vakanz- beziehungsweise eines Bereitstellungshonorares bei Absagen von Patient:innen (61,8 %), deren aktuelle privatvertragliche Regelung zwischen Behandler und Patient:in immer wieder zu großem Ärger bis hin zu Beschwerden bei der jeweiligen Psychotherapeutenkammer (PTK) oder negativen Eintragungen in Bewertungsportalen führen. Am drängendsten für uns Kinder- und Jugendlichenpsychotherapeut:innen bleibt die angemessene Honorierung von Co-Therapeut:innen beziehungsweise Paarleitung (54 %) bei einer angemessenen Gruppenstärke zwischen drei und neun Teilnehmer:innen. Denn zum einen fehlen regional, insbesondere im ländlichen Bereich, mögliche Kolleg:innen und juristisch geraten wir aufgrund der Aufsichtspflicht hier schnell in bedrohliche Situationen. Auch ist der Raumbedarf im Kinder- und Jugendlichenbereich höher, insbesondere dann, wenn Gruppen für verschiedene Entwicklungsalter angeboten werden, und auch die Ausstattungs- und Betriebskosten gehen weit über die eines Stuhlkreises bei Erwachsenengruppen hinaus. Das höhere Stundenkontingent für ambulante psychotherapeutische Einzelleistungen (47,1 %) ist sehr unbefriedigend, denn diese diskriminiert die psychodynamische Gruppentherapie weiterhin als Nachsorgeverfahren nach Abschluss der Einzeltherapie oder als ergänzendes Verfahren oder es weckt gar Fantasien bei Gesundheitsministern, Patient:innen vorübergehend in Gruppen zu parken, bis sie einen Einzeltherapieplatz angeboten bekommen. Aber psychodynamische Gruppentherapie ist ein eigenständiges Verfahren und benötigt für ihre Prozess- und Ergebnisqualität auch ein an Störungsbildern und Prozessen angemessenes flexibles Stundenkontingent.

4 Woher kommt die Leidenschaft für Gruppe und warum werde ich mich weiter berufspolitisch engagieren?

Während ich diesen Beitrag schrieb, spürte ich oft Druck und fragte mich, wie ich neben der Praxistätigkeit meiner Aufgabe als Vorstandsmitglied, Fachgruppensprecher und Dozent in verschiedenen Ausbildungskontexten gerecht werden und dabei private Beziehungen hinreichend leben kann. Die schmerzliche Erfahrung der Coronapandemie, auf viele Begegnungen in Präsenz verzichten zu müssen, hat mir bewusst gemacht, wie viele echte Freundschaften während meines Werdeganges in den jeweiligen Projekten (siehe Punkt 1.5) entstanden sind. Es war schön, während der Lockdowns vermehrt Zeit im familiären Umfeld verbringen zu können. So kam auch ein Nachdenken zustande, ob, warum und unter welchen Bedingungen ich eigentlich weitermache. Denn die Aufgaben, die allein im Zuge der MWBO am WIPP anstehen, sind sehr umfangreich und würden mich bei allem Optimismus überfordern. Nur mit einer hauptamtlichen, in Betriebswirtschaft erfahrenen Geschäftsführung, die nur anteilig im Verbund mit anderen Instituten finanzierbar ist, wären viele drängende Aufgaben durch Synergieeffekte wesentlich effizienter leistbar. Dies bedingt auch die Bereitschaft junger Kolleg:innen, künftig ehrenamtliche Aufgaben in den Instituten zu übernehmen.

Ich erinnere mich an meine Ausbildung am Alfred-Adler-Institut München, wo über lange Zeit WBT für Kinder, Jugendliche und Erwachsene gemeinsam die Aus- und Weiterbildung machten. Diese wechselseitige Bereicherung für das Verstehen von Entwicklungen und Verläufen psychischer Störungen, die Einblicke in Methoden und Techniken und ihre kreative Umsetzung in verschiedenen Altersstufen und Settings möchte ich weiterhin für die psychodynamischen Verfahren erhalten wissen. Auch die Verpflichtung innerhalb der Individualpsychologie, einen Teil der Selbsterfahrung in Gruppe am jeweiligen Alfred-Adler-Institut absolvieren zu müssen, habe ich in guter Erinnerung.

Während meines Studiums der Sozialpädagogik an der Katholischen Stiftungsfachhochschule München – Abteilung Benediktbeuern (KSFH) lernte ich am Adelheid-Stein-Institut in München im Grund- und Aufbaukurs und mehrjähriger Selbsterfahrung die Methode des Sozialtherapeutischen Rollenspiels schätzen und wende sie bis heute in modifizierter Form in meinen Kinder- und Jugendgruppen beziehungsweise den parallel stattfindenden Elterngruppen an (vgl. Stein, 1983). Thomas Stadler integrierte diese Methode in seine Supervision in der Ausbildung zur:zum analytischen Kinder und Jugendlichen-Psychotherapeut:in und modifizierte sie für Konzepte der Lehranalyse für unsere Profession (vgl. Stadler, 2019, S. 8 ff.).

Neben dieser Methode war die praktizierte Erlebnis- und Umweltpädagogik[16] für die Weiterentwicklung meiner spielerischen Ausdrucksfähigkeit prägend. Später konnte ich im Rahmen der Jugendhilfe für verhaltensoriginelle Kinder und Jugendliche Projekte wie z. B. mehrwöchige Segeltörns oder einen Alpentriathlon (vgl. Schneider, 2002) umsetzen. Diese Selbsterfahrungsmomente waren für die Entwicklung meines Containments in Gruppenprozessen von unschätzbarem Wert. Von daher erfüllt es mich mit Sorge, aber auf jeden Fall Trauer, dass künftig die sozialwissenschaftlichen und pädagogischen Arbeitsfelder für die Kinder- und Jugendlichenpsychotherapie wegfallen und vor allem zwischen Studium und Weiterbildung keine mehrjährige berufliche Erfahrung in anderen Bereichen mehr vorgesehen ist.

Kurz nach meiner ersten Niederlassung als Kinder- und Jugendlichenpsychotherapeut 2002 begann ich mit der Ausbildung zum Gruppenanalytiker. Ich fühlte mich schnell »einsam«. Mir fehlte nach den 17 Jahren in der stationären Jugendhilfe – als pädagogische, therapeutische Fachkraft und schließlich als Gesamtleiter eines Jugendhilfezentrums – und meiner Mitwirkung im Jugendpastoralzentrum der Katholischen Hochschule für Philosophie und Theologie der Salesianer Don Boscos in Benediktbeuern vor allem der Austausch in einem multiprofessionellen Team. In den Einzelstunden erlebte ich mich häufig depotenziert, es fehlte mir der Entwicklungsraum Gruppe für meine Patient:innen. So kam ich an das IGA Heidelberg. Während der ersten Fahrt zur Selbsterfahrungsgruppe fragte ich mich, was ich bloß in vier Jahren erneuter Lehranalyse, diesmal in Gruppe, bearbeiten sollte, nachdem ich gerade sechs Jahre Einzelanalyse abgeschlossen hatte. Ich war erstaunt, wie schnell sich diese Frage erübrigte und wie sehr innere Themen und Konflikte in dieser analytischen Gruppenselbsterfahrung in einem anderen Licht erschienen oder erstmals bewusst wurden. Aber ein Ärgernis blieb: Ich hatte eine komplette fünfjährige Weiterbildung finanziert, hatte dadurch eine Abrechnungsgenehmigung für Kinder- und Jugendlichengruppen erworben, aber dennoch keine konzep-

16 Die KSFH bot als erste Fachhochschule einen solchen Studiengang an, die Hochmoore um die Fachhochschule, die Gebirgs- und Flusslandschaft waren ein paradiesischer Studienort.

tionelle Idee für meine analytischen Gruppen oder gar eine Identität als Kinder- und Jugendlichengruppenanalytiker. Daher freue ich mich, dass das neue Psychotherapeutengesetz und die MWBO die Möglichkeit bieten, dass »zukünftig Teile der Psychotherapie-Weiterbildung auch in Einrichtungen der Kinder- und Jugendhilfe stattfinden können« (PTK-Bayern, 2021). Ich erinnere aber auch, weshalb ich dieses Arbeitsfeld verließ und mich der Psychotherapie zuwandte: Mein Menschenbild, mein pädagogisches und therapeutisches Denken waren im Zuge des sogenannten »Deckelungsparagrafen« immer schwerer für mich zu vereinen, ich wollte die Not der mir anvertrauten Kinder und Jugendlichen nicht bloß verwalten. Es wäre eine echte Bereicherung, wenn nicht nur die Verhaltenstherapie und die systemische Therapie, sondern auch die psychoanalytische Pädagogik und Therapie wieder Einzug in dieses Arbeitsfeld fänden.

All diese suchende Erfahrung führte mich zu dem Arbeitskreis Curriculum für Kinder- und Jugendlichengruppenanalyse, dem späteren Verein GaKiJu. Ich erinnere unsere streitbaren, um jedes Wort ringenden Sitzungen bei der Erstellung des Curriculumtextes, das gemeinsame Lachen, Essen, Schreiben (vgl. GaKiJu., o. D.). Ohne diesen Verein zur Förderung der Gruppenanalyse mit Kindern und Jugendlichen und seinen Mitgliedern hätten wir als Profession niemals so viel Gehör in der D3G, BAG und VAKJP beziehungsweise durch Publikationen Aufmerksamkeit in der Fachöffentlichkeit gefunden. Ohne die Workshops hätte es diese fruchtbare Vernetzung nicht gegeben.

Eine noch junge Erinnerung ist die an die erste Arbeitstagung 2019 der VAKJP in Düsseldorf: »Neue Wege in der Selbsterfahrung für Kinder- und Jugendlichentherapeut:innen« (VAKJP, 2019), wo ich neben den spannenden Vorträgen auch mehrere praktische Seminare besuchen konnte. Ich war sofort mit meiner eigenen Spiellust und -fähigkeit in Kontakt, die uns Psychotherapeut:innen für Kinder und Jugendliche auszeichnen sollte. Diese gilt es, immer wieder zu entdecken und den inneren Spielraum weiterzuentwickeln.[17] Meine Kollegin, Doris Wirth-Limmer, und ich waren so begeistert, dass wir unsere Erfahrung für den Tagungsband gern verschriftlichten. Wir beschlossen, die professionsspezifische Selbsterfahrung im WIPP zu etablieren, was durch die Coronapandemie bisher leider nicht realisierbar war.

17 Meine Spiel- und Gruppenfähigkeit wurde neben den eigenen Erfahrungen in der Geschwistergruppe als Ältester von drei Schwestern und von den Eindrücken und Erfahrungen in der kirchlichen Jugendarbeit geprägt. Die Weiterbildung innerhalb des Bundes der Deutschen Katholischen Jugend (BDKJ) zum Gruppenleiter und die Erfahrungen in dieser Zeit führten mich zum Studium der Sozialpädagogik und Theologie.

Rechtzeitig zu dem 2021 stattfindenden ersten internationalen Workshop zur Gruppenanalyse mit Kindern und Jugendlichen in Berlin (vgl. GaKiJu., o. D.) fand sich wieder eine Redaktionsgruppe, die das Curriculum vollständig überarbeitete und die Übersetzung ins Englische und Französische in Angriff nahm. Mit dieser vollständig überarbeiteten Version mit dem Titel »Leitfaden zur Kompetenzentwicklung« wird die Arbeitsgemeinschaft Gruppenanalyse mit Kindern und Jugendlichen e. V. ihrem Ziel erneut gerecht, »auf die kindergruppenanalytische Methode aufmerksam zu machen und ihre Weiterentwicklung in pädagogischen, therapeutischen und anderen Arbeitsfeldern anzuregen und zu fördern« (GaKiJu, 2021, Cover Rückseite). Diese Worte von Dr. med. G. Rudnitzki wecken Erinnerungen an die vielen Sitzungen des Arbeitskreises in seiner Heidelberger Praxis, meine Lehranalyse bei ihm und die gemeinsame Arbeit in der Aus- und Weiterbildung. Dieses 2014 erstmals veröffentlichte Curriculum hat mittlerweile in zahlreichen Weiterbildungsstätten und Fortbildungsangeboten in Deutschland, Österreich und der Schweiz Eingang gefunden. Unser Wunsch ging in Erfüllung: »Die Aus- und Weiterbildungsinstitute können dieses Curriculum als Arbeitspapier aufnehmen und an die individuellen Institutsgegebenheiten anpassen. Die Autoren […] stehen als Referenten […] zur Verfügung« (GaKiJu, 2014, S. 8). »Wir sind zuversichtlich, dass diese Arbeit mit KiJu entsprechend wertgeschätzt und in unterschiedliche Fort- und Weiterbildungsinstitutionen integriert werden wird« (GaKiJu, 2014, S. 9).

In einer Bottom-up-Initiative haben sich im Herbst 2017 Studierende verschiedener Würzburger Fach-/Hochschulen mit Psycholog:innen beziehungsweise Psychotherapeut:innen unterschiedlicher theoretischer Orientierung zusammengeschlossen. In diesem Team sind nun unter anderem Lehrende aus verschiedenen Würzburger Ausbildungs- und Weiterbildungsstätten, bisher AVM (Verhaltenstherapie), WIPP (Psychoanalyse, tiefenpsychologisch fundierte Therapie) und WISDH (systemische Therapie) vertreten. Den Studierenden war die Vermittlung innerhalb der akademischen Psychologie zu einseitig. Die Interessierten können nun in Großveranstaltungen Theorievorträge unterschiedlicher Verfahren hören, an Podiumsdiskussionen der Vertreter:innen verschiedener Schulrichtungen zu einem Fall teilnehmen und an drei Tagen in den jeweiligen Verfahren Selbsterfahrung machen.[18] Wir sind sehr erfreut über die Resonanz der Studierenden, die mittlerweile aus dem gesamten Bundesgebiet anreisen und sich eine solche Informationsplattform

18 »Das Psychotherapieforum Würzburg e. V. fördert den Diskurs zwischen den unterschiedlichen Schulen und Denkrichtungen im Bereich der Psychotherapie sowie verwandter Forschungs- und Anwendungsfelder im Bereich der Sozial- und Humanwissenschaften wie Beratung und Pädagogik etc.« (vgl. Psychotherapieforum Würzburg, o. D.).

auch an ihren Studienstandorten wünschen. All diese Initiativen und Projekte haben mich immer wieder beflügelt, mich weiterhin für die psychodynamische Gruppentherapie mit Kindern und Jugendlichen einzusetzen, nicht zuletzt, weil sie auf Interesse bei jungen Studierenden stoßen, dabei wertvolle Freundschaften entstanden sind und ich viele Impulse für meine Arbeit in meinen Therapiegruppen – kurzum meine Identität als Kinder- und Jugendlichengruppenanalytiker – entwickeln durfte.

5 Modelle der Kompetenzvermittlung

Der offene und fachliche Erfahrungsaustausch sonst konkurrierender Institute ist alles andere als selbstverständlich. Dass die Zugehörigkeit zu den verschiedenen Teams aus Gruppenanalytiker:innen und -therapeut:innen, die nun vorgestellt werden, über so viele Jahre gelang, führe ich auf unser Verständnis von Gruppe und das Wissen um Gruppen- und Organisationsprozesse und insbesondere auf unsere gemeinsame Leidenschaft für die psychodynamische Gruppentherapie zurück.

5.1 Das Modell »Basiscurriculum Jahrestagung DGIP«

In der DGIP gibt es eine lange Tradition der psychodynamischen Gruppentherapie. Die Arbeitsgemeinschaft Gruppentherapie und Gruppenanalyse (AGG) der Alfred-Adler-Institute organisierte lange Jahre unter der Leitung von Günther Vogel eine Weiterbildung. 1999 übernahm Robert Mathia den Vorsitz. Gleichzeitig nahm das Interesse an der Gruppentherapie durch die Psychotherapiereform rapide ab. In den Instituten schlief die wertvolle Tradition der Selbsterfahrung in Gruppen ein und die AGG starb. Gerd Lehmkuhl und Kolleg:innen hielten an der Idee fest, eine gruppentherapeutische Weiterbildung innerhalb der DGIP aufrechtzuerhalten. Mit Hanna Marx entwickelten sie die Idee, die Theorie der psychodynamischen Gruppentherapie im Verlauf von drei bis vier Jahrestagungen als sogenanntes »Zusatzmodul« anzubieten. 2012 fand der erste Ausbildungskurs mit 35 Teilnehmer:innen in Köln statt. 2013 schied Gerd Lehmkuhl aus und ich wurde während der Jahrestagung in den laufenden Kurs für die Kinder- und Jugendlichengruppentherapie als Dozent aufgenommen.[19]

19 Derzeit bestehend aus: Dipl.-Psych. Gabriele Oelmann, Dipl.-Psych. Robert Mathia, Dipl.-Psych. Johannes Brachthäuser, Dipl.-Sozialpäd., Bacc. Phil./Theol. Thomas Schneider. Dr. med. Hanna Marx pausierte während ihrer Amtszeit als Vorsitzende der DGIP und wird ab 2022 wieder mitwirken.

Seither gibt es für Kinder- und Jugendlichen- sowie Erwachsenenpsychotherapie einen Basiskurs zu den theoretischen und methodischen Grundlagen der tiefenpsychologisch fundierten und psychoanalytischen Gruppenpsychotherapie. Dieses Curriculum ist sehr erfahrungsorientiert aufgebaut, bestehend aus kurzen Theorieinputs der Dozent:innen, Fishbowls zu Themenkomplexen und vor allem aus Rollenspielen. Die Teilnehmer:innen haben mittels Videosequenzen Gelegenheit, den Dozent:innen im Praxisalltag über die Schultern zu schauen. Neben der gezielten Auswahl an Basisliteratur erhalten die Teilnehmer:innen alle Unterlagen als CD, unter anderem Musteranträge, Protokollbögen und vieles mehr. Kritische Gruppenphänomene werden in Rollenspielen erfahren, es werden »Patient:innen« für die Gruppen mit verschiedenen Entwicklungsstufen und Störungsgraden instruiert und mit fiktiven Namen versehen. Es werden Gruppen zu Beginn, in der Mitte, am Ende einer Therapie spielerisch auf Besonderheiten untersucht. Auch die Dozent:innen sind mit ihren unterschiedlichen Leitungsstilen für die Teilnehmer:innen erfahrbar. Während eines Kurses haben alle Teilnehmer:innen Gelegenheit, sich als Patient:innen in einer Gruppe und als Leitung einer solchen einzubringen.

Der Nachteil dieser Fortbildung ist das fehlende Angebot einer Selbsterfahrungsgruppe und die mangelnde aktive Unterstützung einiger Alfred-Adler-Institute bei der Zusammensetzung, der Supervision und der Abrechnung von Lehrgruppen, da nicht selten Ressentiments gegen die Methode oder der Mehraufwand für Organisation dies erschwerten. Grundsätzlich haben die Teilnehmer:innen eigenverantwortlich zwischen den Jahrestagungen Gelegenheit, an den Supervisionsgruppen anderer Anbieter teilzunehmen oder die Selbsterfahrung in Patient:innengruppen einzelner Dozent:innen zu absolvieren. Besonders schwierig ist es, für die Kinder- und Jugendlichengruppen Supervisor:innen zu finden, da innerhalb der DGIP nur sehr wenige über diese Qualifikation verfügen, und die Teilnehmer:innen nehmen dafür oft lange Anfahrtswege in Kauf.

Der Vorteil des Angebotes ist, dass das Interesse für die Gruppentherapie in der DGIP wieder geweckt wurde und bisher mindestens 17 Teilnehmer:innen jeden Kurs besuchten. Die Verknüpfung einer Fortbildung mit einer Tagung erwies sich als echter Gewinn und ermöglichte es vielen Teilnehmer:innen, durch den Wechsel der Tagungsorte das Angebot kennenzulernen. Es war von Anfang an interdisziplinär konzipiert und die Teilnahme von Kolleg:innen aus den Sozialwissenschaften bereicherte das medizinische und therapeutische Denken. Wir sind stolz, die Absolvent:innen so begleitet zu haben, dass sie mittlerweile an der Versorgung mit eigenen Gruppen mitwirken.

5.2 Multiplikatorenausbildung und Implementierung am Alfred-Adler-Institut Köln

Auf den Jahrestagungen lernte Dr. phil. Stefan Nauenheim das Konzept kennen. Als er später als erster Kinder- und Jugendlichenpsychotherapeut für Psychoanalyse Vorsitzender des Alfred-Adler-Institutes Köln wurde, wollte er dieses am Alfred-Adler-Institut Köln anbieten. Es fanden sich zwölf Dozent:innen aus zwei ortsansässigen Weiterbildungsinstituten, die sich als Multiplikator:innen in einer geschlossenen Gruppe fortbilden wollten, um mit dem Inkrafttreten der MWBO die psychodynamische Gruppentherapie mit Kindern, Jugendlichen und Erwachsenen lehren zu können. Sieben Dozentinnen für psychodynamische Gruppentherapie mit Kindern und Jugendlichen schlossen sich nach dem Kurs in einer Supervisionsgruppe vor Ort zusammen, die von mir – während der Pandemiezeit online – geleitet wird. Dabei wurden spezielle Konflikte deutlich: Es gilt, das private Interesse als Praxisinhaber:in zu klären, wie auch die Zielsetzung des Institutes, in absehbarer Zeit qualifizierte Dozent:innen zu haben: Die Kolleginnen mussten für sich klären, ob sie allein oder schon in der Lehrgruppe als Paar leiten wollen, ob sie für sich selbst geeignete Räumlichkeiten suchen oder diese mit jemandem nutzen möchten; ob sie dann als Paarleitung nur eine Gruppe anbieten oder mehrere. Von Anbeginn gestaltete sich die Rekrutierung von Patient:innen in der Pandemiezeit sehr schwierig. Aufgrund der Rollenkonfusion Dozent:in – Ausbildungskandidat:in am Institut erwiesen sich Fragen der Abrechnung als kompliziert, insbesondere wenn die Paarleitung verschiedenen Instituten angehörte. Es gab also Kränkungen aufzuarbeiten, die sich aus dem zeitlichen Aufwand, den finanziellen Kosten für die Qualifikation und der relativ hohen, aber unterschiedlichen Institutsabgabe für die Abrechnung ergaben. Denn neben dem Gewinn der Teilnehmer:innen, künftig Gruppen in ihren Praxen anbieten zu können, profitieren langfristig ihre Institute, die dieses Angebot als Komplettpaket selbst anbieten werden. Dafür wäre die Bereitschaft der Teilnehmer:innen erforderlich, die D3G-Standards für Lehranalytiker:innen zu erfüllen.

Seit dem Multiplikatorenkurs 2018/19 kommen wir Dozent:innen vor Ort, das Institut stellt die Räumlichkeiten und organisiert den Rahmen. Die Module stehen seitdem allen Interessent:innen offen, werden an Wochenenden als Blockveranstaltungen durchgeführt und innerhalb von 12 Monaten abgeschlossen. 2021 wurde Robert Mayerle in das Dozent:innenteam aufgenommen und so gibt es nun zwei Dozent:innen für psychodynamische Gruppentherapie mit Kindern und Jugendlichen. Aktuell zeigen erfreulicherweise weitere Kolleg:innen Interesse an der Mitarbeit. Am Alfred-Adler-Institut Köln fragten viele an, die im stationären Bereich tätig sind, für die wir kein spezielles Angebot zur Verfügung stellen können.

5.3 Die »Regionalgruppe Heidelberg« und die Implementierung in das IGA

Dieses Weiterbildungsangebot der Kinder- und Jugendlichengruppenanalyse der Rhein-Neckar-Region[20] wurde für 2016 geplant und 2017 erstmals realisiert. Wichtig war uns, dass die bisherige Gruppenerfahrung und -kompetenz aus den ehrenamtlichen, neben- oder hauptberuflichen Arbeitsfeldern der potenziellen Teilnehmer:innen in den Theorievermittlungsprozess unmittelbar einfließen können. Wir waren als multiprofessionelles Team dafür gut aufgestellt: zwei Psychiater,[21] ein Facharzt für Kinder und Jugendliche[22] und die übrigen Teammitglieder[23] allesamt Gruppen(lehr)analytiker:innen für Kinder und Jugendliche. Zwei[24] brachten ihre Expertise in angewandter psychodynamischer Gruppentherapie innerhalb der stationären und ambulanten Jugendhilfe ein.

Wir wollten als GaKiJu-Mitglieder mit einem eigenen Ausbildungskurs einen Beitrag dazu leisten, dass mehr Kinder- und Jugendlichengruppenanalyse angeboten wird, und dies nicht nur in den klassischen therapeutischen Arbeitsfeldern, sondern auch in sogenannten angewandten Gruppen, also innerhalb der (sozial-)pädagogischen Arbeitsfelder. Unser Elan wurde auf eine harte Probe gestellt, denn es war schwierig, überhaupt einen ersten Kurs zusammenzustellen. Es kamen überwiegend Interessent:innen aus den therapeutischen Arbeitsfeldern. Wir mussten zur Kenntnis nehmen, dass die Zielgruppe der »Pädagog:innen« der psychodynamischen Gruppenanalyse sehr skeptisch bis ablehnend gegenübersteht und überwiegend systemische Aus- und Weiterbildungsangebote bevorzugt und dafür Finanzmittel beziehungsweise Freistellungen von den Arbeitgebern bekommt.

An fünf Wochenenden trafen sich schließlich sechs Teilnehmer:innen in einer geschlossenen Gruppe. Jedes Blockwochenende begann freitags und endete sonntags mit einer Supervision. Am Samstag fand die Theorie in einer Kombination aus theoretischen Inputs und Fallarbeit statt. Die Supervisionsgruppe und alle Seminare wurden von Dozent:innenpaaren geleitet, sodass unterschiedliche Leitungsstile erlebbar wurden. Die Teilnehmer:innen hatten im Anschluss große

---

20 Nähere Informationen unter www.kindergruppen-weiterbildung.de.
21 Dr. med. Gerhard Rudnitzki (Heidelberg), Dr. med. Christoph F. Müller (Zürich, Heidelberg).
22 Dr. med. Furi Khabirpour (Speyer).
23 Robert Mayerle (Schwetzingen), Gerhild Ohrnberger (Frankfurt).
24 Tilmann Sprondel (Müllheim) und Sylvia Stumpf (Heidelberg).

Probleme, eine Lehrgruppe zusammenzustellen. Niemand war an einem Institut mit einer Abrechnungsgenehmigung für Gruppe angebunden. Die Teilnehmer:innen wichen so z. B. auf psychiatrische Praxen aus oder gaben auf.

Nachdem 2018 der Kurs an der Mindestteilnehmerzahl scheiterte, gestanden wir uns ein, dass wir als GaKiJu nicht über die erforderliche Struktur verfügen, ein solches Weiterbildungsangebot zu stemmen. Alle Dozent:innen waren Mitglieder oder fühlten sich dem IGA Heidelberg als ihrem Ausbildungsinstitut für Gruppe verbunden. So begannen Kooperationsgespräche mit dem Vorstand des IGA, der unserem Angebot gegenüber offen war. Wir hielten einzelne Vorlesungen und begannen, die wechselseitigen Bedingungen zu klären (Mitgliedschaft der Funktionsträger im IGA; der gemeinsame Auftritt nach außen; buchhalterische Fragen und steuerliche Transparenz). Einige Punkte blieben lange ungeklärt (Defizitrisiko; Kosten für die Verwaltungsarbeiten, wer vertritt den Regionalkreis im Vorstand). Wir waren noch nicht bereit, unsere Eigenständigkeit aufzugeben, und seitens des IGA war für uns auch unklar, wie eng man die Kooperation inhaltlich als Institutsgemeinschaft wollte. Die Pandemie sorgte dafür, dass wir keinen weiteren Kurs ausschreiben konnten. Stattdessen beschäftigten wir uns intensiv mit der Frage: Wie erreichen wir künftig eventuell Interessierte für angewandte psychodynamische Gruppentherapie beziehungsweise gäbe es andere Kooperationspartner als das IGA in der Region? Wir stellten fest, dass das Interesse der anderen regionalen Institute an unserem Angebot gering war, diese sich noch wenig bis gar nicht mit den Folgen der MWBO auseinandergesetzt hatten. 2021 wechselte der Vorstand des IGA gänzlich und ein Vertreter unserer Regionalgruppe wurde als kooptiertes Mitglied in den Vorstand aufgenommen. Das IGA möchte nun das Lehrangebot um die psychodynamische Gruppentherapie mit Kindern und Jugendlichen erweitern und stellt uns im Gegenzug seine Strukturen (Zulassungsausschuss, Ausbildungsordnung, staatlich anerkanntes Abschlusszertifikat) zur Verfügung. Wir geben als Regionalgruppe dafür unsere Eigenständigkeit auf. Das seit der Gründung des IGA bestehende Problem, den Teilnehmer:innen keine Institutsambulanz anbieten zu können, betrifft jetzt auch die Aus- und Weiterbildungsteilnehmer:innen in psychodynamischer Gruppentherapie für Kinder und Jugendliche. Deshalb werden momentan Kooperationsgespräche mit Instituten geführt, die über Institutsambulanzen mit Gruppenzulassung verfügen. Der Vorteil für diese Institute wäre, sie würden einen Pool an erfahrenen Referent:innen in psychodynamischer Gruppentherapie mit Kindern und Jugendlichen hinzugewinnen. Somit besteht die Hoffnung, dass die Aus- und Weiterbildung 2022 am IGA im Schulterschluss mit der GaKiJu und anderen Instituten aufgenommen wird und aus dem steinigen nun ein fruchtbarer Weg werden kann.

5.4 Modulare Aus- und Weiterbildung am WIPP – Weiterbildungsstätte der D3G

Das WIPP verfügte bereits über eine Handvoll erfahrener Gruppenanalytiker:innen, von denen einige noch auf dem Weg waren, Gruppenlehranalytiker:innen der D3G zu werden. Es dauerte Jahre an Überzeugungsarbeit, bis der Wunsch einzelner Mitglieder, auch Gruppenanalyse anzubieten, wirklich angepackt und umgesetzt wurde. Die Diskussionen um die MWBO hat den Entscheidungsprozess beschleunigt.

Wir haben mittlerweile zwei Kurse für die psychodynamische Gruppentherapie für Kinder, Jugendliche und Erwachsene komplett durchgeführt und der dritte läuft gerade. Die Anzahl der Teilnehmer:innen ist auf zwölf begrenzt. Analog zum Heidelberger Konzept haben wir die Theorie samstags mit einem Selbsterfahrungsblock am Freitagnachmittag und Sonntagvormittag eingerahmt. In den ersten beiden Kursen waren es überwiegend externe Teilnehmer:innen, viele davon aus dem klinischen Setting. Im nun dritten Kurs sind erstmals viele Aus- und Weiterbildungsteilnehmer:innen aus dem eigenen Institut. Die Erweiterung von sechs auf sieben Wochenenden beruht darauf, dass ein einmaliges Fehlen bereits zur Folge hat, dass für die Theorie beziehungsweise Supervision die Stundenanzahl nicht mehr erreicht werden kann, die für die Abrechnungsgenehmigung der Krankenversicherung erforderlich ist.

2020 waren wir personell und strukturell (Konzept, Aus- und Weiterbildungsordnung, Aus- und Weiterbildungsausschuss Gruppe) so aufgestellt, dass wir den Antrag an die D3G, als Aus- und Weiterbildungsstätte anerkannt zu werden, erfolgreich stellen konnten. Die Institutsambulanz war bereits berechtigt, psychodynamische Gruppenanalyse für Kinder, Jugendliche und Erwachsene abzurechnen. Es fanden sich bisher auch genügend Supervisor:innen für die Lehrgruppen.

Uns beschäftigen aber weiterhin wichtige Problemfelder: Wie wahren wir die Abstinenz bei so wenigen Gruppenlehranalytiker:innen, insbesondere wenn immer mehr Studierende aus dem eigenen Institut diese Weiterbildung machen möchten? Wer supervidiert die steigende Anzahl an Lehrgruppen? Das wird uns nur gelingen, wenn wir mit dem PIN als ersten Schritt vereinbaren, dass wir Supervision für das jeweils andere Institut wechselseitig anbieten. Aus dem KIP entschloss sich bereits eine Dozentin zur Kursteilnahme. Die ersten Theorieseminare für alle drei Institute wurden online gut angenommen. Wir sind uns bewusst, dass diese Basisqualifikation nicht ausreichend ist, wirklich kompetent Gruppen zu leiten. Daher konzeptionieren wir einen Aufbaukurs, der nach dem dritten Basiskurs erstmals angeboten werden soll. Wir hoffen, dass sich genügend interne und externe Aus- und Weiterbildungsteilnehmer:innen finden. Das Ziel ist es, in Fallarbeit mit Beispielen aus den eigenen (Lehr-)Gruppen theoriegeleitet die Fachkundestandards der D3G zu erwerben. Als wichtigen Baustein sehen wir die kontinuierliche Teilnahme an einer Gruppensupervision. Eventuell kann sich wieder eine Intervisionsgruppe der Gruppenanalytiker:innen der kooperierenden Institute finden. Damals trafen sich Dozent:innen des WIPP abwechselnd in den Gruppenräumen der Kolleg:innen. Derzeit sind wir nur zwei Gruppenlehranalytiker:innen für die psychodynamische Gruppenanalyse mit Kindern und Jugendlichen, wobei die Kollegin in die Paarleitung der Supervisionsgruppe eingebunden ist. Diesen personellen Mangel könnten wir eventuell mit einer Kooperation zwischen dem IGA und der Regionalgruppe der GaKiJu entschärfen, wenn wir den Absolvent:innen des IGA im Gegenzug die Abrechnungsmöglichkeit an der Institutsambulanz des WIPP ermöglichen.

Im letzten Aus- und Weiterbildungsausschuss Gruppe überlegten wir, wie die Weiterbildung in psychodynamischer Gruppenanalyse kontinuierlich in das Semesterangebot eingebaut werden könnte. Es fanden im erweiterten Vorstand erste Diskussionen statt, welchen Umfang die Gruppensupervision in der Lehranalyse einnehmen soll und wie wir diese in der Zeit des Übergangs für die postgradual Studierenden anbieten. Die professionsspezifische Selbsterfahrung ist aktuell dabei, Eingang in unser Lehrangebot zu finden. Dieses Gruppenangebot begreifen wir als eine ideale Schnittstelle für den Einstieg in die parallele Vermittlung von Psychoanalyse und psychodynamischer Gruppentherapie.

6 Schlussgedanken

Ich habe mich bemüht, meine Erfahrungen komprimiert und dennoch verständlich darzustellen und die Freude an der psychodynamischen Gruppentherapie mit Kindern und Jugendlichen spürbar werden zu lassen. Falls die Schwierigkeiten in der Umsetzung der MWBO Ihren Optimismus schwächen möchten, institutsinterne Diskussionen darüber sehr mühsam werden, dann erinnere ich uns psychodynamische Aus- und Weiterbildungsgemeinschaften an die Weisheit Senecas: »Non quia difficilia sunt non audemus, sed quia non audemus difficilia sunt« (Sen., ep.mor. 104, 26).[25]

25 »Nicht weil es schwer ist, wagen wir es nicht, sondern weil wir es nicht wagen, wird es schwer.«

Auf einen Blick:

Gruppenanalyse für Kinder und Jugendliche braucht

- Leidenschaft für die Gruppe und Engagement in der Berufspolitik, einen engen Schulterschluss mit allen Fach- und Berufsverbänden psychodynamischer Kinder- und Jugendlichenpsychotherapie im Einzel- und Gruppensetting.
- einen festen Platz im Versorgungssystem mit gut ausgebildeten Therapeut:innen aus den (sozial-)pädagogischen Arbeitsfeldern, denn sie ist nicht nur eine Therapie innerhalb des Gesundheitswesens, sondern auch eine Form angewandter Gruppenarbeit der Erziehungsberatung, Heim- und Heilpädagogik.
- nicht neu erfunden werden. Ihre Implementierung in die Aus- und Weiterbildung kann auf vielschichtige Erfahrungen in verschiedenen Aus- und Weiterbildungskontexten zurückgreifen.
- erfahrene Multiplikator:innen, einen Ort und einen Rahmen für Lehre, Forschung an den Hochschulen und psychodynamischen Instituten und deren Aus- und Weiterbildungsstätten.
- eine kritische Auseinandersetzung mit bzw. kreative und zupackende Umsetzung der Musterweiterbildungsordnung mit ihren Chancen und Risiken, denn jede Reform ist ein Übergangsraum mit Gestaltungsmöglichkeiten.
- eine Neuauflage der BARGRU-Studie mit einem spezifischen Fokus auf die Belange der Kinder- und Jugendlichengruppenpsychotherapie, u. a. ihrer unterschiedlichen Settings für die jeweiligen Altersgruppen, die Erfordernis der Paarleitung in kleinen Gruppen und die Durchführung von Bezugspersonengruppen.

Literatur

Bernfeld, S. (2006). Sisyphos oder die Grenzen der Erziehung (10. Aufl.). Frankfurt a. M.: Suhrkamp.

Bühring, P. (2018). Interview mit Prof. Dr. rer. nat. Falk Leichsenring: »Wir brauchen eine Vielfalt evidenzbasierter Psychotherapieverfahren«. Deutsches Ärzteblatt PP, 2018 (10), 449–450. https://www.aerzteblatt.de/archiv/201560/Interview-mit-Prof-Dr-rer-nat-Falk-Leichsenring-Professor-fuer-Psychotherapieforschung-an-der-Universitaetsklinik-Giessen-Wir-brauchen-eine-Vielfalt-an-evidenzbasierter-Psychotherapie (Zugriff am 16.05.2022)

DPtV – Deutsche Psychotherapeuten Vereinigung (2019). Resolution der Psychotherapieverbände – Gesprächskreis II: »Die Potentiale psychotherapeutischer Expertise und verbandlicher Aktivität bei der Bewältigung der Klimakrise«, 12.11.2019.

GaKiJu – Arbeitsgemeinschaft Gruppenanalyse mit Kindern und Jugendlichen e. V. (o. D.). Geschichte der Arbeitsgemeinschaft. https://www.kindergruppenanalyse.de/Arbeitsgemeinschaft/GaKiJu-Geschichte (Zugriff am 30.03.2022).

GaKiJu – Arbeitsgemeinschaft Gruppenanalyse mit Kindern und Jugendlichen e. V. (o. D.). Geschichte der Workshops. https://www.kindergruppenanalyse.de/Workshop/Workshop-Geschichte (Zugriff am 30.03.2022).

GaKiJu – Arbeitsgemeinschaft Gruppenanalyse mit Kindern und Jugendlichen (Hrsg.) (2014). Curriculum für Kinder- und Jugendlichengruppenanalyse. Darmstadt: Reyhani Druck & Verlag.

GaKiJu – Arbeitsgemeinschaft Gruppenanalyse mit Kindern und Jugendlichen (Hrsg.) (2021). Gruppenanalyse mit Kindern und Jugendlichen – Ein Leitfaden zur Kompetenzentwicklung. Göttingen: Vandenhoeck & Ruprecht.
G-BA – Gemeinsamer Bewertungsausschuss (2017). Richtlinie des G-BA über die Durchführung von Psychotherapie. Beschluss vom 16.02.2017.
G-BA – Gemeinsamer Bewertungsausschuss (2021). Richtlinie des G-BA über die Durchführung von Psychotherapie. Beschluss vom 18.02.2021.
G-BA –Gemeinsamer Bundesausschuss – Innovationsausschuss und BAG – Berufsverband approbierter Psychotherapeuten (Hrsg.) (2020). Barrieren bei GruppenpsychotherapeutInnen gegenüber der ambulanten Gruppenpsychotherapie zu Lasten der GKV, BARGGRU-Studie.
Kassenärztliche Bundesvereinigung (2021). Veränderungen im Gutachterverfahren – Hinweise zur geänderten Psychotherapie-Richtlinie. 15.07.21.
Küster, H. (2021). Die Zukunft der Psychodynamischen Gruppentherapien – Psychotherapeutenausbildungsreformgesetz und Musterweiterbildungsordnung für Psychologen. Was kommt auf uns zu? Gruppenanalyse – Zeitschrift für gruppenanalytische Psychotherapie, Beratung und Supervision, 31 (1/2), 6–19.
Moors, B. (2021). Qualitätssicherung in der ambulanten Psychotherapie – Was kommt auf die Profession zu?. VAKJP-Mitgliederrundschreiben, 2021 (1), 8–10.
Psychotherapieforum Würzburg (o. D.). www.psychotherapieforum-wuerzburg.de
PTK-Bayern (2021). Online-Diskussion zur Zukunft der Psychotherapie in der Kinder- und Jugendhilfe. Meldung vom 13.07.2021.
Schneider, T. (2020/2021). Menschen sind soziale, auf Gemeinschaft angelegte und Gemeinschaft bildende Lebewesen (Platon) – Die Geschichte der Gruppentherapie und Gruppenanalyse. Unveröffentlichtes Skriptum.
Schneider, T. (2002). Mit Muskelkraft von Pfaffendorf nach Venedig. Alpentriathlon des Jugendhilfezentrums Dominikus Savio. Erleben und Lernen, 2002 (2), 21–23.
Schneider, T. (2021). Wurzeln der Kinder- und Jugendlichengruppenanalyse. Historische Entwicklung einer Profession und ihre Institutionalisierung in der GaKiJu (Arbeitskreis zur Förderung der Kinder- und Jugendlichengruppenanalyse e. V.). Gruppenanalyse – Zeitschrift für gruppenanalytische Psychotherapie, Beratung und Supervision, 31 (1/2), 61–83.
Stadler, T. (2019). Erweiterte Selbsterfahrung in der AKJP-Ausbildung. In VAKJP (Hrsg.), Neue Wege in der Selbsterfahrung für Kinder- und Jugendlichentherapeut*innen. Konzepte, Austausch und Ausprobieren. Überregionale Tagung in Düsseldorf, Tagungsdokumentation 3.–5.10.2019 (S. 8–28).
Stein, A. (1983). Sozialtherapeutisches Rollenspiel, Erfahrungen mit einer Methode der psychosozialen Behandlung im Rahmen der Sozialarbeit/Sozialpädagogik. Frankfurt a. M.: Moritz Diesterweg.
VAKJP – Vereinigung analytischer Kinder- und Jugendlichenpsychotherapeuten (2019). Neue Wege in der Selbsterfahrung für Kinder- und Jugendlichentherapeut*innen. Konzepte, Austausch und Ausprobieren. Überregionale Tagung in Düsseldorf. Tagungsdokumentation 3.–5.10.2019.

Interdisziplinäre Gruppen mit Kindern und Jugendlichen

Eltern-Kind-Gruppen mit Kindern unter sechs Jahren

Anke Mühle[1]

1 Ausgangssituation

Risiken für Kinder infolge der Erkrankungen oder Mehrfachbelastungen ihrer Eltern addieren sich nicht, sondern kumulieren sich fast exponentiell. Sind Eltern krank oder belastet, können dem Kind wichtige Impulse und Rückmeldungen für die Regulation seiner Erregungszustände fehlen, was sich als hohes Risiko für Auffälligkeiten im Verhalten und der Entwicklung der Kinder zeigt. Die Forschung zu Bindung und Mentalisierung zeigt: Kinder brauchen von Geburt an Bezugspersonen (Eltern), die die kindlichen Entwicklungsphasen sensibel im Blick haben können, auch wenn sie selbst belastet sind. Das gelingt vielen Familien nicht ohne punktuelle Unterstützung.

2 Vier Eltern-Kind-Gruppen mit Kindern zwischen vier Monaten und sechs Jahren

2.1 Institutioneller Rahmen

Das Familienzentrum an der Fachhochschule Potsdam arbeitet als eine der ersten Beratungs- und Fortbildungseinrichtungen seit 1997 im Bereich der Frühen Hilfen. Zu seinem Angebotsspektrum gehören die Frühberatung für belastete

1 Ich bedanke mich bei allen, die in den vergangenen acht Jahren bis heute für das Gelingen der Eltern-Kind-Gruppenarbeit im Familienzentrum an der Fachhochschule Potsdam und an der Entstehung dieses Beitrags mitgewirkt haben: Prof. Dr. med. Hermann Staats, unter dessen Leitungsverantwortung ich während der Gruppentherapieausbildung bereits die Eltern-Kind-Gruppen etablieren konnte, Prof. Dr. rer. Nat. Karsten Krauskopf, derzeit Leiter des Familienzentrums, dem die Verstetigung der Gruppen 2021 gelang, Frau Dr. Ulrike Diem, die mir wertvolle inhaltliche Hinweise für den Beitrag gab, die Psychologinnen Bärbel Derksen und Astrid Kunze aus unserem Team und schließlich die Herausgeberin Katrin Stumptner, die mir mit ihrer Anfrage, ihrer freundlichen Hartnäckigkeit, konkreten Fragen und Gedanken die Vollendung des Beitrags ermöglicht und beschleunigt hat. Ohne sie alle wären die Gruppen und der Beitrag in dieser Qualität nicht möglich gewesen. Mein Dank gilt auch den vielen Praktikant:innen, die in den vergangenen Jahren beteiligt waren. Stellvertretend für sie alle möchte ich Elisa Rode, Anja Kosmider-Maas und Gorden Barsch nennen.

Eltern mit Säuglingen und Kleinkindern und die Hilfen zur Erziehung (HzE) nach dem SGB VIII. Für die Fort- und Weiterbildung von Fachkräften in den Frühen Hilfen wurden in den vergangenen zwanzig Jahren am Institut jährlich zehn bis 15 ein- bis dreitägige Fachseminare konzipiert und durchgeführt. Ein erfahrenes Team von Psycholog:innen, Pädagog:innen und Therapeut:innen ermöglicht unter der Leitung von Professor:innen der Fachhochschule Potsdam eine kontinuierliche Qualitätsentwicklung und eine Verbindung von Forschung, Lehre und Praxis. Der Schwerpunkt der Angebote liegt bei Eltern mit ihren Neugeborenen, Säuglingen und Kleinkindern bis zum Alter von drei Jahren, seit Kurzem auch ältere.

Einzigartig ist die Anbindung an die Fachhochschule. Dies ermöglicht eine enge Verzahnung der primären und sekundären Beratungsarbeit mit wissenschaftlichen neuen Erkenntnissen und der Transmission von Forschungsergebnissen. Die Verbindung mit der Lehre schafft einen sehr guten Transfer von Ausbildung und beruflicher Praxis in den Bereichen Familie und Soziale Arbeit. Ein Teil des Familienzentrums wird seit 2013 als Kompetenzzentrum Frühe Hilfen im Rahmen der Bundesstiftung Frühe Hilfen gefördert. Im Jahr 2021 wurde die interdisziplinäre Sprechstunde als Transferprojekt der Fachhochschule Potsdam (FHP) in Kooperation mit dem Familienzentrum an der Fachhochschule FHP eingerichtet. Hier werden einmal monatlich besonders komplizierte und komplexe Fälle von Eltern mit Kindern dargestellt und gemeinsam erörtert. Alle Berufsgruppen, die schulenübergreifend mit Eltern, Kindern und Familien zwischen Psychiatrie, Therapie, Kinderschutz und Familienhilfe arbeiten, werden eingeladen, den jeweils Fall vorstellenden Fachkräften ihre Expertise zur Verfügung zu stellen.

2.2 Entstehung der Gruppen

Eltern-Kind-Gruppen wurden in den 1940er Jahren im Anna-Freud-Center in London entwickelt. Das psychoanalytisch geleitete Modell diente zunächst allen weiteren Gruppen als Vorbild und wurde den unterschiedlichen Populationen und Kulturen angepasst (Woods u. Pretorius, 2013).

Seit zehn Jahren arbeitet die Gruppenleiterin im Familienzentrum an der Fachhochschule Potsdam mit Eltern-Kind-Gruppen. Die erste Gruppe begann mit zwei Müttern und ihren Säuglingen. Sie ließen sich einmal in der Woche im Familienzimmer der Fachhochschule auf dem Teppich nieder und befassten sich mit der neuen Situation als Mutter. Was zunächst entspannt erscheinen mag, erwies sich im Verlauf als tiefgreifend, komplex und intensiv. Schlafmangel, Erschöpfung, Ängste mit den plötzlichen Veränderungen und der großen Verantwortung belasteten die Teilnehmenden in ihrem Alltag mit dem Kind. Die Eltern sprachen darüber. Würden ihre Kinder auf lange Sicht Schaden nehmen? Könnten sie ihrerseits Auffälligkeiten und Störungen entwickeln, wenn die Eltern so belastet sind? So zeigten sich bereits früh beziehungsorientierte Themen.

Inzwischen waren es (vor Corona) vier halboffene Gruppen mit bis zu zehn Familien je Gruppe, die sich wöchentlich für je anderthalb Stunden trafen. Drei Gruppen waren altershomogen, eine mit Geschwisterkindern. Mit diesem Angebot wurde am Familienzentrum in einer Pilotphase ein niedrigschwelliges Angebot erprobt, um Risiken für das Wohl und die Entwicklung des Kindes frühzeitig wahrzunehmen und zu reduzieren. Die Entwicklung einer Gruppe über einen längeren Zeitraum konnte Familien, die gezielte Unterstützung brauchten, für bestehende Angebote der Hilfen zur Erziehung sensibilisieren und gewinnen. Umgekehrt wurden erste Familien, die bereits Hilfen zur Erziehung über das zuständige Jugendamt bekamen, oder die gleichzeitig ambulante Therapien machten, in die Lage versetzt, die neuen Erkenntnisse aus den Einzelberatungen in der Gruppe auszuprobieren. In den zwei Jahren während der Coronabeschränkungen fanden keine Livegruppen statt. Es gab eine Online-Eltern-Kind-Gruppe, die von vier Müttern mit Säuglingen regelmäßig einmal in der Woche über ein Jahr lang angenommen wurde. Seit April 2022 laufen wieder vier Gruppen, die sich einmal wöchentlich im Gruppenraum treffen.

2.3 Gruppenrahmen

Das Angebot unterlag gesetzten und verhandelbaren Regelungen für einen zuverlässigen Rahmen. Indikation und Zeitbegrenzungen für eine Teilnahme gab es keine. So fanden sich Eltern, die Gesellschaft suchten oder ihr Kind in Beziehungen zu anderen Kindern erleben wollten, z. B. als Vorbereitung auf den Kindergarten gemeinsam mit mehrfachbelasteten und psychisch erkrankten Müttern und Vätern in einer Gruppe. Insbesondere letztere blieben mitunter mehrere Jahre. Sie begannen in der Säuglingsgruppe und wechselten später in die älteren Gruppen. Immer wieder gab es in den nächsten Altersstufen neue Herausforderungen und weiteren Hilfebedarf, weiterhin neben Einzelberatung oder ambulanter Therapie.

Bevor eine Familie mit Mutter oder Vater oder mit beiden an der Gruppe teilnehmen durfte, gab es ein Einführungsgespräch mit Anamneseerhebung. Das führte stets die Gruppenleiterin. Praktikant:innen nahmen auch teil. Gleichzeitig erfuhren die Eltern alles über die Gruppen: Inhalte, Grenzen, Vereinbarungen, eigenwillige und organisatorische Gepflogenheiten. Kurze Anekdoten aus den Gruppen der vergangenen Jahre vermittelten ein erstes Bild, um Ängste, die belasteten Eltern beim Gedanken an die bevorstehende Teilnahme entstanden, abzumildern. Jede Familie hatte die Möglichkeit, bei der Gruppenleiterin, aber auch bei deren Kollegin zusätzlich Einzelberatungen vorzunehmen. Einige Eltern nahmen über Hilfen zur Erziehung an der Gruppe teil. Für diese Familien war halbjährlich eine Berichterstattung an das beauftragende Jugendamt erforderlich, um den Fortschritt der zuvor gemeinsam erarbeiteten Richtungs- und Handlungsziele sowie Handlungsschritte darzulegen. Während der Coronabeschränkungen fanden anderthalb Jahre lang keine Livegruppen statt. Die Säuglingsgruppe traf sich online. Alle waren erstaunt über die angenehmen Erfahrungen mit diesem neuen Format. Dennoch freuten sie sich bereits auf den Neubeginn im Gruppenraum.

Die Eltern – einzeln oder beide – waren stets anwesend, ebenso die Gruppenleiterin. In allen Gruppen nahmen zeitweise Praktikant:innen aus dem Studiengang »Bildung und Erziehung in der Kindheit« der Fachhochschule Potsdam teil. Es gab auch ein Gruppen-Beobachtungsseminar mit Studierenden.

Fehlen oder Verspätungen wurden von den Eltern vorher angezeigt. Beginn und Ende der Stunde signalisierte ein Gong mit der Klangschale. Er rief alle Anwesenden in einen Kreis für das Begrüßungslied, in dem jedes Kind namentlich erwähnt wurde, und am Ende zum Abschiedslied. Vorzeitiges Verlassen der Gruppe war nicht vorgesehen. Wollten Eltern oder Kinder eher gehen, nahm die Gruppenleiterin das zum Anlass, diesen Wunsch eingehender zu thematisieren. Die Regeln und Gepflogenheiten des Gruppenlebens konnten von allen Teilnehmenden und von der Gruppenleiterin stets zur Disposition gestellt und verhandelt werden. Auf dem Tisch unter dem Fenster standen Kaffee, Tee, Wasser, Gebäck und Obst. Das wurde vom Familienzentrum aufgestellt oder von den Eltern für alle mitgebracht. Im Anschluss an die Gruppe, wenn alle sich verabschiedet hatten, gab es nach jedem Gruppentermin für die Praktikant:innen die willkommene Möglichkeit zum Austausch mit der Gruppenleiterin.

3 Methoden und theoretische Aspekte

3.1 Die Interaktionsmethode »Watch, Wait and Wonder«

»Watch, Wait and Wonder« ist eine in Australien entwickelte und in Toronto beforschte Interventionsmethode für psychisch mehrfach belastete und psychisch erkrankte Eltern und ihre Säuglinge und Kleinkinder. Die Methode basiert auf Beziehungsgestaltung und Interaktion, die dem Kind Raum lassen für die Entfaltung eigener Initiative, des Selbstausdrucks und für die Versuche, die Umwelt zu erkunden und zu beherrschen. Dabei geht die hauptsächliche Aktivität vom Kind aus. Im freien Spiel werden Selbstwertgefühl und Selbstwirksamkeit des Kindes unterstützt, seine Emotionsregulation und Bindungsbeziehung verbessert. Beziehungskämpfe sollen in Form von Spiel und in Interaktion mit den Eltern erlebt, gestaltet und entwickelt werden. In der Nähe der Bezugspersonen eigenständig zu spielen gestattet den Kindern, die Beziehung zu ihren Eltern und zu anderen Personen der Gruppe auf ungehinderte Weise zu erkunden (Cohen, Muir u. Lojkasek, 2003). Die Eltern haben dabei eine aufnehmende und abwartende Position. Sie beobachten (Watch) und warten (Wait) auf Beziehungsangebote ihrer Kinder, denen sie dann entgegenkommen, und staunen (Wonder) darüber, was sich entwickelt. Die Einbeziehung der Eltern, über die innere Welt des Kindes zu reflektieren und sie von eigenen Wünschen und Gedanken zu unterscheiden, ist hierbei von zentraler Bedeutung.

3.2 Psychoanalytisch-interaktionell orientierte Gruppenarbeit

Die psychoanalytisch-interaktionelle Methode (Heigl-Evers u. Heigl, 1973) ist ein etabliertes psychodynamisches Verfahren zur Behandlung von Personen mit Persönlichkeitsstörungen, strukturellen oder Ich-Störungen. Es wurde mit Patient:innen begonnen, bei denen Deutungen ihres Verhaltens in Beziehungen keine Verbesserung des Krankheitsbildes zur Folge hatten. Erfahrungen, in der Gruppe Beziehungsräume zu erleben, zu gestalten und interpersonelle Erfahrungen zu machen, Verhaltensweisen und Fertigkeiten zu erproben, kann im weiteren Verlauf zu mehr Vertrauen in die eigenen Fähigkeiten führen, sich mit anderen auseinanderzusetzen und Gruppensituationen erfolgreicher zu meistern (Strauß u. Weber, 2014). Das Erkunden unterschiedlicher Arten von Beziehungen zu anderen Kindern und zu sich selbst innerhalb einer Gemeinschaft bietet zahlreiche Möglichkeiten der Gestaltung von Beziehungen. Das Aushandeln steht dabei als zentraler Faktor für Entwicklung von Veränderungen im Verhalten: das Auskommen mit einem anderen im fortwährenden Prozess des Aushandelns, also der Affekt- und Beziehungsregulation.

»In Deutschland sind mit der psychoanalytisch-interaktionellen Methode zunächst in Gruppen Konzepte entwickelt worden, in denen die Gestaltung von Interaktionen im Vordergrund steht. Hier wird ein beziehungsorientierter intersubjektiver Ansatz im therapeutischen Arbeiten konzeptualisiert. Veränderungen des interpersonellen Verhaltens führen dann zu Veränderungen von inneren Mustern und Repräsentanzen« (Staats, 2021, Bd. 1, S. 31 f.).

3.3 Entwicklungspsychologische Aspekte in der Arbeit

Soziale Beziehungen stellen ein Kernelement der kindlichen Entwicklung dar. Bestimmte Aspekte altersentsprechender Entwicklungsaufgaben können somit nur im angeleiteten Gruppengeschehen sinnvoll beobachtet, begleitet, ausprobiert und unterstützt werden. Bei Auffälligkeiten und Problemen bestehen daher mehrere Möglichkeiten der Einflussnahme, die neben direkten Interventionen das besonders wichtige soziale Lernen in Gruppen umfassen. Null- bis einjährige Kinder reagieren mit Regulationsstörungen auf ungünstige Beziehungsmuster. Sind Anstrengungen, die Eltern mit Anlächeln oder Lautieren zu erreichen, oder das Signalisieren eigener elementarer Bedürfnisse mit Quengeln, Schreien, Auffälligkeiten beim Schlafen, Stillen, Nahrungsaufnahme vergeblich oder werden sie falsch von den Eltern beantwortet, führt das beim Kind zu Passivität oder Resignation. Das beeinträchtigt sowohl körperliche als auch emotionale, soziale und sprachliche Entwicklungsprozesse. Bei Zwei- bis Dreijährigen steht die Autonomieentwicklung im Fokus, die widersprüchliche Emotionen bei Eltern und Kindern gleichermaßen auslösen kann. Missverständnisse, Ratlosigkeit oder Überforderungen im Beziehungsgeschehen stellen Eltern und ihre Kinder in dieser Zeit vor große Herausforderungen. Hinzu kommt ein fast unstillbarer Entdeckerdrang, der die Kinder von den Eltern wegruft, was gleichzeitig Ängste hervorruft, sich zu weit vorzuwagen. Für Drei- bis Vierjährige stehen die Weiterentwicklung des kindlichen Selbst und der Selbstwirksamkeit an. Kognitiver und affektiver Perspektivenwechsel und Kompetenzerwerb in Gruppen von Gleichaltrigen gewinnen an Bedeutung. Vier- bis Fünfjährige stellen die Eltern vor Aufgaben, wie z. B. die wachsende Fähigkeit zur Perspektivenübernahme, Moralvorstellungen, Konkurrieren, Aufklärungswünsche und kreative Siegstrategien. Eltern wie Fachkräfte wissen: Es gibt keine klaren Antworten auf die Rätsel, die die Kinder noch im Vorschulalter aufgeben. Es gibt keine allgemeinen Richtlinien oder Gebrauchsanweisungen für die Unterstützung der Entwicklung oder für die Erziehung eines Kindes (Fraiberg, 1984, S. 7 ff.).

3.4 Gruppenmatrix

Das Konzept der Matrix zeigt sich in der Beachtung dessen, was zwischen den einzelnen Gruppenmitgliedern entsteht: in unterschiedlich bewussten Normen in Gruppen, in psychosozialer Kompromissbildung, der Kohäsion der Gruppe, dem Regressionsniveau, auf dem sie arbeitet, und in Rollen und Beziehungsmustern, die die Teilnehmenden der Gruppe miteinander inszenieren. Die Matrix ist nicht direkt beobachtbar. Sie wird anhand ihrer Wirksamkeit erschlossen, ähnlich dem Unbewussten (Staats, 2014, S. 101 ff.). Das kollektive Unbewusste, von dessen Existenz Foulkes und Bion in ihren Konzeptionen ausgehen, konstituiert sich anscheinend über sinnlich-symbolische Interaktionsformen, beim Kind z. B. über das Spiel. Foulkes definierte das Konzept der Matrix als das »hypothetische Gewebe von Kommunikation und Beziehung in einer gegebenen Gruppe. Sie ist die Basis, die letzten Endes Sinn und Bedeutung aller Ereignisse bestimmt« (Foulkes, 1974, S. 33). In der Gruppenmatrix ergeben sich zahlreiche Gelegenheiten für Veränderungen der kindlichen und der elterlichen Beziehungselemente (Staats, 2017, S. 101).

Das Kind im überschaubaren Kontext der Gruppe hat viele Möglichkeiten, Fähigkeiten und Fertigkeiten zu entwickeln, deren Auswirkungen sich später in der Familie, im Kindergarten, in Schule, Verein und Beruf zeigen werden. Auch Eltern können im Schutz der Gruppe Aufgaben bewältigen und Ergebnisse erzielen, die ihnen nicht in jeder Situation bewusst sind, die sich im Prozessverlauf ergeben. Dazu gehören z. B.:

- Entwicklung von Sicherheit,
- Erhöhung der Selbstsicherheit von Kind und Eltern,
- Entwicklung kommunikativer Fähigkeiten,
- Mentalisierungsfähigkeit.

Das Interventionsprogramm »Watch, Wait and Wonder« formuliert hierzu konkrete Aufgaben:

- dem Kind das eigenständige Spielen und Entdecken der Umwelt in der Nähe der Bezugsperson zu gewährleisten;
- das Kind in ungehinderter Weise die Beziehung erkunden zu lassen zur Mutter, zum Vater, zu anderen Kindern der Gruppe und zu Gruppenleiter:innen;
- das kindliche Selbst in Beziehung zu anderen ausprobieren lassen.

4 Zielgruppen und Ziele

4.1 Zielgruppen

Schwerpunktmäßig sind es Kinder mit Regulationsstörungen des Schreiens, des Schlafens, Auffälligkeiten des Stillens, Fütterns und Essens sowie Kinder mit Schwierigkeiten in der Selbstregulation, der Bindungs-, Autonomie- und weiterer Aspekte der sozial-emotionalen Entwicklung. Diese stellen sich je nach Altersphase unterschiedlich dar. Es ist geplant, dass bei der Beschreibung der möglichen Auffälligkeiten auf die aktuellen, international als Standard entwickelten Kriterien des DC: 0–5 (ZERO TO THREE, 2019), eines diagnostischen Instruments für Säuglinge und Kleinkinder, zurückgegriffen wird.

4.2 Ziele für die Gruppen

Zu den körperlichen Bedürfnissen eines Menschen und dem Wunsch nach guter Bildung und Erziehung der Kinder wurde in den letzten Jahrzehnten die Entwicklung von psychischer, emotionaler und sozialer Beziehungsgestaltung zwischen Kindern und ihren Eltern mehr in den Fokus genommen. Was passiert im Dazwischen? Welche Entwicklungsmöglichkeiten bieten sich dem Individuum in Gruppen? Zwischen Selbstbehauptung und Anpassung, Rückzug und kommunikativem Austausch lernen die Teilnehmenden, Erfahrungen zu integrieren, Wechselwirkungsprozesse zu erleben und Grenzsituationen zu erproben. Dafür bieten die Gruppen den Raum, in dem das Kind die »Beziehungskämpfe« in Form von Spiel und in Interaktion mit den Eltern erleben, gestalten und entwickeln kann. Weitere Ziele für die Gruppenarbeit sind:

- Die Gruppe als vertrauten Ort für gemeinsames Erkunden von Eltern-Kind-Dynamiken zu erfahren (Entwicklung einer Haltung des Verstehen-Wollens, gemeinsamen Nachdenkens, Austauschens, Ideensammelns),
- den Fokus auf die Entwicklung psychischer, emotionaler und sozialer Beziehungsgestaltung von Kindern und Eltern zu richten,
- das Lernen von Beziehungen in Beziehungen,
- die Stärkung von Integration und Zugehörigkeitsgefühl sowie
- der interaktionelle Austausch zwischen Gruppenleiter:in und -mitgliedern (Staats, Bolm u. Dally, 2014, S. 21 ff., S. 47 ff., S. 256 ff.).

4.3 Ziele für die Eltern

Die meisten Eltern in den Eltern-Kind-Gruppen hatten als Kinder nicht die Chance, Vertrauen zu ihren eigenen Eltern oder zu anderen Erwachsenen aufzubauen. Regelmäßig wiederkehrende Themen in den Biografien der erwachsenen Gruppenteilnehmer:innen weisen den Weg für die Aufgaben, die ihnen bevorstehen, wenn sie selbst Eltern werden und sie sich zusätzlich zu den bereits bestehenden Herausforderungen den neuen der Elternschaft widmen wollen und müssen. Für sie stehen schnelle Entlastung in Krisensituationen, etwa bei Erschöpfung und Ängsten, an erster Stelle der zu verfolgenden Ziele. Die Abmilderung von Angstgefühlen, Unsicherheiten und Selbstzweifeln im Zusammenhang mit der Elternschaft können in der Gruppe durch gemeinsame

Beobachtungen, Aufklärung und Austausch prozesshaft im Auge behalten werden. Über einen längeren Zeitraum Hilfe und Unterstützung bei psychischen Beschwerden und Erkrankungen, aber auch bei Erziehungsschwierigkeiten zu haben, entlastet die Eltern. Ziele der Eltern-Kind-Gruppen sind für die Erwachsenen außerdem die Stärkung der Eltern-Kind-Beziehung, das Fördern elterlicher Wahrnehmung, gesteigerte Feinfühligkeit, Affekt- und Emotionsregulation sowie bewusste Perspektivenwechsel.

Mithilfe sozialer Unterstützung lassen sich bei den teilnehmenden Eltern erfolgreiche Bewältigungsstrategien und gute kommunikative Fähigkeiten etablieren, die ihnen dabei helfen, ein stabiles Selbstkonzept und positive Selbsteinschätzungsfähigkeiten zu entwickeln.

Repräsentanzen der Vergangenheit, Gespenster im Kinderzimmer – wie Selma Fraiberg sie nannte – können Eltern manchmal gar nicht oder nur schwer erkennen und einordnen (Fraiberg, 2011, S. 227), wenn sie z. B. bereits über zwei oder drei Generationen zum Leben der Familie gehören. Sie aufzuspüren, bewusst zu machen, um sie zu bewältigen, ist ein wichtiges Ziel in den Eltern-Kind-Gruppen, die oft die Einbeziehung weiterführender und klinischer Dienste erfordert.

4.4 Ziele für die Kinder

Die Interventionsmethode »Watch, Wait and Wonder« stellt das Kind in den Mittelpunkt der Eltern-Kind-Arbeit. Die Psychoanalytisch-interaktionell orientierte Arbeit fokussiert die Beziehung der Personen zueinander. Im Gruppengeschehen sollte zunächst ein Sicherheitsgefühl für ungestörte Exploration im Gruppensetting Gleichaltriger und Erwachsener etabliert werden, um Auffälligkeiten in der sozial-emotionalen Entwicklung, Schrei-, Schlaf-, Fütter- und Essprobleme zu erkennen und unter Beteiligung der Gruppenteilnehmenden zu bearbeiten. Damit einher gehen Erwerb und Festigung von Triangulierungsfähigkeit, das heißt der Umgang mit unterschiedlichen Beziehungen im Gruppengeschehen. In den begrenzten und für Kinder und Eltern überschaubaren Kontexten der festen Gruppen können durch regelmäßigen angeleiteten Umgang mit Gleichaltrigen Entwicklungsverzögerungen vorgebeugt, abgemildert oder aufgeholt werden.

»Gut zu beobachten ist das Glück auch kleiner Kinder, wenn sie in der Gruppe auf andere Kinder treffen. Sie suchen aktiv diese Beziehungserfahrungen, die sie zu Hause in der Regel wenig haben. Die Integration in eine und später in mehrere Gemeinschaften ist zentraler Teil der Bildung von Identität« (Staats, 2021, Bd. 1, S. 163).

4.5 Ziele für die Familie

Die Eltern sollen Unsicherheiten ertragen und bewältigen lernen, die sich im Umgang mit Individualität und Unterschieden innerhalb der Familie auftun. Dabei ist die Entwicklung einer stabilen individuellen Autonomie für Eltern und Kind unter einheitlichen Gruppenregeln anzustreben. Die Triangulierungsfähigkeit der Eltern und Kinder zu fördern und zu festigen, sind weitere wichtige Ziele, die dem Umgang mit z. B. Konkurrenz, Neid und Eifersucht dienen und gut in Eltern-Kind-Gruppen erprobt und bewältigt werden können (Staats et al., 2014, S. 21 ff., S. 47 ff., S. 256 ff.).

4.6 Aufgaben nach »Watch, Wait and Wonder«

Eine Herausforderung in der psychologischen Behandlung von Kleinst- und Kleinkindern besteht darin, dass das Kind zwar im Mittelpunkt des Behandlungsinteresses steht, der Fokus der Behandlung aber im Allgemeinen auf die Eltern gerichtet ist (Cohen et al., 2003). Die zentrale Frage ist also, wie für die Entwicklung der Eltern-Kind-Dyade und später der Triade das Kind durch seine Aktivität unmittelbar einbezogen werden kann. Dafür sind konkrete Aufgaben herausgearbeitet worden, wie z. B.:

- Raum lassen für die Entfaltung der kindlichen Initiative, der Neugierde, des Selbstausdrucks,
- Raum lassen für die Versuche, die Umwelt zu erkunden und zu beherrschen,
- Raum bieten, in dem das Kind die Beziehungskämpfe in Form von Spiel und in Interaktion mit den Eltern erleben, gestalten und entwickeln kann,
- Gelegenheiten für Kinder schaffen, eigene Wege und kreative Ideen zu entdecken, zu entfalten und zu verlebendigen.

5 Fünf Kinder und ihre Geschwister

5.1 Paul

Paul war drei Jahre alt und kam mit seinem Vater in die Gruppe. Der Vater schilderte im Einführungsgespräch, Paul würde abends anderthalb bis zwei Stunden zum Einschlafen brauchen. Er sei müde, käme jedoch nicht zur Ruhe. Ideenreich und vehement versuche er, die Eltern immer wieder in spielerische Aktionen einzubeziehen. Mutter oder Vater dürften nicht aus dem Zimmer gehen, sofort beginne er laut zu schreien und zu weinen. Den Eltern falle es schwer, noch freundlich zu bleiben. Tagsüber sei er ungehorsam, suche Gefahrensituationen und werfe Gegenstände durch den Raum. Er wisse, das ist nicht erlaubt und auch gefährlich für den drei Monate alten Bruder. Die Eltern seien geduldig mit ihm und würden ihm gebetsmühlenartig wiederholen, was er dürfe und was nicht. Er scheine es einfach nicht zu begreifen, schaue sie schelmisch an und übertrete die Grenzen doch.

Mutter und Vater waren sehr introvertiert. Das zeigte sich in zwei Hausbesuchen im Rahmen der Frühberatung, die die Gruppenleiterin in den Familien manchmal vornahm. Die Mutter genoss die liebevolle und fürsorgliche Art des Vaters ihr selbst und den Kindern gegenüber. Sie mochte es leise und geordnet. Ihr Sohn schien ihr »aus der Art geschlagen«.

Im weiteren Verlauf wurde Paul, anfangs oft auf dem Schoß des Vaters - ohne zu spielen - selbstständiger und abgelöster. Er bot nun anderen Kindern die Stirn, wenn es um die Verteidigung seiner Spielumgebung ging, und war mutiger bei Auseinandersetzungen mit allzu dominanten Spielpartner:innen. Er entwickelte Ideen zur Kontaktaufnahme, zeigte allerdings noch Bestrebungen, es seinem Vater besonders recht zu machen.

Vater und Kind kamen 18-mal in die Gruppe. Zum Ende berichtete der Vater, Paul sage beim Schlafengehen »Gute Nacht«, drehe sich um und erwarte gar nicht mehr die Anwesenheit der Eltern. Gegenüber dem kleinen Säuglingsbruder sei er vorsichtig interessiert, könne jedoch altersentsprechend erst wenig mit ihm spielen. Mit zunehmenden Fähigkeiten zur Perspektivenübernahme konnten ihn die Eltern besser in der Affektregulation unterstützen. Das Werfen von Gegenständen zu unterlassen, gelang ihm noch nicht.

5.2 Cosima

Cosima war fast drei, als die Eltern in die Frühberatung kamen. Sie hatte wache Augen, war freundlich und ideenreich im Spiel. Die Eltern kamen wegen allzu unterschiedlicher Erziehungsauffassungen, über die sie oft in Streit gerieten, was die Tochter irritiere. Der Vater sei streng und oft überregulierend, die Mutter hingegen würde ihrer Tochter gern mehr Freiheiten gestatten und sie eher unterstützend begleiten. Das ließe der Vater aus Angst, es könne etwas passieren, oft nicht zu. Somit erscheine ihr die Tochter besonders waghalsig, weil sie offenbar die engen Grenzen des Vaters nicht ertragen könne. Cosima gehorche nicht und scheine vieles zu überhören, was die Eltern von ihr erwarteten.

Die zwölf Termine nahmen überwiegend die Mutter, aber auch mal beide Eltern wahr. Sie konnten Veränderungen gut erkennen und Wege dorthin gemeinsam gehen. Durch die Kombination aus Unterstützung der Affektregulation unter Beibehaltung der Grenzziehung und gleichzeitigen Beziehungsangeboten gab es Fortschritte in der Eltern-Kind-Beziehung und der Beziehung der Eltern untereinander. Der Vater konnte während der Gruppenstunden beobachten, wie die Sicherheit seiner Tochter im Spiel zunahm, wie sie fröhlich und selbstbewusst immer besser schwierige Hürden meisterte und Gefahren einzuschätzen lernte. Allmählich ließ seine übertriebene Vorsicht im Umgang mit dem Kind nach. So entspannte sich der Alltag der Eltern, weil der Vater nicht mehr das Gefühl hatte, 24 Stunden für sein Kind da zu sein. Ihm gelang mehr Vertrauen in die kindorientierten mütterlichen Fähigkeiten, was ihr das Gefühl gab, eine gute Mutter zu sein.

5.3 Melia

Melia war vier Jahre alt und ihr Bruder Nelson zwei Monate, als die Mutter sich in der Beratungsstelle meldete. Der Säugling sei völlig unkompliziert, schlafe gut, das Stillen verlaufe regelmäßig, so die Mutter. Die Tochter reagiere bei Meinungsverschiedenheiten mit den Eltern mit Verweigern, Schreien und Wutanfällen. Sie sei dann nicht zu beruhigen. Keine noch so gut gemeinten Worte, Gesten oder Versöhnungsversuche würden etwas ausrichten. Morgens zur Kita mit ihr zu gehen, sei jeden Tag ein Kraftakt. Sie ziehe sich nicht an, ließe das Frühstück stehen und gehe nicht mit der Mutter mit. Seit dem jüngsten Besuch bei den Großeltern verweigere Melia das Essen fast vollständig. Sie zeige Ekel vor etlichen Lebensmitteln und davor, wenn sie jemand anderen essen sehe. Auch hier gelinge den Eltern keine entscheidende Einflussnahme auf das Kind. Sie nehme maximal zwei Joghurts am Tag zu sich und trinke eine oder zwei Tassen Saft. In der Kita esse sie seit Tagen gar nichts. Das bereite den Eltern große Sorge. Es gebe erste Überlegungen des Kinderarztes zu einer Einweisung in die Klinik zur parentalen Ernährung. Die Tochter bekam glücklicherweise schnell einen ambulanten Therapieplatz mit drei Terminen in der Woche bei einer psychoanalytischen Kinder- und Jugendtherapeutin. Die Tochter lehnte ab. Zu den ersten drei Terminen trug die Mutter sie in den Therapieraum. Schließlich gefiel es Melia dort und sie machte zusätzlich zu den Einzel- und Gruppenterminen gute Fortschritte. Ihre anfänglichen Schwierigkeiten, gemeinsam mit anderen zu spielen, veränderten sich zum Ende hin. Ärger äußerte sie in altersentsprechenden lauten Regieanweisungen. Wenn sie zornig war, konnte sie bereits in Kontakt mit der Mutter oder der Gruppenleiterin bleiben, später auch mit den Kindern. In der letzten Stunde gab es ein von Melia initiiertes gemeinsames Spiel von drei Kindern. Sie saß mit einem weiteren Mädchen im kleinen Holzschaukelboot und ein Junge zog sie durch den Sturm. Alle drei hatten sichtlich Vergnügen daran. Einige Zeit zuvor durfte stets nur eine:r mit dem Boot spielen.

5.4 Sophia

Sophia (vier Jahre) und Glenda (neun Monate) kamen mit einer erheblich erschöpften Mutter und ihrem Vater. Sophia sei auffallend schüchtern, spreche niemals mit Fremden und Glenda verlange außerordentlich oft, gestillt zu werden, schreie und quengele fast den ganzen Tag. Einzelberatungen wollten die Eltern keine. Sophia war gleichzeitig einmal in der Woche bei einer Therapeutin. In die Gruppe kamen sie sehr zuverlässig über einen Zeitraum von zwei Jahren. Mit dem dritten Kind, einem Sohn, blieb die Mutter zu Hause und der Vater nahm mit den Töchtern weiterhin teil. Coronabedingt endeten die Gruppen, obwohl die Familie gern weiterhin kommen wollte. Die Erschöpfung der Mutter, die sich zur Therapie entschlossen hatte, konnte nach Beendigung der Gruppe in wöchentlichen Hausbesuchen abgemildert werden. Glenda entwickelte anstelle von Quengeln und Weinen altersentsprechende Kommunikationsformen. Sophia wurde im Verlauf der Hilfe offener. Das zeigte sich in spielerischen Kontakten zur Gruppenleiterin mit Ausdauer und kreativen Ideen. Mit Kindern gelang es ihr vereinzelt. Einmal, als Arko (siehe nächster Abschnitt) laut und lange schrie, ahmte sie die Gruppenleiterin nach, hielt sich die Ohren zu, schloss die Augen und rief: »Mir ist es zu laut, oje, so laut, meine armen Ohren muss ich mal zuhalten!« Arko hörte sofort auf zu schreien. Scheinbar konnte er sich das bei dem zarten Mädchen besser vorstellen als bei einer Erwachsenen. Die Gruppenleiterin war beeindruckt. In dieser Stunde schrie niemand mehr.

5.5 Arko

Arkos Mutter kam in die Beratungsstelle und schilderte Alltagssituationen mit ihrem fünfjährigen Sohn, der nach der Trennung beim Vater lebt. Bereits bei kleinsten Anlässen werde Arko so wütend, dass die Mutter und die zwölfjährige Tochter Angst vor ihm hätten. Er schreie laut und lange, schlage die Mutter, trete sie, werfe wahllos Gegenstände durch den Raum, zerstöre Haushaltsgegenstände und ruiniere Möbel. Auch Autoaggression zeige er in verschiedenen Situationen. Alle mütterlichen Versuche, »dem Kind Benehmen beizubringen«, seien bisher gescheitert. Sie glaube fest daran, ihre mütterlichen Fähigkeiten seien sehr gut, aber: »Mein Kind gehorcht nicht. Mein Kind kann keine Grenzen akzeptieren.« Das Kind entwickelte seinerseits neben Autonomiestreben, dem Ärger und der Traurigkeit auch Ängste. »Hat Mama mich nicht mehr lieb, wenn ich so bin?«, »Aber ich will bestimmen«, »Sie soll immer machen, was ich sage«, »Ich bin wütend und traurig, wenn ich nicht gewinne«, »Ich sage alles meinem Papa!« Beim Vater und in der Vorschule zeige Arko nichts dergleichen. Hin und wieder trete er kleinen Kindern gegenüber - insbesondere Mädchen - rücksichtslos auf. Die Mutter kam mit dem Kind in die Gruppe. Der Vater lehnte es ab, dabei zu sein. Er war der Meinung, es sei ein Problem zwischen Mutter und Kind, das behandelt werden müsse und zu dem er selbst nichts beitragen könne. Mutter und Kind kamen zehnmal in die Gruppe.

Die anderen Eltern aus der Gruppe berichteten, dass ihre Kinder zu Hause oft von Arko erzählten. Sie fanden, er sei fröhlich und wild, aber manchmal hätten sie Angst vor ihm, trotzdem freuten sie sich immer auf das Wiedersehen. Sie fragten auch nach ihm, wenn er mal fehlte, und versuchten ihrerseits während seiner Abwesenheit Regieaufgaben zu übernehmen und die eine oder andere »Rüpelei« nun selbst auszuprobieren.

6 Gruppe als mütterliches Objekt

6.1 Gruppenstunden

In der Gruppe gab es permanent Auslöser für die Übertragung von Beziehungserfahrungen mit der Mutter oder dem Vater. Jede:r Teilnehmende ist Bestandteil der Gruppe und gleichzeitig abhängig von anderen im Spiel, beim Rangeln, Raufen, Kämpfen, im Beobachten und Beobachtet-Werden, in unterschiedlichen Erlebnissen und ihren Auswirkungen – beliebig oft wiederholbar. Schließlich soll es in den Eltern-Kind-Gruppen für Eltern und Kinder haltende und stabilisierende Erfahrungen geben: angenommen sein, emotional getragen werden, sich aufgehoben fühlen, Fürsorglichkeit erfahren, Beistand erhalten, Verbundenheit spüren, Zuwendung bekommen, Wohlwollen genießen, Feinfühligkeit erleben, emotionalen Schutz und Halt bekommen, Einbeziehung und Zugehörigkeit erleben, Vertrauen spüren und entgegenbringen, Spielpartner:innen suchen und finden, Spielpartner:in sein dürfen, Anteilnahme und Trost bekommen, Bewunderung erhalten, sich ausprobieren dürfen im Schutz der Gruppe und der Eltern, aber auch: Misserfolge erleiden und bewältigen lernen, Grenzen bekommen, in der Interaktion verschiedene Emotionen durchleben, neue Seiten an anderen kennenlernen, Streitkultur entwickeln, Konflikte bewältigen lernen.

6.2 Gruppenbeginn

Um den Gong mit der Klangschale zum Gruppenbeginn gab es erbitterten Streit. Jedes Kind wollte ihn haben. Gelang das nicht, wurde die Schale entführt. Die Gruppenleiterin verfolgte den Dieb oder die Diebin durch den ganzen Raum: »Du möchtest gern die Schale behalten, aber ich möchte sie auch haben.« Die Gruppenleiterin griff nach der Schale, hielt sie fest und beide zogen daran. Während sie lachend feststellte, wie stark sie doch sind, konnten sich die Kinder unterschiedlich gut auf dieses Streitspiel einlassen. Grenzziehung, Unterstützung der Emotionsregulation, Beziehungsarbeit und Humor beherrschten die Situationen. Manchmal drängten die Eltern ihre Kinder, loszulassen. Das führte zu kindlicher

Unsicherheit und wurde mit den Eltern bearbeitet, z. B.: »Als Kind würde ich mich jetzt ein wenig ärgern, wenn meine Mama mir nicht beisteht.« Oder: »Als Kind würde ich mich jetzt fragen, ob mein Wunsch falsch ist, oder ob ich gar nicht zeigen darf, was ich mir wünsche.« Kinder lernen mit erstaunlicher Leichtigkeit abstrakte Konzepte wie etwa Überzeugungen – auch falsche –, die sie großteils unglaublich schnell aus den Reaktionen erschließen, mit denen ihnen die soziale Umwelt begegnet (Fonagy, Gergely, Jurist u. Target, 2008, S. 37, S. 211). Seine Wahrnehmung des Selbst durch andere kann zur Repräsentanz des Erlebens des Kindes werden. Gelingt ihm keine Repräsentanz eines intentionalen Selbst, wird es vermutlich die Repräsentanz der Anderen in sein Selbstbild inkorporieren – mit dem Ergebnis eines falschen Selbst (Fonagy et al., 2008, S. 204).

Die Gruppenleiterin zog so lange, bis sie gewann oder das Kind die Schale mit ihrer Unterstützung freiwillig in den Kreis brachte: »Die Schale bleibt immer in der Mitte.« Sie hielt sie fest, um erneute Entführungsversuche zu vereiteln. Sofort begann der Streit um den begehrten Schlegel. Die Gruppenleiterin wirkte akzeptierend, grenzziehend und zurückhaltend. »Melia, du möchtest den Stab haben und Paul, du möchtest auch den Stab haben.« Beide nickten und hielten inne. Sie fühlten sich in ihrem Wunsch ernst genommen, was alle zu beruhigen schien. Das Geschrei versiegte zunächst. »Hm, was machen wir denn da?« Pause. Warten. Alle warteten. Die Gruppenleiterin sagte: »Alle beide möchten gern den Gong schlagen, Melia und Paul, alle beide.« Cosima meldete sich: »Ich auch!« – »Alle drei möchtet ihr den Gong schlagen. Melia, Paul und Cosima möchten so gern den Gong schlagen.« Die Gruppenleiterin sprach langsam und deutlich. Alle schauten sie erwartungsvoll an, als hätte sie die Lösung. Watch, Wait and Wonder; zunächst Watch: Drei mit Namen angesprochene Kinder äußerten den gleichen Wunsch. Wait: Alle schauten immer noch abwechselnd auf die Gruppenleiterin, auf Mutter oder Vater und auf den Stab. Sie warteten. Wonder: Niemand schrie, weinte oder griff nach dem Stab. Dennoch ließ niemand von seinem Vorhaben ab. Alle schienen zu überlegen, wie ihr Wunsch zu erfüllen sei. Nach einer Weile gongelte ein Kind und gab den Stab weiter zum nächsten. Dieses griff die Idee auf und folgte ihr. Alle Kinder schlugen nun nacheinander den Gong. Geschafft. Beim Lied im Kreis sangen manche Kinder nicht mit, sondern spielten oder versteckten sich im Zelt.

6.3 Essen in der Gruppe

In jeder Gruppensitzung versammelten sich die Eltern eine bestimmte Zeit lang am Tisch und nahmen sich bei Tee und Keksen etwas Zeit für Gespräche. Die Kinder konnten teilnehmen oder spielen gehen. Die Atmosphäre am Tisch gestaltete sich entspannt bis fröhlich, nachdenklich, informativ, oft auch sehr persönlich. Manchmal gab es Unstimmigkeiten. Einige Eltern waren nicht einverstanden, ihren Kindern um diese Uhrzeit Essen zu geben. Vesper war vorbei und Abendessen sollte es später zu Hause geben. Gemeinsamer Austausch war angezeigt. Essen ist bei Säuglingen und kleinen Kindern ein häufiges Thema im Zusammenhang mit Regulationsstörungen oder sozial-emotionalen Auffälligkeiten. Aus Beobachtungen von Essenssituationen lassen sich erste vorsichtige Rückschlüsse auf die Eltern-Kind-Beziehung oder auf Ursachen von auffälligem kindlichem Verhalten ziehen. Die Kinder frönten dem leiblichen Wohl in den Gruppen durchaus nicht nur, wenn sie Hunger hatten. Neugierde, Entdeckerdrang, Gemeinschaftsspiel oder Regulationsstrategien konnten beim Essen und Trinken beobachtet werden. Freude am Essen zu haben, gemeinsames Genießen oder unvoreingenommenes Ausprobieren von Neuem und Fremdem standen bei den Kindern eher im Fokus. Für Ein- bis Zweijährige war es das erste gemeinsame Spiel überhaupt. Sie verteilten z. B. die Blaubeeren auf dem Teppich und aßen sie freudvoll gemeinsam auf. Sie zeigten sich großzügig, wenn andere Kinder von ihrem Teller essen wollten. Eltern gestatteten beides oft nicht gern. Zwei- bis Vierjährige wollten größtenteils selbst bestimmen, ob und was sie essen und was nicht. Teilen war noch schwer. Dementgegen stand das Streben nach Selbstbehauptung, das dieses Alter weitgehend beherrscht. Die Eltern machte das oft ratlos. Zugleich Essen als soziales Erlebnis und mit altersentsprechenden Anforderungen oder Essen in gemeinsamen Settings in den Mittelpunkt zu rücken, erwies sich für sie als Herausforderung. In den Familien hatten feste Essenszeiten, die Inhaltsstoffe und Manieren bei Tisch hohe Priorität. Überforderung auf beiden Seiten, gegenseitige Missverständnisse von Eltern und Kind, aber auch Ess- und Fütterstörungen waren folglich Themen in den Gruppen.

6.4 Gruppenende – Aufräumen und Verabschieden

Inmitten des schönsten Spiels kam zum Ende der Gruppe das Abschiednehmen. Nicht nur das, sondern auch das Aufräumen erfreute sich oft bei Kindern (und Eltern) geringer Beliebtheit. Sie taten es zwar, hätten jedoch ohne Weiteres darauf verzichten können. Eine tiefe Abneigung bis in das Erwachsenenalter hinein konnte hier beobachtet werden. Die Großeltern achteten von klein an darauf, dass die heutigen Eltern Ordnung hielten und selbstverständlich aufräumten. So ganz scheinen die Pläne der früheren Generation nicht immer aufgegangen zu sein.

Entwicklungspsychologisch betrachtet räumen Kinder unter zwölf Monaten gern alles aus. Aufräumen oder Einräumen sind noch kein Thema. Sie brauchen Spielpartner:innen, die gern einräumen, damit sie ihr Ausräumspiel zelebrieren können. Kinder im Alter von zehn bis 17 Monaten räumen gern ein, meist um es gleich wieder auszuräumen. Hier ist eine schnelle Reaktion gefragt, die Kiste freundlich lobend einzuziehen, wenn sie gerade voll ist. Kinder zwischen 18 und 36 Monaten räumen gelegentlich dann auf, wenn sie entschieden haben, es gerade jetzt auch tun zu wollen. Ansonsten zeigen sie deutlich, was sie vom Aufräumwunsch der Eltern halten. Kinder ab vier können manchmal mit einem Ziel-Wurf-Wettkampf dazu gebracht werden, alle Bausteine in die Kiste zu befördern. Wer die meisten Treffer landet, hat gewonnen.

Die Gruppenleiterin kam auf die Idee, alles selbst einzuräumen, zunächst aus reinen Effektivitätsgründen. Alle Spielsachen sollten – entsprechend einem guten Ordnungssinn – stets an ihren angestammten Platz. Dafür gab es Gründe. Kinder sollten bei jedem Termin das Spielzeug stets am gleichen Platz vorfinden. Für belastete Kinder ist das elementar. Auch fehlende Teile würden sofort auffallen. In einem der Gruppenräume gab es etwa zehnmal so viel Spielsachen, wie es gebraucht hätte. Das Aufräumen war demnach eine schwere Aufgabe und kleinen Kindern nicht ohne Weiteres zuzumuten. Die Gruppenleiterin machte vor dem ersten Gruppentermin Fotos, um die Anordnung am Ende weitgehend einzuhalten. Die Familien konnten somit gar nicht sinnvoll helfen. Mit herzlichem Dank der Gruppenleiterin an ihre Bereitschaft war es den Kindern und Erwachsenen nicht gestattet, das Spielzeug einzuräumen. Die Eltern hatten die Aufgabe, die Kinder daran zu hindern, bereits Stationiertes wieder auszuräumen, wenn sie weiterspielen wollten. So kam es zu interessanten Beobachtungen in der Eltern-Kind-Interaktion beim Abschiednehmen vom Spielzeug. Bei den Kindern entstand allmählich der Wunsch, beim Aufräumen zu helfen. Aber sie durften noch nicht. Kinder wären nun nicht Kinder, wenn sie nicht zielstrebig versuchen würden, Grenzen zu verteufeln, zu verhandeln und schließlich zu überschreiten. Ihre Hartnäckigkeit hatte Erfolg. Sie und ihre Eltern kamen mit den ersten Spielsachen und wollten sie an ihren Platz legen. Wenn sie ihn nicht kannten, fragten sie nach. Das gemeinsame Aufräumen ging schnell. Die jüngsten Kinder hatten nach zwei oder drei Teilen das Gefühl, ich habe alles aufgeräumt – wie schön – und es hat gar nicht wehgetan.

Am Ende gab es den Gong mit oder ohne Verhandlungen und das gemeinsame Abschiedslied im Kreis. Das Thema Anziehen, Verabschieden und Losgehen stellte sich bei belasteten Eltern-Kind-Beziehungen oft als schwierig dar. Kindliche Ideen führten zum Hinauszögern des Abschieds: verstecken im Zelt, wegrennen, Hunger und Durst signalisieren, aber auch heftige Gegenwehr beim Versuch der Eltern, sie anzuziehen. Das resignierte leere Versprechen der Mutter »Dann geht Mama eben ohne dich« musste von der Gruppenleiterin thematisiert werden. Dem Kind kann leicht der Eindruck entstehen, es ist der Mutter gleichgültig, ob es mitkommt oder nicht – mit verheerenden Auswirkungen für die Mutter-Kind-Beziehung und die Entwicklung des kindlichen Selbstwerts. Die mütterlich feinfühlige, aber konsequente Grenzziehung in Verbindung mit einem Beziehungsangebot gelangen meist besser: »Du möchtest gern noch hierbleiben und weiterspielen.« – »Ja.« – »Ich möchte aber gern nach Hause gehen. Das gefällt dir gar nicht.« – »Nein.« – »Wenn ich jetzt gehe, möchte ich dich doch so gern mitnehmen.« Das erfreute die Kinder und sie konnten sich auf das Abschiednehmen besser einlassen.

6.5 Die Gruppe als Ganzes

Die Fähigkeit des Einzelnen, Gruppe zu denken, ist von seiner individuellen persönlichen Entwicklung abhängig. Sie ist aber auch davon geprägt, welche Erfahrungen die Eltern bisher in Gruppensituationen gemacht haben. Das beginnt mit der primären Gruppe, der Familie, setzt sich fort in den unterschiedlichen Gruppen im Kindergarten, der Schule, im Freundeskreis, in Vereinen, später in Studium und Beruf. Diese Gruppenerfahrungen werden selten reflektiert. Nur in einer Gruppe kann man erfahren, wie es in einer Gruppe ist. Zur Fähigkeit, Gruppe denken zu können, gehört es, alle sprachlichen und nicht sprachlichen Äußerungen im Zusammenhang mit den fortlaufenden Interaktionen im jeweiligen Kontext zu verstehen. Gleichzeitig wirkt die Gruppe als öffentliche soziale Situation, in der alle Äußerungen kontextabhängig zu verstehen sind (Dally, 2014, S. 391).

Als Gruppenleiterin den komplexen Vorgängen in den unterschiedlichen Gruppen gerecht zu werden und die Prozesse so zu gestalten, dass sie für die Teilnehmenden hilfreich und verändernd wirken, stellte hohe Anforderungen an die Gruppenleiterin. In den ersten Jahren gelang es ihr weniger, die Gruppe als Ganzes zu denken. Einzelne Eltern-Kind-Einheiten nahmen sich oft so viel Raum, dass die anderen Gruppenmitglieder eher Zuschauer:innen blieben. Geriet beispielsweise Arko in heftigen Zorn gegen die Gruppenleiterin, weil sie die Tür verstellte, wenn er flüchten wollte, lag der Fokus der Teilnehmenden oft auf der Lösung des Problems. Sie warteten darauf, was die Gruppenleiterin für die einzelne Situation tat, um sie zu lösen. So blieb der Gruppenprozess weitgehend im Hintergrund. Im Beispiel von Arko musste er zunächst daran gehindert werden, ohne Jacke und ohne die Mutter allein in die Kälte hinauszulaufen. Er sollte eine Grenze bekommen, die aufrechterhalten wird bei gleichzeitiger Unterstützung der Affektregulation und unter Angeboten zur Beziehungsgestaltung. Diese Schritte konnten gemeinsam im Gruppengeschehen erfolgen. Hierbei zeigte sich, wer welche Position in der Gruppe hatte und welche Normen und Regeln in der Gruppe galten. Es reicht also nicht, wenn die Gruppenleiterin den Äußerungen der Gruppenmitglieder zuhört und daraus Rückschlüsse ableitet, was sie beschäftigt und welche inneren Konflikte und strukturellen Einschränkungen dabei eine Rolle spielen. Sie konnte nicht agieren, ohne dass die anderen Gruppenmitglieder sie sahen und hörten. Sie musste gleichzeitig bedenken, dass es Äußerungen in einer Gruppe sind, die von anderen gehört, bewertet und beurteilt werden (Dally, 2014, S. 391).

7 Interferenzen

Mit dem Gruppenleben des Familienzentrums auf dem Campus der Fachhochschule Potsdam entstanden zuweilen bedeutsame Interferenzen. Zum Beispiel aus dem Seminarraum war das Stühlerücken durch die Studierenden recht laut zu vernehmen. Einige Kinder lauschten und waren neugierig, was das wohl für Geräusche waren und woher sie kamen. Die Mutigen gingen mit ihren Eltern nachschauen. Andere Kinder zeigten Angst vor dem Unbekannten. Einmal kam ein Mitarbeiter der Fachhochschule aus seinem Büro zur Gruppe und sprach den laut auf dem Flur schreienden Jungen an, bat energisch um Ruhe mit der Begründung, das sei ihm hier viel zu laut, er müsse doch arbeiten. Auf dem Flur schallt es erheblich, was die Kinder des Öfteren dazu verführte, dieses Phänomen ausgiebig zu erproben. Einige ließen sich von der energisch vorgetragenen Bitte beeindrucken, einige nicht. Andere mussten den Perspektivenwechsel und dessen Konsequenzen noch erlernen. Ein weiteres Mal geriet eine Mitarbeiterin in Bedrängnis, als sie aus dem Gruppenraum ein Kind laut weinen und immer wieder schreien hörte: »Ich will hier raus!« Die Kollegin konnte sich nicht vorstellen, warum das Kind nicht raus durfte, wenn es ihm so wichtig zu sein schien und ihm offenbar Leid verursachte, wenn es bleiben musste. Sollte sie eintreten? Sie entschied sich dagegen. In der nächsten Teamsitzung thematisierte sie ihre Betroffenheit und die Gruppenleiterin konnte die Situation genauer darstellen.

8 Kooperationsideen

Kooperationsaspekte gibt es hauptsächlich mit der Fachhochschule Potsdam. Insbesondere durch die Leitungspositionen von Prof. Dr. med. Hermann Staats und Prof. Dr. Karsten Krauskopf sind auch für die Gruppenarbeit enge Verbindungen zwischen Lehre, Forschung und Praxis hergestellt worden. Die

Gruppenleiterin der Eltern-Kind-Gruppen führt seit mehreren Jahren Fachseminare für Studierende durch (z. B. »Grundlagen der Gesprächsführung« und »Beobachtung der Eltern-Kind-Gruppe«) oder beteiligt sich ebenso wie zwei weitere Mitarbeiterinnen des Familienzentrums an Vorlesungen und Seminaren mit Vorträgen und eigenen Praxisbeiträgen an den Kooperationsaufgaben. Praktikant:innen arbeiten bereits seit vielen Jahren wochen- oder monatelang im Familienzentrum. Sie sind in verschiedenen Arbeitsbereichen eingesetzt, darunter auch in den Eltern-Kind-Gruppen, die sie auch organisatorisch begleiteten. Insbesondere beobachteten sie die Beziehungsgestaltung zwischen Kind und Eltern mit dem Fokus auf dem kindlichen Spielverhalten innerhalb der Gruppen. Sie lernten die Konzeption und die Methoden in ihrer Anwendung näher kennen. Die Gruppenleiterin führte im Anschluss an die Gruppenstunden jeweils einen Austausch mit allen Praktikant:innen über Beziehungsgeschehen, Interaktionen der Kinder, Entwicklungsschritte und -probleme durch. Die Studierenden vertieften somit ihre theoretischen Kenntnisse über die frühkindliche Entwicklung, über die Bindungstheorie und Auffälligkeiten in der Beziehungsentwicklung anhand des praktischen Gruppengeschehens. Das bedeutet einen systematischen Einbezug von Studierenden als zukünftige Fachkräfte.

9 Abschlussgedanken

Gruppenanalyse ermöglicht den Einsatz in unterschiedlichen Arbeitsfeldern: Neben der Psychotherapie sind z. B. Pädagogik, Soziale Arbeit und Organisationsentwicklung weitere Felder (Staats et al., 2014, S. 17). Als Schwerpunkt der spezifischen Eltern-Kind-Gruppen mit Kindern zwischen vier Monaten und sechs Jahren steht die Beziehungsarbeit im Fokus. Gleichzeitig werden ungünstige Muster und Selma Fraibergs Gespenster aus dem Kinderzimmer aufgespürt und gemeinsam bearbeitet, um deren Weitergabe zu verhindern.

Gruppenanalyse gewinnt für das Säuglings- und Kleinkindalter unter steter Einbeziehung der Eltern in zunehmendem Maß an Bedeutung – nicht zuletzt, weil die Gestaltung von Beziehung in der frühen Kindheit als existenziell angesehen wird. Als methodische Überlegungen bieten sich für diese speziell angeleiteten Eltern-Kind-Gruppen die Anwendung des kindzentrierten Interventionsprogramms »Watch, Wait and Wonder« an in Kombination mit psychoanalytisch-interaktioneller Orientierung unter Einbeziehung der Gruppenmatrix und nicht zu vergessen entwicklungspsychologischer Prämissen. Mit dieser methodischen Erweiterung können Eltern während der

Gruppenprozesse die Begleitung und Gestaltung der Beziehungsentwicklung ihrer Kinder für die eigene Nachreifung heranziehen und somit Probleme ihrer psychischen Entwicklung im weiteren Verlauf allmählich besser erkennen, konkret aufgreifen und Veränderungen einleiten. Das kann sie für zusätzliche Hilfen in pädagogischer beziehungsweise therapeutischer Richtung sensibilisieren.

Herausfordernd in dem hier beschriebenen Format ist die Komplexität des Geschehens. Mit der breiten Palette an eltern-, kind- und beziehungszentrierten Problemen, die im Gruppengeschehen gehalten, begleitet, bearbeitet beziehungsweise bewältigt werden und im Kontext entwicklungspsychologischer Prämissen gesehen werden müssen, wirkt das Geschehen in der Gruppe zunächst unübersichtlich. Hierzu braucht der Gruppenleiter beziehungsweise die Gruppenleiter:in Konzeptualisierungen, die innerhalb der Methodiken ihre Aufgaben bewältigen und Ziele für die Teilnehmenden zu erreichen ermöglichen.

Die Anwendung der Methodenkombination, wie sie hier für die Säuglings- und Kleinkindzeit in den Eltern-Kind-Gruppen Anwendung findet, ist durchaus für größere Kinder und Jugendliche mit entsprechenden Auffälligkeiten geeignet. Die Vernetzung von Gesundheitswesen, Frühen Hilfen und Jugendhilfe kann frühzeitig Schwierigkeiten aufdecken und behandeln, bevor sie sich bei den Kindern verfestigen.

10 Ausblick

Eine bekannte Schwierigkeit ist, dass erkrankte und hoch belastete Eltern aus Sorge um ihre Säuglinge und Kleinkinder indizierte Maßnahmen, zum Teil sogar stationäre Behandlungen in psychiatrischen Einrichtungen ablehnen oder diese aufgrund mangelnder Begleitung des Familiensystems frühzeitig abbrechen. So sind hierfür ambulante Hilfen erforderlich, die einerseits primär präventiv klinischen Maßnahmen vorbeugen bzw. diese verkürzen und/oder es Eltern ermöglichen, sich der Inanspruchnahme fachspezifischer Unterstützung zu öffnen. Dies kann sehr gut in einer Kombination von Einzel- und Gruppensetting gelingen.

Ein regelmäßiges angeleitetes Interaktionsgruppenangebot mit Säuglingen und Kleinkindern und deren Eltern bietet bei psychischen Erkrankungen inklusive Persönlichkeitsstörungen, Suchterkrankungen und Depression professionelle Begleitung über einen längeren Zeitraum, teilweise über mehrere Jahre. Psychosoziale Belastungsfaktoren wie eine schwierige Eltern-Kind-Beziehung, mangelnde emotionale Verfügbarkeit für die Kinder und wenig

Familienzusammenhalt in Verbindung mit krankheitsbedingten instabilen Lebensbedingungen bergen ein hohes Risiko für Auffälligkeiten im Verhalten und der Entwicklung der Kinder. Die Forschung zu Bindung und Mentalisierung zeigt, dass Kinder von Geburt an Bezugspersonen (Eltern) brauchen, die die kindlichen Entwicklungsphasen sensibel im Blick haben können, auch wenn sie selbst belastet sind. Diese Eltern sollen für das hier angebotene Interaktionsgruppenkonzept weiterhin gewonnen werden. Die Begegnungen und das Spiel in der Gruppe sind für die Beziehungsgestaltung und -entwicklung elementar. Es bieten sich Möglichkeiten, Wege zu finden, über die aktuellen Aspekte der Belastung in den Austausch zu kommen und sich über soziales Lernen - neben psychoedukativen Elementen - zunehmend selbstwirksam als Eltern zu erleben. Das Spielen in den Interaktionsgruppen bringt eine besondere Form des freudvollen Selbsterlebens mit sich, die auf dem Weg zur Befreiung des Subjekts, zu seiner Autonomie und zur Entwicklung seiner Kreativität wertvolle Dienste leisten kann (Pflichthofer, 2015). Freudlos sind sie somit beide nicht: die Psychoanalyse und das Spiel.

Auf einen Blick:

Gruppenanalytisch orientierte Arbeit in angeleiteten Eltern-Kind-Interaktionsgruppen ermöglichen

- eine Öffnung und Erweiterung des Gedanken- und Erlebensraumes der Patient:innen;
- das gemeinsame Erfahren voneinander und die Erfahrung, Schwächen und Stärken der einzelnen Gruppenmitglieder kennenzulernen und sich in dem Erlebten der anderen wiederzufinden;
- die Stärkung der Individualität und die Entwicklung der eigenen Ich-Stärke;
- Beziehung in unterschiedlichen Beziehungen zu lernen.

Eltern-Kind-Interaktionsgruppen gewinnen im psychiatrischen Kontext an Bestätigung ihrer Wirksamkeit durch die sichtbare und spürbare positive Entwicklung der Patient:innen im Gesamtgruppenkontext außerhalb der Gruppe.

Folgende methodische Überlegungen bieten sich für das Arbeitsfeld je nach Altersstruktur und Kontext:

- das Interventionsprogramm »Watch, Wait and Wonder« (Cohen et al., 2003);
- beziehungsorientierte, psychoanalytisch-interaktionell orientierte Gruppenarbeit mit Eltern und Kindern;
- Spiel als Ausdruck von Gesundheit, als Mittel der Kommunikation, als Ausdrucksform der Autonomie auf dem Weg zur Reifung (Winnicott, 1997).

Literatur

Cohen, N., Muir, E., Lojkasek, M. (2003). »Watch, Wait and Wonder«. Ein kindzentriertes Psychotherapieprogramm zur Behandlung gestörter Mutter-Kind-Beziehungen. Kinderanalyse, 11 (1), 58–79.

Dally, A. (2014). Gruppen leiten lernen. In H. Staats, A. Dally, T. Bolm (Hrsg.), Gruppenpsychotherapie und Gruppenanalyse. Ein Lehr- und Lernbuch für Klinik und Praxis (S. 390–399). Göttingen: Vandenhoeck & Ruprecht.

Fonagy, P., Gergely, G., Jurist, E. L., Target, M. (2008). Affektregulierung, Mentalisierung und die Entwicklung des Selbst. Stuttgart: Klett-Cotta.

Foulkes, S. H. (1974). Gruppenanalytische Psychotherapie. Der Begründer der Gruppentherapie über die Entwicklungsstationen seiner Methode in Theorie und Praxis. München: Kindler.

Fraiberg, S. (1984). Die magischen Jahre in der Persönlichkeitsentwicklung des Vorschulkindes. Psychoanalytische Erziehungsberatung. Reinbek: Rowohlt.

Fraiberg, S. (2011). Seelische Gesundheit in den ersten Lebensjahren. Studien aus einer psychoanalytischen Klinik für Babys und ihre Eltern. Gießen: Psychosozial.

Heigl-Evers, A., Heigl, F. (1973). Die psychoanalytisch-interaktionelle Methode. Theorie und Praxis. Göttingen: Vandenhoeck & Ruprecht.

Pflichthofer, D. (2015). Spiel und Magie in der Psychoanalyse. Wiesbaden: Springer Fachmedien.

Staats, H. (2014). Feinfühlig arbeiten mit Kindern. Psychoanalytische Konzepte für die Praxis in Kita und Grundschule. Göttingen: Vandenhoeck & Ruprecht.

Staats, H. (2017). Die therapeutische Beziehung. Spielarten und verwandte Konzepte. Göttingen: Vandenhoeck & Ruprecht.

Staats, H. (2021). Entwicklungspsychologische Grundlagen der Psychoanalyse. Bd. 1: Schwangerschaft, Geburt und Kindheit. Stuttgart: Kohlhammer.

Staats, H., Bolm, T., Dally, A. (2014). Das Göttinger Modell der Gruppenpsychotherapie. In H. Staats, A. Dally, T. Bolm (Hrsg.), Gruppenpsychotherapie und Gruppenanalyse. Ein Lehr- und Lernbuch für Klinik und Praxis (S. 47–56). Göttingen: Vandenhoeck & Ruprecht.

Strauß, B., Weber, R. (2014). Allgemeine und spezielle Wirkfaktoren in Gruppen. Theoretische Konzepte und empirische Ergebnisse. In H. Staats, A. Dally, T. Bolm (Hrsg.), Gruppenpsychotherapie und Gruppenanalyse. Ein Lehr- und Lernbuch für Klinik und Praxis (S. 72–79). Göttingen: Vandenhoeck & Ruprecht.

Streeck, U., Leichsenring, F. (2015). Handbuch psychoanalytisch-interaktionelle Therapie. Behandlung von strukturellen Störungen und schweren Persönlichkeitsstörungen. Göttingen: Vandenhoeck & Ruprecht.

Winnicott, D. (1997). Vom Spiel zur Kreativität. Stuttgart: Klett-Cotta.

Woods, M. Z., Pretorius, I.-M. (Hrsg.) (2013). Eltern-Kind-Gruppen. Psychoanalytische Entwicklungsforschung und Praxisbeispiele. Schriften zur Psychotherapie und Psychoanalyse von Kindern und Jugendlichen. Frankfurt a. M.: Brandes & Apsel.

ZERO TO THREE (2019). DC: 0–5, Diagnostische Klassifikation seelischer Gesundheit und Entwicklungsstörungen der frühen Kindheit. Stuttgart: Kohlhammer.

Von der Holocaustleugnung zum persönlichen Familientableau: Narrative Gesprächsgruppen – zur Anwendung der Gruppenanalyse in Schulen, Jugendarbeit und Rechtsextremismusprävention

Harald Weilnböck

1 Die gesellschaftliche Wirkung der Gruppenanalyse

Die Gruppenanalyse war stets nicht nur als Therapie gedacht. Vielmehr wollte sie immer auch gesellschaftliche Wirkung haben und dazu beitragen, die freiheitlichen und demokratischen Gesellschaften zu fördern und in ihrem Selbstschutz zu unterstützen. In der heutigen Zeit, in der Demokratien durch Extremismus, Polarisierung, gruppenbezogene Menschenfeindlichkeit, Verschwörungserzählungen unter besorgniserregenden Druck geraten sind und auch von Teilen der eigenen wirtschaftlichen und politischen Eliten unterlaufen werden, kann die Gruppenanalyse als dringend benötigte Form der »intensivpädagogischen politischen Bildung« (Weilnböck, 2019) zur Anwendung kommen. Eine praktische Umsetzung dieser gesellschaftlichen Wirkungsabsicht der Gruppenanalyse liegt nun mit der Methodik des Projekts »Narrative Gesprächsgruppen«[1] vor, die als Mittel der nonformalen demokratiepädagogischen Bildung an Schulen und Jugendeinrichtungen entwickelt wurde (Weilnböck, 2019; Cultures Interactive e. V., 2020). Mit dem derzeitigen Projektfokus auf ländliche und kleinstädtische Lebensräume verband sich auch der Wunsch, dem Abgleiten von jungen Menschen in rechtsextremistische Sozialmilieus vorzubeugen.

2 Die Anwendungsfelder Schule und politische Bildung

Im Gespräch mit Lehrer:innen und Kolleg:innen der politischen Bildung ist es eigentlich gar nicht so schwer, die Ziele und Wirkungsprinzipien, wenn nicht der »Gruppenanalyse«, so doch von prozessoffener Gruppenarbeit zu erläutern. Denn diese decken sich mit vielen der erzieherischen Lernziele der schulischen Rahmenlehrpläne. So z. B. können narrative Gesprächsgruppen wichtige soziale und emotionale Kompetenzen der Schüler:innen fördern; und auch der Fähigkei-

1 Die Methode der Narrativen Gesprächsgruppen steht im Begriff im Begriff, als Marke eingetragen und geschützt zu werden (Narrative Gesprächsgruppen®).

tenbereich der Sprachbildung profitiert. Ist doch Gruppenarbeit der essenziellen psychosozialen – und vorpolitischen – Grundfähigkeit gewidmet, überhaupt ein engagiertes zwischenmenschliches Gespräch führen und sich dabei gegenseitig zuhören und möglichst unvoreingenommene Aufmerksamkeit schenken zu können – und dies mit unterschiedlichen Personen beziehungsweise in Situationen der gleichberechtigten Diversität und des offenen Gruppengesprächs zu tun.

Was erfahrene Lehrer:innen ebenfalls sofort überzeugt, ist die Tatsache, dass in einem solchen Gruppengespräch vor allem auch die narrativen, erzählenden Fähigkeiten ausgebildet werden können und sollen. Dies geschieht dadurch, dass die Schüler:innen ermutigt und befähigt werden, über kleinere oder größere persönliche Erlebnisse zu erzählen, das heißt selbst Erlebtes wiederzugeben und miteinander auszutauschen. Denn diese Erlebnisse und subjektiven Wahrnehmungen sind der Erfahrungshintergrund unserer Ansichten und Meinungen, die uns, für sich genommen, oft sehr schnell in hitzige Auseinandersetzungen führen und fruchtlos eskalieren, gerade auch dann, wenn sogenannte extremistische Ansichten vertreten werden. Wenn die Schüler:innen aber einen Raum erhalten, in dem sie sich in größerer Ruhe gegenseitig mit ihren Erlebnissen und Auffassungen wahrnehmen, lernen sie auch, aufrichtiger miteinander und gegenüber sich selbst zu sein, besser mit den eigenen Gefühlen und Unsicherheiten umzugehen – und Meinungsverschiedenheiten frei von Abwertung und Hass zu verhandeln. Diese Fähigkeiten werden die Schüler:innen effektiv darauf vorbereiten, über alle Spannungs- und Polarisierungsgräben hinweg auch mit denjenigen ins Gespräch zu kommen, die vom eigenen sozialen Milieu und Meinungsbild am weitesten entfernt scheinen. Narrative Fähigkeiten und sozial-emotionale Handlungskompetenz in einer vielfältigen, demokratischen Gesellschaft bedingen sich gegenseitig.

Unabdingbar ist hierfür jedoch, dass die Schüler:innen die Inhalte ihrer Gespräche vollkommen eigenständig aus der Mitte ihrer Gruppe heraus bestimmen – und dass hierbei keine auch noch so subtilen thematischen Steuerungen oder Tabuisierungen einwirken; ferner dass sie darin von schulexternen Leiter:innen begleitet werden, die Vertraulichkeit gewährleisten können, weil sie an den schulischen Belangen der Schüler:innen ansonsten nicht beteiligt sind. Diese Leiter:innen beschränken sich bei der Eröffnung der Gruppen bewusst auf ein offenes und herzliches »Wie geht's euch hier denn so?«, »Was bewegt euch, hier an der Schule oder außerhalb?« Oder: »Worüber wollt ihr hier gern sprechen?«, »Wir sind dafür da, dass ihr innerhalb der Schule einen Freiraum fürs Gespräch unter euch habt!« Erfahrungsgemäß kommen die Schüler:innen trotz der vollkommenen thematischen Offenheit, oder gerade wegen ihr, ganz selbstverständlich auf aktuelle gesellschaftspolitische Themen und auf Fragen des sozialen Miteinanders zu sprechen (z. B. Vorurteile, Homophobie/Sexismus, Mobbing, regionaler Rechtspopulismus etc.), die dann prinzipiell auch vom Fachunterricht, thematisch anonymisiert, aufgenommen werden können. Auf umso nachhaltigere Weise kann es so gelingen, in Schulen demokratische Grundverhaltensweisen und Überzeugungen bei den Schüler:innen zu stärken und menschenfeindlichen, antisozialen Affekten vorzubeugen.

3 Setting und Methodik

In der praktischen Durchführung arbeiten die narrativen Gesprächsgruppen, die im Verlauf von einem bis zwei Schulhalbjahren in einer Einzelstunde pro Woche während der Regelunterrichtszeit erfolgen, mit einer bestehenden Schulklasse, aus der eingangs in spontaner Weise zwei Gruppen gebildet werden. Die Schulen stellen hierfür in jeweils unterschiedlicher Weise Zeit aus Klassenleiter:innen-Stunden oder den gesellschaftlich-künstlerischen Fachlehrplänen zur Verfügung. Jede Gruppe aus acht bis dreizehn Schüler:innen wird in einem eigenen Raum von zwei Gruppenleiter:innen begleitet. Diese sind möglichst gemischtgeschlechtlich und soziokulturell unterschiedlich zusammengesetzt (z. B. bezüglich Migrationshintergrund), sodass auch die vorübergehenden Gruppenteilungen in Kleingruppen von drei bis sechs Schüler:innen umso wirksamer eingesetzt werden können, die anlassbezogen z. B. entlang der Unterscheidung von Geschlecht, anderen sozialen Kriterien oder von sich spontan ergebenden gruppendynamischen Spannungslinien gebildet werden. Als zusätzliche Settingvariable wird ein Time-out-Raum mit einer:einem fünften Kolleg:in bereitgestellt, in dem einzelne Schüler:innen sich bei Bedarf zeitweise zurückziehen oder in den sie vorübergehend eingeladen werden können, wenn die sorgsame Rahmung des Gruppengesprächs dies erfordert.

Die Gruppenleiter:innen werden, den Projektumständen geschuldet, relativ kurzfristig aus den Bereichen politische Bildung und Soziale Arbeit gewonnen. Sie können nur in vergleichsweise geringem Umfang fortgebildet werden, indem einige Techniken der narrativen Gesprächsführung, Grundlagen des Umgangs mit Gruppendynamik und ein Habitus der interessierten Zurückhaltung beziehungsweise eine fragend-offene Haltung vermittelt werden. Auf einer eher handwerklichen Ebene wird dann z. B. eingeübt, wie man wirksam narrative Nachfragen stellen kann (etwa Wie-Fragen: »Wie kam es, dass …?«, »Wie war die Situation genau? Kannst du dich noch an ein anderes Erlebnis erinnern, das so ähnlich/ganz anders war?«) und Warum-Fragen vermeidet. Das wesentlichste Kennzeichen dieser Fortbildung ist es aber, dass sie die künftigen Leiter:innen darin unterstützt, die üblichen Muster des (Gegen-)Argumentierens und Diskutierens hintanzustellen, die wir aus unserer allgegenwärtigen Gesprächs- und Debattenkultur und aus der politischen Bildung verinnerlicht haben – und eine Haltung der Beziehungsaufnahme und gemeinsamen narrativen Erkundung zu pflegen.

Die interessierten Schulen finden sich zumeist über die Schulsozialarbeit und engagierte Schulleitungen beziehungsweise über kundige Ansprechpersonen in den Landesministerien, denen wir uns als Träger des Bundesprogramms »Demokratie leben!« zur Förderung der Demokratieerziehung vorstellen. Cultures Interactive e. V. ist als gemeinnütziger Verein und Träger der Jugendhilfe seit 15 Jahren in Modellprojekten der Rechtsextremismusprävention vorwiegend in Ostdeutschland und Osteuropa tätig und setzt Jugendkulturworkshops, politische Bildung und Gruppenarbeit ein. Die Kolleg:innen in unserem Feld kommen überwiegend aus der politischen Bildung, sind Sozialarbeiter:innen, seit jüngerer Zeit zunehmend auch systemische Berater:innen. Nur der Projektleiter ist Gruppenanalytiker.

Dem Lehrer:innen-Kollegium der Schulen bieten wir eine Informationsveranstaltung und, bei Interesse und wenn das Projektbudget dies zulässt, eine Fortbildung zu unserer Methodik an. Das bereits beschriebene Setting der Gesprächsgruppen[2] weist zwei aussichtsreiche Schnittstellen auf, einmal zum Fachunterricht (siehe im Folgenden) und ein andermal zur kommunalen Jugendhilfe, die z. B. in gezielten Angeboten von Ausstiegshilfe oder anderen psychosozialen Interventionen der Jugend- und Familienhilfe bestehen können. Die allseitige Zusammenarbeit basiert auf dem gemeinsamen Wunsch, besonders in ländlichen Schulen mit hohem Bedarf an Prävention von Rechtsextremismus und Menschenfeindlichkeit wirksam werden zu können – und mittelfristig die ministerial definierten Regelstrukturen der schulischen Bildung und Erziehung für die regelmäßige Arbeit in Gesprächsgruppen zu öffnen.

4 Zur Rekonstruktion des Verlaufs von Gruppensitzungen

4.1 Das Sagen des Unsagbaren I – die Leugnung des Holocaust

Die Verlaufsdynamik einer besonders eindrücklichen Abfolge von zwei Sitzungen einer solchen narrativen Gesprächsgruppe mag das Potenzial dieser demokratiepädagogischen Methode gut verdeutlichen.[3] In einer Gruppe an einer

2 Für weitere Erläuterungen des Settings, siehe den »Evaluationsbericht« auf der Projektseite (vgl. Weilnböck, 2019).

3 Eine englischsprachige Darstellung dieser Sitzungsverläufe ist erhältlich (vgl. Weilnböck, 2019).

ländlichen Oberschule eines östlichen Bundeslands, die sich vergleichsweise offenherzig, einvernehmlich und prosozial verhielt, öffneten sich die 14- bis 15-jährigen Schüler:innen persönlich so rasch und weitgehend, dass sie bereits in der dritten Sitzung auch einige Andeutungen und Aussagen über ihre politischen Einstellungen sowie die ihrer Familien und dörflichen Gemeinden machten. Dies mag ihnen nicht leichtgefallen sein, denn in manchen der Herkunftsgemeinden erfährt die AfD einen Zuspruch von über zwei Dritteln der Bevölkerung; ferner waren in manchen Gruppen dieser Schule Hinweise auf Anschluss an rechtsextreme und Reichsbürger-Milieus zu verzeichnen, einige Schüler trugen verdeckt eiserne Hakenkreuze bei sich, und Fragen des Waffenbesitzes in den Familien wurden Thema. Die schulexternen Gruppenleiter:innen hatten die Teilnehmenden ihrer Gruppe zuvor mehrfach, mitunter beiläufig über ihre prinzipielle Verschwiegenheit versichert, sodass diese im Verlauf des kontinuierlichen Beziehungsaufbaus ein zunehmend gutes Zutrauen in die offene und unvoreingenommene Gesprächssituation, die Verlässlichkeit der Leitung und auch in die Schüler:innen der eigenen Gruppe entwickelten (die eine Hälfte ihrer Klasse abbildete).

So nutzte ein Fünfzehnjähriger bereits die dritte Sitzung, um ohne erkennbaren unmittelbaren Anlass mit dem Brustton der Überzeugung in provokanter Weise den Holocaust zu relativieren. Sehr nachdrücklich brachte er vor, dass »das mit dem Holocaust gar nicht so schlimm war«; auch seien es »bei Weitem gar nicht so viele gewesen« und: »Die Juden wurden ja schon immer verfolgt«; es wäre aber dummerweise so gewesen, dass »Deutschland eben technisch so fortgeschritten war ... Wir hatten dann eben die Gaskammern ... und einer musste es sowieso tun«; und »jetzt hat nur Deutschland den schwarzen Peter dafür« und »bekommt ewig Vorwürfe zu hören«. »Und außerdem, was war mit den deutschen Kriegsgefangenen in Russland? Das waren 270.000, davon kamen nur 5000–6000 zurück, frag dich mal, wieso das so war! ... Aber an der Schule darf man über so was sowieso überhaupt nicht reden.« Woraufhin der junge Mann sich anschickte, die Gruppe auf seinem Handy darüber zu instruieren, wo all das und vieles mehr auf »verbotenen Websites« nachgelesen werden könne.

Diese relativ unvermittelt auftauchende, drastische Äußerung war in dieser Gruppe sicherlich zunächst als Versuch des Fünfzehnjährigen zu verstehen, seinen sozialen Status zu untermauern und die Gruppenleiter:innen weiterhin auf ihre Vertrauenswürdigkeit und Gelassenheit zu prüfen. Die geäußerten Ansichten waren aber erkennbar auch das, was der junge Mann und ein bedeutsamer Teil seines familiär-dörflichen Umfeldes authentisch dachten und sagten. Jedenfalls erhielten die Gruppenleiter:innen hierdurch eine willkommene

Gelegenheit, vermittels narrativer Gesprächsführung über ein zentrales Thema der politischen und historischen Bildung ins direkte persönliche Gespräch und in Beziehung zu gehen und ihre bisherige Arbeit weiter zu vertiefen. Denn keineswegs legten die Gruppenleiter:innen in diesem Moment den Schwerpunkt darauf zu widersprechen, den jungen Mann zurechtzuweisen und die geschichtlichen Fakten ins Feld zu führen sowie persönlich Position zu beziehen, wie dies in solchen Situationen zumeist Impulse und Verfahren von politischer Bildung sind. Dass dergleichen Behauptungen sachlich falsch und in Deutschland auch strafrechtlich bewehrt sind und dass sie selbst nicht dieser Ansicht sind, erwähnten die Gruppenleiter:innen hier eher nebenher, je nach persönlichem Stil und Klärungsbedürfnis der jeweiligen Leiter:in beziehungsweise des jeweiligen Leiters. Auch ließ diese Gruppe nicht den geringsten Zweifel darüber erkennen, welche Haltung das aus dem (groß)städtischen Raum angereiste Team in Fragen der deutschen Geschichte haben würde.

Vielmehr bekundeten die Gruppenleiter:innen dem Jungen in diesem Moment zunächst einmal ihren grundsätzlichen Respekt für die Offenheit, mit der er sich äußerte – und bemühten sich dann sukzessive und behutsam darum, gemeinsam mit der Gruppe den individuellen und sozialen Erfahrungshintergrund dieser Aussage zu erschließen, was die jungen Leute zumeist sehr spannend fanden und gern aktiv vorantrieben. Eine erste, sozusagen gegenprovokative Frage, ob es denn häufiger der Fall wäre, dass er seine Umgebung mit dieser oder ähnlichen Aussagen vor den Kopf stoße, führte zunächst nur dazu, dass der Junge die sachliche Ernsthaftigkeit seiner Aussage unterstrich, vielleicht deshalb, weil er die Frage noch nicht als narrative Einladung zum persönlichen Erzählen verstehen konnte. Die Gesprächsführung der Gruppenleiter:innen war dann im Weiteren in etwa der folgenden Leitlinie verpflichtet: »In Sachen Holocaust bin ich ja nicht deiner Meinung, (was du dir wahrscheinlich selbst schon gedacht hast). Aber erzähl doch mal, wie du dazu kommst – und auch, wer du eigentlich bist. Hast du öfter Gespräche über diese Themen? Erzähl uns doch auch ein wenig von den Menschen, die dir das sagen? Was erlebst du sonst so mit ihnen? Gibt's da auch mal Streit? Stellen sich dir manchmal Fragen? Was erlebst du normalerweise, wenn du so was in der Schule sagst?« Diese Haltung der narrativen Interaktion – die wir manchmal auch eine kritisch-zugewandte Haltung nennen – folgt dem Grundmuster des »Nein-aber-erzähl-doch-mal«; das heißt, sie führt weg von der Ebene der Meinungen, Ansichten und auch der Fakten und versucht sich der Ebene der persönlichen Erfahrung, Erinnerung und Motivationen zu nähern.

Jedoch schien sich der junge Mann zumindest in dieser Sitzung hierauf noch nicht einlassen zu wollen; und in dieser Verhaltenheit erwies er sich jenen anderen Schüler:innen dieser Schule als ähnlich, die ähnliche rechtsextremistische

Einstellungen zeigten und in anderen Gruppen in eher widerständiger und subversiver Weise agierten (vgl. Weilnböck, 2020). Deshalb gingen die Leiter:innen in probater Weise so früh wie möglich dazu über, die Gruppe als Ganzes miteinzubeziehen, die durch die provokante Offerte des Jungen verursachte – und wohl auch bezweckten – Polarisierung und Emotionalisierung aufzunehmen und das Gruppengespräch in die Richtung von narrativen Anknüpfungspunkten zu führen. Dies erwies sich jedoch hier als kaum nötig, da sich diese vergleichsweise vertrauensvolle Gruppe recht rasch selbst ins Spiel brachte und darin von der Leitung mit entsprechenden Fragen unterstützt wurde: »Was könnt denn ihr anderen dazu sagen?«, wobei vor allem die Erfahrungs-/Erlebnisebene und weniger die Meinungsebene angesprochen wird: »Wie geht es euch anderen mit diesen Aussagen? Welche persönlichen Erlebnisse fallen euch dazu ein? Wo trefft ihr sonst noch auf solche Themen/Situationen? Was passiert dann jeweils? Wie verläuft das? Welche Leute sind beteiligt? Was erlebt ihr mit ihnen?« etc.

Hier nun erfolgte eine Reihe von kurzen, oft gleichzeitig und überlappend gesprochenen Beiträgen, die vielfältige Möglichkeiten der weiteren Vertiefung durch narrative Nachfragen boten: Zwei Schüler:innen grenzten sich ab, wobei sie selbst den Fachterminus »Holocaustleugnung« nannten und somit eine gewisse Versiertheit in Diskursen der politischen Bildung erkennen ließen. Ein anderer Junge schien die Aussage des Fünfzehnjährigen differenzieren zu wollen und schloss sich aber ausdrücklich darin an, dass »man in der Schule nicht drüber reden kann«. Ein weiterer teilte den Leiter:innen mit, dass solche Aussagen hier in der Gegend oft zu hören seien, wodurch weitere Möglichkeiten der Schilderung von anderen, neuen Erlebnissituationen entstanden. Zwei andere Schüler:innen sprachen offen und vermittelnd darüber, wie ihr Klassenkamerad »so drauf wäre« und wie man das verstehen müsste (»Das ist eben so sein Ding«). Dieser selbst nahm dann in kurzen Reaktionen Bezug darauf, was die relativ große Einvernehmlichkeit und Gemeinschaftlichkeit dieser Gruppe anzeigte. Tatsächlich wurde konkret auf ein, zwei ähnliche Situationen angespielt, wodurch sich auch hier weitere Möglichkeiten der erfahrungshaltigen Vertiefung anboten.

Allein schon diese selbstmotivierte, eigenständige und gruppendynamische Auseinandersetzung, die die Gruppe hier zusammen mit den schulexternen Leiter:innen anhand dieses historisch-politisch brisanten Themas wie auch über ihren Klassenkameraden führte, und die sie zu assoziierten Erlebnisszenen, Beobachtungen und Überlegungen bringen würde, war pädagogisch sehr wertvoll. Denn dieser eigenbestimmte Verlauf eines narrativ orientierten Gruppengesprächs unterstützte die Erzähl-, Reflexions- und Gesprächsfähigkeit der Schüler:innen wie auch ihre Gruppenfähigkeit; und sicherlich wurden hierbei auch die kognitiven, thematisch-analytischen sowie sozialen, kommunikativen und auch emotionalen Kompetenzen gefördert. Zudem wurde in dieser und späteren Sitzungen das Thema Rechtsextremismus in der Region und in einigen der Familien der Schüler:innen mitunter aus sehr persönlicher Perspektive zum Thema – und eben nicht durch eine geplante Unterrichtseinheit von außen an sie herangetragen.

4.2 Wie man politische Bildung vor ihrem Scheitern bewahrt

Zunächst muss aber unbedingt unterstrichen werden: Vor allem ist es hier gelungen, ein sich sehr häufig ereignendes und nachgerade tragisches Scheitern von politischer Bildung zu vermeiden. Denn mit jener markigen, tatsächlich schockierenden – und in ihrem Inhalt natürlich zu verurteilenden – Äußerung dieses jungen Mannes ist sozusagen der GAU der politischen Bildung passiert, jener größte anzunehmende Unfall, vor dem in der Bildung Arbeitende stets sehr große Furcht haben: Unsagbares und absolut Inakzeptables wurde gesagt. Und als absolut oberste Devise gilt dann stets, dass dieses Unsagbare »unbedingt ausgeräumt« werden muss und so »keinesfalls stehen bleiben« darf, denn den »Anfängen muss gewehrt« werden, zumal die Veranstaltung sonst mutmaßlich Gefahr liefe, in ihr Gegenteil umzuschlagen und zu einer Bühne für rechtsextreme Propaganda zu werden (was hier angesichts der zu befürchtenden Anleitung für »verbotene Websites« verschärft zu erwarten ist). Bei einem solchen GAU haben die Gesprächsleiter:innen zumeist die peinigende Furcht, sozusagen bei Strafe der fachlichen Exkommunikation gegen unverbrüchliche Standards des pädagogischen Handelns zu verstoßen, wenn sie jetzt nicht unnachgiebig einschreiten und im Verhärtungsfall, der dann zumeist unweigerlich eintritt, strenge Sanktionen verhängen. In herkömmlichen Settings der politischen Bildung ist dies mindestens teilweise auch notwendig. Hierbei würde dann aber auch jenes unerbittliche Scheitern des pädagogischen Prozesses eintreten, zu dem es so häufig kommt. – Auch hätte der junge Mann dann in einem Punkt recht behalten: »Aber an der Schule darf man über so was sowieso überhaupt nicht reden.« Diese typische Form des tragischen Scheiterns von politisch bildender Arbeit mit jungen Leuten mit besonderen Herausforderungen konnte hier glücklicherweise verhindert und positiv gewendet werden, was jedoch nur im gesicherten Setting von narrativer Gesprächsgruppenarbeit so umstandslos möglich war.

Wie aber kann diese aussichtsreiche Situation noch weiter vertieft und im Sinne von intensivpädagogischer politischer Bildung genutzt werden? Bisher hat die Gruppe, zusammen mit den externen Leiter:innen, zunächst ihren Status quo in Sachen Holocaustbewusstsein sowie assoziierten Themen, Interaktionsszenen und Erfahrungen eruiert und mit großer Offenheit angesprochen, was schon sehr viel ist – zumal erfahrungsgemäß bereits jetzt auf zunächst unmerkliche Weise die ersten psychoemotionalen Prozesse der Reflexion und Haltungsveränderung bei den Schüler:innen einsetzen. Eine weitere Intensivierung dieser Entwicklungsprozesse kann nun auf vielen Wegen durch die bereits angeführte Gesprächsführung des narrativen Nachfragens angestoßen werden (siehe oben: »Vergleichbare Situationen/Erlebnisse?«, »Welche Personen sind beteiligt?«, »Was sonst erlebt man mit ihnen?« »Was sagen die Lehrer:innen?«, »Wie geht es euch damit?« etc.). Denn jede dieser Fragen würde zu sachrelevantem Austausch von persönlichen Erfahrungen, Beobachtungen und Überlegungen führen, zu denen es ansonsten in der Schule kaum kommen würde, weder im Unterricht noch im informellen Schüler:innengespräch.

In dieser Sitzung entschließt sich eine:r der Leiter:innen jedoch zu folgender narrativen Nachfrage, die keinen der genannten Wege geht, sondern sich persönlich und direkt an den jungen Mann richtet: »Wenn ich dir so zuhöre, wie du über den Holocaust sprichst, frage ich mich vor allem, ob du denn möglicherweise ein grausamer Mensch bist. Was meinst du? … Kannst du mir vielleicht eine Situation aus deinem Leben erzählen, wo du sagen würdest, ja, da war ich grausam – und manchmal bin ich ein grausamer Mensch?« Und weil das Ende der Sitzung bereits kurz bevorstand, öffneten die Leiter:innen diese Frage auch für alle anderen und gaben sie der Gruppe als Wochenaufgabe auf den Weg: »Denkt doch alle bis nächste Woche darüber nach, ob ihr schon mal so ähnliche Sachen wie euer Mitschüler über die Zeit des Nationalsozialismus gesagt habt … oder gehört habt – und, unabhängig davon, ob ihr manchmal grausame Menschen seid und welche Situationen es dazu vielleicht zu erzählen gibt!«

4.3 Das Unsagbare II – das Familientableau hinter der Holocaustleugnung

In der Folgesitzung zeigte sich, dass einige der Schüler:innen die Wochenaufgabe tatsächlich beherzigt hatten, was nicht immer geschieht. Auch ergaben sich Hinweise darauf, dass sich die Schüler:innen seither in ihren informellen Kontakten (Hofpausen, Zwischenzeiten, auch außerhalb der Schule) untereinander über die Themen der Gruppe ausgetauscht und dabei auch die Wochenaufgabe besprochen hatten. Jedenfalls berichteten der Fünfzehnjährige und zwei Mitschüler:innen, sie hätten darüber nachgedacht und seien zu dem Schluss gekommen, dass sie nicht grausam wären. Denn sie könnten sich an keine entsprechenden Situationen erinnern. Was ihnen aber auffiel, sei, dass sie wohl »sowieso nicht so starke Gefühle« hätten, sondern manchmal eher »gefühllos« wären.

Überhaupt hat sich im Gruppengespräch sowohl thematisch als auch hinsichtlich der Stimmung eine sehr große Veränderung gegenüber der letzten Sitzung ergeben. Diese hatte ja einen überwiegend provokanten und ausgelassenen Charakter - bis dahin, dass der Fünfzehnjährige die »verbotenen Websites« zeigen wollte (was freilich mit dem Hinweis unterbunden wurde, dass in den Gesprächsgruppen alles gesagt, aber nichts Rechtswidriges getan werden dürfe). Demgegenüber war die jetzige Folgesitzung, in der die jungen Leute das Thema der Grausamkeit aufnahmen, eher besinnlich. Auch wurde dann zur Überraschung der Leitungen viel über Tod und Sterben - und auch ein wenig über Traurig-Sein - gesprochen, ohne dass zunächst erkennbar war, wie es in der Gruppe zu diesen Themen gekommen war (die jedoch mit den Themen Holocaust und Grausamkeit durchaus korrespondierten, zumal durch sie die Wochenaufgabe angestoßen worden war). So sprach die Gruppe über verschiedene Erlebnisse von Sterbefällen aus den Familien, aber auch über das Sterben von Tieren, sei es auf den landwirtschaftlichen Höfen oder von Haustieren. Auch hier wurde deutlich, dass bedeutungsvolle informelle Gespräche unter den Schüler:innen dem Gruppentreffen vorausgegangen waren.

Auf diesem Wege des freien, vorwiegend in selbstbestimmter Gruppendynamik erfolgenden Gesprächs kam es dann zu einer sehr bemerkenswerten Äußerung jenes Fünfzehnjährigen, der in der vorangehenden Sitzung in erkennbar rechtsextremistisch unterlegter Weise den Holocaust geleugnet hatte und aufgrund dessen es zur Frage der Grausamkeit gekommen war. Nachdem nämlich die Gruppe erstaunlich rasch den Modus der narrativen, erzählenden Kommunikation begriffen und übernommen hatte (was bei jungen Leuten oft der Fall ist), erzählte der Fünfzehnjährige jetzt darüber, wie es war, als die Großmutter väterlicherseits starb, die mit im elterlichen Haus im heimischen Dorf gelebt hatte. Denn sein Vater hatte »darüber keine Miene verzogen« und hatte »tags darauf ganz normal sein Ding gemacht und den Hof gefegt«. Der Junge berichtete dies hier im Zusammenhang des von ihm und zwei Mitschüler:innen eingebrachten Themas der Gefühllosigkeit - und somit als Antwort auf die Wochenaufgabe (die von seiner Holocaustleugnung herrührte). Diese Erzählung führte ihn dann jedoch zu einer sehr nüchternen, gleichwohl erschütternden Feststellung. Zuletzt nämlich sagte er, er sei zutiefst davon überzeugt, dass seine Eltern »wohl nicht traurig wären, wenn er sterben würde«.

In diesem Moment des Gruppenprozesses kam der junge Mann, umgeben von der Hälfte seiner Klassenkamerad:innen, also dahin, dass er in äußerlich relativ ungerührter, aber sehr ernsthafter Weise eine persönliche Einschätzung vorbrachte, die eigentlich abgrundtief traurig war - dass nämlich seine Eltern über seinen Tod wohl nicht traurig wären. Dies sind Vorstellungen, die der Jugendliche zuvor mutmaßlich noch nie ausgesagt hatte und die ihm wahrscheinlich auch noch nicht mit großer Klarheit bewusst gewesen waren. Ermöglicht wurde dies durch einen Prozess, der bisher lediglich drei wöchentliche Sitzungen umspannte, jedoch auch die zahlreichen informellen Zwischenzeiten, die die Klassenkamerad:innen täglich miteinander verbringen. Einen ersten Kulminationspunkt fand dieser Prozess bereits in der plakativen Holocaustleugnung, der die Leiter:innen unaufgeregt Raum geben konnten und mit der der Junge wohl auch die Vertrauenswürdigkeit dieses ihm völlig unbekannten Settings erprobte. Dies führte zu einem engagierten und aufrichtigen Gruppengespräch und dann zu der Frage nach einer möglichen persönlichen Grausamkeit des jungen Mannes sowie von anderen Teilnehmenden, die dann zunächst die entsprechende Wochenaufgabe des Nachdenkens über Grausamkeit ermöglichte. Daraus wiederum ergaben sich die Selbstbeobachtungen über Momente der eigenen emotionalen Gefühllosigkeit, die Erinnerungen an Momente der Gefühllosigkeit seitens der Eltern, insbesondere gegenüber den Themen Sterben/Tod, zum Vorschein brachten. Hier schloss sich auf Gruppenebene ein allgemeines Gespräch über Tod, Sterben und Gefühllosigkeit an; und dies führte den jungen Mann dann zu seiner Einschätzung, dass seine Eltern seinen Tod nicht bedauern würden. Ausgangspunkt war, wie gesagt, ein Moment der Leugnung des Holocaust.

Dass über all diese Vorstellungen, Erlebnisse und Ansichten offen und vertrauensvoll gesprochen werden konnte (zumal in einer Institution, von der gesagt wurde, man dürfe hier »über so was sowieso überhaupt nicht reden«), wird für die Persönlichkeits- und Kompetenzentwicklung jede:r und jedes Einzelnen in der Gruppe von großem Wert gewesen sein. Ferner werden hiermit auch die schulischen Lernzielbereiche der intellektuellen, emotionalen und sozialen Kompetenz erfüllt, während die dabei berührten Sachverhalte auch für die konkreten Lehrplaninhalte von Fächern wie Geschichte und politische Bildung relevant sind, sodass z. B. Fachlehrstunden zum Thema Holocaust und Holocaustleugnung oder ein regionalgeschichtliches Projekt dort rein thematisch anknüpfen können.

Diese pädagogische Wirkung kann dann durch die Leiter:innen noch vielfältig vertieft werden. So können die Leiter:innen in der obigen Situation zunächst einmal die Reaktion von aufmerksamen und solidarischen Mitmenschen zeigen und darin auch ein Beispiel für empathische Präsenz geben: »Oh, das mit deinen Eltern tut mir leid. Das fühlt sich bestimmt nicht gut an, wenn man das denkt.« Hieran mögen sich weitere Nachfragen oder Bemerkungen und Erlebnisse des jungen Mannes oder der anderen Jugendlichen aus der Gruppe anschließen. Die genauere Reflexion kann noch zusätzlich angestoßen werden durch Bemerkungen wie: »Irgendwie wundert es mich jetzt auch nicht mehr so stark, dass du manchmal Dinge sagst, die so grausam sind, und das gar nicht zu bemerken scheinst.«

Freilich kann ein:e authentische Gruppenleiter:in aus dem Bereich der politischen Bildung auch noch direkter sagen, was sie:er vielleicht spontan denkt: »Ich hatte gerade die Idee, dass du vielleicht deshalb all diese eher rechtsextremen und grausamen Dinge sagst, weil da diese Sache der ›Gefühllosigkeit‹ bei dir und deinen Eltern ist – und teils auch bei euch anderen hier in der Gruppe und Klasse. – Hat denn jemand anders hier Ähnliches erlebt?« Ferner: »Und was die Grausamkeit angeht, es gibt da ja einiges an Grausamkeit an der Schule und hier in der Region, was wir inzwischen so gehört haben. Wollt ihr mehr darüber erzählen?« Wenn es dann der Gruppe beziehungsweise Einzelnen in ihr intuitiv gelingt, psychologische Zusammenhänge zwischen Grausamkeit, Holocaustverleugnung, familiärem Beziehungsgeschehen sowie politischen Themen der Region und der Regionalgeschichte zu erkennen (Übergriffe von grausamen Vätern, emotionale Unterversorgung von Kindern/Söhnen, regionaler Rechtsextremismus/Regionalgeschichte etc.) – und man sollte Schüler:innen in ihrer intuitiven psychologischen Intelligenz nie unterschätzen! –, dann würde die pädagogische Wirksamkeit dieses Gesprächsverlaufs maximal verstärkt werden.

Für den weiteren Verlauf der späteren Gruppensitzungen wird es jedenfalls kaum überraschen, dass das Thema der Grausamkeit dort auch später immer wieder auftauchte – und zwar auch in ansatzweisen, vorsichtigen Gesprächen über einige Väter, »die rechts sind« und mitunter auch grausam.

5 Der große Bedarf in den Regelstrukturen von Schule und Erziehung

Aus der Perspektive der politischen Bildung beziehungsweise Extremismusprävention betrachtet, wird man jedenfalls davon ausgehen können, dass in dieser Gruppe die derzeit größtmögliche Wirkung erreicht worden ist, die bei jungen Leuten im Einwirkungsbereich eines milieu- und familiär bedingten rechtsextremistischen Umfelds überhaupt erzielt werden kann. Dies mag insbesondere für jenen Fünfzehnjährigen zutreffen, von dem man, trotz seines Umfeldes, berechtigt erhoffen darf, dass er die Muster der Holocaustleugnung in Zukunft nicht mehr so einfach oder überhaupt nicht mehr aufnehmen wird. Denn er – und die Gruppe seiner Mitschüler:innen um ihn – wird sich stets auch an die Gespräche über Grausamkeit, Gefühllosigkeit und seine Vermutung über seine mutmaßlich gefühllosen Eltern erinnern.

In der gruppenanalytischen Gesamtschau auf diese zwei Sitzungen kann festgestellt werden, dass gewissermaßen der eine Moment des Sagens von mutmaßlich Unsagbarem den anderen hervorgebracht zu haben schien – die Holocaustleugnung einerseits und das Erkennen von Gefühllosigkeit in der eigenen Familie und bei sich selbst andererseits. Dies erbrachte eine pädagogische Lösung von großer Wirkungskraft, der prinzipiell auch ein sozialpädagogischer/-therapeutischer Impuls für die Region als solche innewohnt. Jedoch, das eine wäre ohne das andere nicht möglich gewesen – und wer das eine Sagen des Unsagbaren aus politischen Rücksichten und Ängsten nicht erlauben möchte, muss wissen, dass man das andere Sagen und dessen sozialtherapeutische Tiefenwirkung nicht wird erwirken können.

Für unsere erzieherische Verantwortung gegenüber den jungen Menschen, zumal in (rechts)extremistisch belasteten Regionen und Sozialmilieus, müssen wir hieraus die wichtige Schlussfolgerung ziehen, dass schulische Bildung und Erziehung immer auch erfordert, einen Raum der maximalen Sagbarkeit, Unvoreingenommenheit und Beziehungsoffenheit bereitzustellen, in dem die jungen Leute alles zum Ausdruck bringen können, was sie bewegt. Denn das jeweils Unsagbare – sei es das Dreiste, Provokante, politisch Schockierende oder sei es das Persönlich-noch-nicht-Sagbare, weil Unbewusste – will und muss offensichtlich stets gesagt werden. Und wenn dies unterbunden bleibt, stocken Erziehung und Bildung und die Dinge können leicht eine Tendenz zum »Grausamen« und Extremistischen annehmen. Das intensivpädagogische Verfahren der narrativen Gesprächsgruppen kann ermöglichen, dass dieses gemeinsame Erschließen des Noch-nicht-Sagbaren auch in Schule und Erziehung erfolgen kann – zumal in freiheitlichen, sich selbst schützenden demokratischen Gesellschaften.

Was derzeit aber noch aussteht, ist, dass sich schließlich ein Landesbildungsministerium findet, das diese narrativen Gesprächsgruppen in die Regelstrukturen des schulischen Unterrichts aufnimmt, wobei gegebenenfalls die Zusammenarbeit mit einer Fachhochschule des Landes für die Aus- und Fortbildung der Leiter:innen hinzukommen kann. Der deutschen Bildungslandschaft – und dem Schutz des demokratischen Verfassungsstaates – könnte hierdurch ein notwendiges und nachhaltig wirksames demokratiepädagogisches Instrument erwachsen.

Auf einen Blick:
Die Systeme der schulischen Bildung benötigen ein grundlegend neues pädagogisches Element, um Schüler:innen aus allen sozialen Milieus in der Entwicklung einer soliden Demokratiefähigkeit und menschenrechtlichen Grundhaltung zu unterstützen. »Extremistische« beziehungsweise demokratie- und menschenfeindliche Subkulturen unter Jugendlichen unterstreichen diesen Bedarf.

Ein gruppenanalytisch orientiertes Gesprächssetting – wie das der »narrativen Gesprächsgruppen an Schulen« – kann dieses neue, intensivpädagogische Element sein. Denn hier werden die häufig unterschätzten demokratischen Grundfähigkeiten geschult:

- ein respektvolles, engagiertes und vertrauensvolles Gespräch miteinander zu führen;
- persönlich Erlebtes zu erzählen, mitzuteilen und zu bearbeiten;
- dies in vollkommen themen- und ergebnisoffenen Gruppensituationen zusammen mit unterschiedlichen anderen jungen Menschen zu tun;
- in der Gruppe mit größtmöglicher Unvoreingenommenheit aufmerksam aufeinander zu werden und in gruppendynamische vernetzte Beziehung zu treten;
- Aufrichtigkeit untereinander und gegenüber sich selbst zu praktizieren;
- besser mit den eigenen Gefühlen und Unsicherheiten umzugehen sowie mit den Gefühlen und Unsicherheiten von anderen;
- Meinungsverschiedenheiten und Konflikte frei von Abwertung und Hass zu verhandeln.

Eine lebendige und resiliente demokratische Gesellschaft bedarf dieser Fähigkeiten, um über alle Polarisierungsgräben hinweg im Gespräch zu bleiben, gerade auch mit denjenigen, die vom eigenen sozialen Umfeld und Meinungsbild am weitesten entfernt scheinen.

Literatur

Cultures Interactive e. V. (2020). Good practices in preventing intolerance, discrimination, and group hatred in Central and Eastern Europe. https://www.ceepreventnet.eu/publications.html (Zugriff am 31.03.2022).

Weilnböck, H. (2019). Intensivpädagogische politische Bildung – Narrative Gesprächsgruppen an Schulen im ländlichen und kleinstädtischen Raum. https://cultures-interactive.de/de/das-projekt-narrative-gespraechsgruppen.html (Zugriff am 31.03.2022).

Weilnböck, H. (2020). Rekonstruktive Fallbeschreibung des Verlaufs der Gruppensitzungen der »Alpha«-Gruppe. https://cultures-interactive.de/files/publikationen/Fachartikel/2020_Weilnboeck_Rekonstruktion%20Gruppenverlauf%20Alpha-Gruppe.pdf (Zugriff am 31.03.2022).

Das Spielen

Über das Spielen

Dietlind Köhncke

Kinder müssen spielen, um sich zu entwickeln, aber das Spielen ist für sie kein Muss, sondern eigener Antrieb, eigenes Wünschen und Wollen. Sie spielen Fangen und andere Bewegungsspiele, sie probieren und gestalten Rollen, sie beleben Gegenstände, sie erproben in der Peergroup die ungeschriebenen Regeln der Gemeinschaft. Wenn dies längere Zeit darniederliegt, wie während der Pandemie in den Jahren 2020/21, hat das Auswirkungen auf ihr Wohlbefinden, ihre Vitalität, ihr Sozialverhalten.

Während des Lockdowns im Winter 2020/21 litten die Kinder und Jugendlichen unter einem Mangel an Bewegung, Spiel und Sozialkontakten in der Peergroup. Kinderärzt:innen und Jugendlichentherapeut:innen beobachteten eine Zunahme an Verhaltensauffälligkeiten. »Kein Wunder«, sagte der Chef der Kassenärztlichen Bundesvereinigung, Andreas Gassen, »wenn sie über Wochen keine anderen Kinder zum Spielen und keine strukturierten Tage mehr haben« (aus »News« der Tagesschau am 30.01.21).

Kinder- und Jugendlichenpsychotherapeuten:innen wissen, wie essenziell das Spielen für die Entwicklung und das Wohlbefinden ihrer Klientel ist, und nutzen das in ihren Gruppen. Sie werden dies umso besser können, je mehr sie selbst einen eigenen Zugang zum Spielen haben (Winnicott, 1971, S. 49). Sie können dadurch die Ressourcen und Veränderungschancen, die im Spiel enthalten sind, in sich selbst entdecken und sich zugleich empathisch in die Kinder und Jugendlichen hineinversetzen. Im Curriculum der Ausbildung zu Kinder- und Jugendlichengruppentherapeut:innen steht denn auch, dass die Eröffnung von Spielräumen und die Spielfähigkeit zu den Schlüsselqualifikationen gehören. Was wäre, um hierzu einen Zugang zu gewinnen, geeigneter als die eigene Gruppenselbsterfahrung?

Eine Vorstellung vom Spielen gehört zum Alltagswissen, das wir aus den Kindertagen bis ins Erwachsenenleben gesammelt haben. Wir wissen, dass Spielen spannend ist und Freude auslöst, dass man darüber die Zeit vergessen kann, dass es Mitspieler:innen braucht, dass es Spielregeln und mit ihnen auch Spielverderber:innen gibt. Aber obwohl wir das alles wissen, lohnt es sich doch, einen genaueren Blick auf das Spiel zu werfen, um seine Facetten und sein Potenzial, seine Komplexität und Wirksamkeit zu verstehen, dadurch Anregungen für das eigene Spielverhalten zu bekommen und zu überlegen, ob und wie man in der Gruppenselbsterfahrung davon profitieren könnte. Das soll im Folgenden versucht werden.

1 Komm, tanz mit mir! Spielen als Bewegung

Das Wort »Spiel« lässt sich auf das althochdeutsche und mittelhochdeutsche »spil« zurückführen und bedeutet dort »Tanz« oder »sich schnell und freudig bewegen« (Mackensen, 1966, S. 328; Kluge, 2002, S. 865). Tanzen als rhythmische Bewegung im freudigen Miteinander ist also, auch wenn uns das nicht bewusst ist, in das Wort eingeschrieben, und zwar sowohl als natürliches wie auch als kulturelles Phänomen. Der natürliche, angeborene Drang, sich zu bewegen und dies als lustvoll zu erleben, wird mitgenommen in den Tanz, in dem in rhythmischer Abstimmung das Miteinander gestaltet wird, das Natürliche sich mit dem Kulturellen verbindet. Und dies auch schon in früher Zeit in einer Gruppe, in der es einen »spiliman«, einen Vortänzer gab, der die Spielregeln des jeweiligen Tanzes vermittelte.

Auch in der Tierwelt mutet die spielerische Bewegung manchmal wie ein Tanz an. So berichtet der amerikanische Spielforscher Stuart Brown vom Spiel zweier Grizzlybären in der Wildnis von Alaska, die einen regelrechten Tanz aufführten. Mit zurückgelegten Ohren, geweiteten Augen, geöffnetem Mund gingen sie aufeinander los, umkreisten sich, machten Pirouetten, lehnten sich aneinander, Kopf an Kopf, Körper an Körper, Pfote an Pfote (Brown, 2009, S. 28).

Die tiefere Bedeutung des Zusammenhangs zwischen Bewegung und Spiel nimmt der Philosoph Hans-Georg Gadamer in den Blick. Das Spiel als Bewegung sei, so sagt er, ein freies, sich wiederholendes Hin und Her, das keinen anderen Zweck verfolge als diese Bewegung selbst. »Die Freiheit der Bewegung [...] schließt ein, dass diese Bewegung die Form der Selbstbewegung haben muss. Selbstbewegung ist der Grundcharakter des Lebendigen. Was lebendig ist, hat den Antrieb der Bewegung in sich selbst, ist Selbstbewegung. Das Spiel erscheint nun als eine Selbstbewegung [...], die sozusagen ein Phänomen des Überschusses, der Selbstdarstellung des Lebendigen, meint« (Gadamer, 1998, S. 30).

Auch die Säuglingsforscher Janus und Mechthild Papoušek heben die Bedeutung der Eigenaktivität hervor. Das frühkindliche Spielen wird als spontanes, selbst initiiertes Lernen gesehen, das gesteuert ist von Neugier, Eigenaktivität, Selbstwirksamkeit, Explorationsbedürfnis und als Integrieren von Erfahrungen: »Beim selbstgesteuerten Spiel wird das Kind von der Entwicklungsdynamik seiner reifenden motorischen und integrativen Fähigkeiten geleitet« (Papoušek, 2003, S. 32). Die damit zusammenhängende Exploration wiederum ist die Grundlage allen Lernens.

Das Spiel als Selbstbewegung, also Bewegung aus eigenem Antrieb und frei von einem bestimmten Zweck, ist offensichtlich als etwas Natürliches angeboren und wird von Mensch und Tier geteilt. Die kanadische Forschungsgruppe um Jan Panksepp zählt das Spiel sogar zu den positiven angeborenen Basisaffekten, die von einem Such-Belohnungssystem angetrieben werden, also Neugier und Exploration stimulieren und dies mit Freude belohnen (Schultz-Venrath, 2011, S. 117).

Aber obwohl unmittelbar zweckfrei, hat das Spielen doch einen »höheren«, den Spielenden nicht bewussten evolutionsbiologischen Sinn, indem es zur Entwicklung der Fähigkeiten, die zum Anpassen an die Umwelt und zum Überleben gebraucht werden, beiträgt. Indem Jungtiere spielen, erlernen sie die Fähigkeit zum Beutemachen, sie testen die Rangordnung und eruieren die Grenzen der Sozialverträglichkeit ihres Verhaltens innerhalb der eigenen Spezies. Aber sie machen keine Beute, sie verteidigen kein Revier und auch die Regelung der Rangordnung ist kein Spielmotiv. Und indem Kinder spielen, entwickeln sie sich körperlich, geistig und seelisch und machen Erfahrungen mit dem eigenen Sozialverhalten. Die Spielenden selbst verfolgen jedoch grundsätzlich keinen direkten Zweck außer dem des Spielens selbst. Der Mensch vermag bis ins hohe Alter zu spielen, während bei Tieren das Spielen mit dem Erwachsenwerden aufhört. Denn Tiere spielen nur im Schutz der elterlichen Fürsorge, wohingegen der Mensch den Rahmen für das Spielen selbst gestalten kann.

2 Beide Hände reich ich dir: Spielen als Interaktion

Spielen ist zudem ein wechselseitiger Prozess. Spielen verlange immer nach Mitspielen, sagt Gadamer, es sei ein »kommunikatives Tun« (Gadamer, 1998, S. 31). So sieht es auch Panksepp, der das Spiel als »angewiesen auf Responsivität« betrachtet (zit. nach Brown, 2009, S. 62). Aus der Perspektive der Bindungsforschung ist die spielerische Exploration nur im Rahmen einer sicheren Bindung möglich (Bowlby, 1969).

Wie stattdessen der etymologische Ursprung des Wortes »Spiel« gezeigt hat, ist Spiel immer auch ein Spielen miteinander, und das schon in der frühen Kindheit. Es ist interessant, dass sowohl der Körpertherapeut George Downing als auch der Säuglingsforscher Daniel Stern die frühe Interaktion zwischen Mutter und Kind ohne einen etymologischen Bezug ebenfalls als einen Tanz bezeichnen. Für sie ist das Spiel im rhythmischen Miteinander ein »Tanz der Interaktionen« (Downing, 1996, S. 147; Stern, 1979, S. 107). Spielen ist also immer ein Spielen mit einem oder mehreren anderen und zudem ein wechselseitiger Prozess. Spielen verlange immer nach Mitspielen, sagt Gadamer, es sei ein »kommunikatives Tun« (Gadamer, 2005, S. 31).

Das Spielen beginnt also schon in frühester Kindheit zunächst in der Interaktion zwischen den ersten Bezugspersonen und dem Säugling und setzt sich in der Peergroup fort. Wir wissen heute aus den videogestützten Interaktionsanalysen der frühen Mutter-Kind-Beziehung, dass das gelingende dyadisch strukturierte Spiel einer intuitiv abgestimmten Choreografie folgt. So gibt es z. B. im frühen körperbezogenen Spiel einen ritualisierten Ablauf mit vielen Wiederholungen, mit gemeinsam durchlebtem und vom Baby bald antizipiertem Spannungsablauf, der sich im gemeinsamen Vergnügen entlädt und in eine Erholungsphase einmündet. Dabei ist es gar nicht so entscheidend, dass das Spiel immer harmonisch verläuft. Es kann durchaus auch jäh gestört und unterbrochen werden. Wichtig ist nur, dass es dann eine Phase des »reparing« gibt, in der die Harmonie wiederhergestellt wird. So beschreibt der Interaktionsforscher Tronick in seinem Modell der *wechselseitigen Regulation*, dass die Bezugsperson-Kind-Interaktion einem oszillierendem Wechselspiel aus gegenseitiger Anpassung und gegenseitigem Verpassen folgt (Tronick, 2007). Hier wird die Basis für die Unterscheidung zwischen Gemeinsamkeit und Getrenntsein gelegt. Auf eine kurze schmerzliche Erfahrung der Trennung folgt die Wiedervereinigung. Unter Stress – und Trennung ist Stress – wird das Bindungssystem aktiviert und genau dies ist die Basis dafür, dass wir lernen, Trennungen zu ertragen.

Studien zur Mutter-Kind-Interaktion zeigen, dass depressive Mütter mit den Kindern weniger spielen als gesunde Mütter, sie können z. B. das Kind viel weniger imitieren und dessen Ausdruck markieren, ihr Interaktionsstil ist kaum stimulierend, zurückgezogen, intrusiv und wenig sensitiv beziehungsweise responsiv (Field, 2010) und sie haben nur geringe verbale und spielerische Interaktionen mit ihren Kindern (Righetti-Veltemam, Bousquet u. Manzano, 2003).

Man kann also schon im frühen Alter studieren, wodurch die Spielfähigkeit des Kindes gestört wird, und daraus ableiten, dass die Wiederherstellung der Spielfähigkeit ein therapeutisches Ziel ist, und das sowohl in der Kinder- und Jugendlichenpsychotherapie als auch in der Gruppenselbsterfahrung Erwachsener.

3 Spielen als sinnlich-symbolische Kommunikation

Wir wissen heute, dass Veränderungen weniger durch Bewusstwerdung und kognitives Verstehen in Gang kommen, sondern durch das, was auf den Ebenen vorsprachlicher Kommunikation geschieht und durchlebt wird, was zugleich einschließt, dass nicht alles ins Bewusstsein gelangt. Diese präverbale Kommunikation meint zum einen die Ebene des prozeduralen Unbewussten als Körpergedächtnis und zum anderen die sinnlich-symbolische Kommunikation, ein Begriff, den Alfred Lorenzer geprägt hat. Hierbei geht es um die Ebene zwischen dem Körpergedächtnis und dem bewussten deklarativen Wissen (Lorenzer, 1992, S. 161). Auf dieser Ebene, zu der auch das Spiel gehört, bahnen sich, so Lorenzers Auffassung, die Veränderungen an. Die kognitive, sprachlich vermittelte Einsicht kann nur befestigen, was vorher auf der vorsprachlichen Ebene sinnlich-symbolischer Kommunikation, zu denen er auch das Spiel rechnet, ausgelöst wurde und uns oft staunen lässt, dass sich etwas verändert hat und wir nicht genau sagen können, warum. Auch schon Foulkes maß der nonverbalen Kommunikation, vor allem der Mimik und Gestik eine große Bedeutung zu, hat sie selbst aber theoretisch nicht weiterverfolgt.

Das, was Lorenzer im psychoanalytischen Diskurs entwickelt hat, wird inzwischen auch durch die Neurowissenschaften untermauert. In seinem Buch »Rettet das Spiel«, berichtet der Neurobiologe Gerald Hüther, dass man in Kernspintomografien sehen kann, dass die Nervenzellverbände im Bereich der Amygdala, also des Zentrums, in dem die Angst mobilisiert wird, während des Spiels eine verminderte Aktivität zeigen. Das heißt, dass wir beim Spielen die Angst verlieren. Zugleich zeigt sich im Gehirn eine gesteigerte Aktivität zur Bildung neuer neuronaler Verbindungen, durch die die Herausforderungen des jeweiligen Spiels gemeistert werden können. Genau dies ist die Grundlage für kreative Ideen und Einfälle. Denn nichts anderes ist Kreativität als die Fähigkeit, ungewohnte neue Verbindungen herzustellen beziehungsweise sich herstellen zu lassen. Je komplexer die Herausforderung, desto komplexer die neuen Vernetzungen. Zugleich wird mit jeder Lösung auch das Belohnungssystem befeuert und das bedeutet das Erleben von Freude (Hüther, 2018, S. 19 f.). Von Verknüpfungen spricht auch Stuart Brown. Er sagt, dass im Spiel Stammhirn, limbisches System und Cortex vernetzt werden, also Bewegung, Gefühle und Gedanken sich verbinden (Brown, 2009, S. 62).

4 Gruppenanalytisches Setting und das Spielen im Als-ob-Modus

Auch wenn in der Gruppenanalyse das Spiel keine oder kaum eine Rolle spielt, so kann man doch nicht sagen, dass es gar keinen Platz hat. Im Gegenteil: Es lässt sich eine Reihe von spielerischen Elementen aufzeigen, die faktisch eine große Rolle spielen.

So ist es für die Entwicklung der Spielfähigkeit wichtig, dass Schutz und Sicherheit geboten werden, damit ein Spielraum entstehen und Vertrauen wachsen kann. Dies wird im gruppenanalytischen Setting gewährleistet. Nicht umsonst haben in der Gruppenanalyse Rahmen und Setting eine so hohe Bedeutung. Dazu gehören eine feste Zeit, ein Ort, verlässliche Teilnahme, Vertraulichkeit, Verzicht auf Gewalt. Hier wirken die Institution, die Leitung und die Gruppenmitglieder zusammen. Gruppenanalytiker:innen wissen allerdings, dass auch dies als Prozess zu verstehen ist, denn Vertrauensbildung stellt sich nicht allein durch die Bereitstellung eines Settings her, sondern wird von der Gruppe immer wieder hinterfragt und geprüft. Ein weiteres spielerisches Element ist, dass in der gruppenanalytischen Gruppe kein bestimmter Zweck wie z. B. in einer Arbeitsgruppe verfolgt wird, sondern sich jede:r im Rahmen der Regeln dem Prozess überlässt. Dass wir dies mit den anderen in der Gruppe erleben, weil Spiel immer etwas Geteiltes ist, bewirkt die von Johan Huizinga so benannte gemeinschaftsbildende Wirkung des Spiels (Huizinga, 2009, S. 22). In der Gruppenanalyse sprechen wir von Kohäsionsbildung, die als einer der wichtigsten Wirkfaktoren der Gruppenanalyse gilt, weil sie als alternative Erfahrung das Gefühl der Zugehörigkeit auslöst und damit ein elementares Bedürfnis befriedigt.

Indem die Teilnehmer:innen lernen, regelmäßig an der Gruppe teilzunehmen, die eigenen Gefühle und Gedanken einzubringen, auf Gewalt zu verzichten und alles Geschehen in der Gruppe vertraulich zu behandeln, kann ein Prozess entstehen, der von dem Alltagsgeschehen außerhalb der Gruppe abgekoppelt ist und eine Kommunikation im Als-ob-Modus ermöglicht, der eindeutig dem Spiel zugerechnet werden muss.

Damit in der Gruppe eine spielerische Kommunikation im Als-ob-Modus ermöglicht wird, braucht es also einen sicheren Rahmen. Aber auch umgekehrt ist es die Kommunikation im Als-ob-Modus, die Sicherheit und Vertrauen schafft. Im Tierreich, in dem die jungen Tiere im Schutze der erwachsenen Tiere spielen, können wir das »Als ob« in den Gesten und im »Spielgesicht« beobachten, mit denen Säugetiere spielerische Interaktionen einleiten: geöffneter Mund, geweitete Augen, kein verletzendes Verhalten. Diese Aufforderungen zum Spiel bedeuten immer: Ich tue dir nichts, ich will nur spielen. Indem im gruppenanalytischen Setting die Teilnehmer:innen Face to Face im Kreis sitzen, dadurch die verletzlichen Teile des Körpers zeigen, drücken sie ebenfalls aus, dass sie in friedlicher Absicht da sind und sich aufeinander einlassen wollen.

Indem die Gruppenmitglieder aufgefordert werden, alles zu sagen, was ihnen durch den Kopf geht, was ihnen einfällt, sie also zur freien Assoziation ermutigt werden, wird ein Spielangebot gemacht und zum Eintreten in den Als-ob-Modus eingeladen. Es wird kein Ziel formuliert, es wird kein Zweck außer dem des

Assoziierens genannt, es wird keine Aufgabe gestellt, die zu einem Ergebnis führen soll, es werden keine Urteile gefällt, alles ist offen und zugleich bewegt, denn assoziieren bedeutet ja, der Bewegung des eigenen Denkens und Fühlens nachzuhorchen, das Gedachte und Gefühlte aus sich herauszustellen und in die Gruppe zu bringen. Wichtig für den Als-ob-Modus ist zudem, dass im Unterschied zum Alltag das, was die Teilnehmer:innen kommunizieren, keine Konsequenzen hat. Das Spiel, zu dem also indirekt aufgefordert wird, verlangt eine Haltung des Geschehen-Lassens, des Nichtkontrollierens, das die Regression begünstigt und dem Unbewussten einen Raum gibt.

Winnicott spricht hier vom »intermediären Zwischenraum«, einem Raum zwischen der inneren und der äußeren Welt, in dem es um symbolisches Handeln geht, das außerhalb des gewöhnlichen Lebens steht und einen doch emotional vollkommen in Beschlag nimmt (Winnicott, 1995, S. 121 f.). Diese starke emotionale Beteilung sichert, dass wir das, was geschieht, als real wahrnehmen, auch wenn unser Verstand uns sagt, dass das, was im Hier und Jetzt der Gruppe geschieht, zwar an frühere Situationen erinnert, aber nicht identisch ist mit dem damals real Erlebten.

Dass aber beides gleichzeitig sein kann, hat seinen entwicklungspsychologischen Grund in der Zeit, in der das Kind das Symbolspiel entdeckt. Das Symbol steht für etwas anderes, ist aber nicht das andere. Das Kind, das allein, z. B. mit Stofftieren oder mit anderen »Vater, Mutter, Kind« spielt, weiß, dass das nur ein Spiel ist, und erlebt es doch emotional so beteiligt, dass ihm Leben und dadurch sinnliche Präsenz eingehaucht wird. Es befindet sich spielend im Als-ob-Modus, der beides enthält: die Gewissheit des Realen, gewonnen durch eine starke emotionale Beteiligung, und das Wissen um das Nichtreale.

Fonagy, Gergely Jurist und Target (2002) haben sich im Zuge ihrer Mentalisierungsforschung ausführlich mit der Bedeutung des Als-ob-Modus in der frühen Mutter-Kind-Interaktion beschäftigt. So sehen sie die übertreibenden Reaktionen der Mutter auf das Kind, »Markieren« genannt, im Zusammenhang mit der Unterscheidungsfähigkeit des Babys zwischen den eigenen Affekten und denen der Mutter sowie zwischen dem »So ist es« und dem »Es ist, als ob«. Damit werde die Basis dafür gelegt, dass das Kind zwischen Spiel und Realität unterscheiden könne (Fonagy, Gergely, Jurist u. Target, 2002, S. 295 ff.).

Die Besonderheit des Als-ob-Modus macht es möglich, frühere konflikthafte Erfahrungen auf die Bühne der Gruppe zu bringen und hier durchzuspielen. Es wird hier bewusst der Begriff des »Durchspielens« gewählt, im Unterschied zum Begriff des Durcharbeitens, der vor allem an den Ernst der Arbeitswelt und weniger an die spielerischen und kreativen Seiten des Gruppenprozesses erinnert. Dass das, was dann im Kontakt mit den anderen geschieht, immer wieder den Charakter einer unbewussten Inszenierung annimmt, zeugt davon, dass wir uns, symbolisch betrachtet, auf einer Bühne befinden, auf der ein Stück aufgeführt wird oder, mit Joseph Lichtenberg gesagt, dass Modellszenen aus der eigenen Kindheit sich als Übertragungsgeschehen reinszenieren (Lichtenberg, 1989) und damit frühere Verletzungen aus der eigenen Kindheit ans Licht kommen, indem sie dargestellt werden. In der Gruppenanalyse wird hier vom szenischen Verstehen gesprochen (Beck, 1997; Haubl, 1999). Obwohl wir das Spiel mit Leichtigkeit verbinden, muss es sich zunächst nicht leicht anfühlen. Denn auf der Bühne der Gruppe werden oftmals Tragödien inszeniert. Aber entscheidend ist, wie sie sich im Hier und Jetzt der Gruppe verwandeln, indem Geschehenes zum Erzählten und mit anderem Geteiltem wird.

Wenn man die von Johan Huizinga in den 1930er Jahren beschriebenen Eigenschaften des Spiels heranzieht, lassen sich Parallelen zu dem gruppenanalytischen Prozess erkennen. So heißt es bei Huizinga in seinem berühmten Buch über den Homo ludens:

»Der Form nach betrachtet kann man das Spiel […] eine freie Handlung nennen, die als ›nicht so gemeint‹ und außerhalb des gewöhnlichen Lebens stehend empfunden wird und trotzdem den Spieler vollkommen in Beschlag nehmen kann, an die kein materielles Interesse geknüpft ist und mit der kein Nutzen erworben wird, die sich innerhalb einer eigens bestimmten Zeit und eines eigens bestimmten Raumes vollzieht, die nach bestimmten Regeln ordnungsgemäß verläuft und Gemeinschafsverbände ins Leben ruft« (Huizinga, 2009, S. 22).

Auch der gruppenanalytische Prozess zeigt diese Züge. Er ist eine freie Handlung, die Teilnahme daran ist freiwillig, er ist räumlich und zeitlich begrenzt, folgt oder entwickelt Regeln, er steht außerhalb des Alltags, ist spannend, fesselt die Aufmerksamkeit, schafft eine Realität des »Als ob« und ist gemeinschaftsbildend.

5 Spielen in der Gruppenselbsterfahrung von Kinder- und Jugendlichenpsychotherapeut:innen

Das, was bis hierher über den Stellenwert des Spiels in der klassischen Gruppenanalyse gesagt wurde, hat im Wesentlichen einen impliziten Charakter, das heißt, ist nicht aus einem Spielkonzept hervorgegangen. Dass dies so ist, hat damit zu tun, dass in den Selbsterfahrungsgruppen, den therapeutischen Gruppen, den Supervisionsgruppen zunächst einmal ganz anderes im Vordergrund steht. Denn die Menschen, die eine Gruppe suchen, kämen nicht auf die Idee, dass ihre persönlichen und beruflichen Probleme etwas mit einem Mangel an Spielraum und Spielerfahrungen zu tun haben könnten. Nicht jede:r sieht das Spiel so, wie es Schiller einmal formulierte: »Der Mensch spielt nur dort, wo er in voller Bedeutung des Wortes Mensch ist und er ist nur dort Mensch, wo er spielt« (Schiller, 1795/1980, 15. Brief). Dass das so ist, hat mit der verbreiteten Annahme zu tun, dass Spiel und Arbeit ebenso wie Spiel und Ernst sich widersprechen. Stuart Brown sagt in einem Vortrag dazu: »Der Gegensatz zum Spiel ist nicht die Arbeit, sondern die Depression.« Er erinnert zudem an ein Bild von Breughel, auf dem die unterschiedlichsten Spiele und Spielende jeden Alters zu sehen sind und fragt: »Haben wir in unserer Kultur etwas verloren?« (Brown, 2008).

Es sind also in den gruppenanalytischen Prozessen Erwachsener etliche für das Spiel charakteristische Merkmale zu finden. Diese im Vergleich zu den Bewegungsspielen an die Sprache gebundenen sublimeren Spielelemente sind jedoch nicht so offensichtlich Spiele wie das Herumtoben auf einem Spielplatz, das Spielen mit Gegenständen oder Rollenspiele.

Im Setting der gruppenanalytischen Selbsterfahrung Erwachsener haben die spielerische körperliche Bewegung, das Einbeziehen von musikalischen und bildlichen Elementen nur selten einen Platz. Dies wird durch das Sitzen im Stuhlkreis und durch die zentrale Bedeutung der Sprache, die, wie in der Psychoanalyse, das vorrangige Mittel der Kommunikation ist, begünstigt.

Angesichts der hohen Wirksamkeit des Spielens für die seelische Gesundheit stellt sich die Frage, ob es, insbesondere in der Gruppenselbsterfahrung angehender Kinder- und Jugendlichenpsychotherapeut:innen, nicht sinnvoll wäre, das Spielen offensiver und bewusster in den gruppenanalytischen Kontext einzubinden. Diese Modifikation hat den Sinn, direkt auf der prozeduralen und der sinnlich-symbolischen Ebene zu kommunizieren und damit Veränderungsprozesse anzustoßen.

Was hier möglich ist, hängt davon ab, was Gruppenleiter:innen an Erfahrungen und Fertigkeiten einbringen können beziehungsweise lernen wollen, und ob es für sie vorstellbar ist, eine aktivere Rolle zu spielen. Entscheidend ist, dass alle Modifikationen an einen klaren Rahmen, ein klares Setting gebunden bleiben, um den notwendigen Schutz zu garantieren. Innerhalb dieses Settings aber sind z. B. das Aufstehen von den Stühlen, das Bewegen im Raum, die bewusste Wahrnehmung des Körpers vorstellbar. Ebenso ist vorstellbar, dass die Stimme und andere musikalische Elemente sowie Bilder und kreatives Gestalten einbezogen werden können.

6 Fallbeispiel

Am Beispiel eines Workshops mit jungen Musiker:innen, den ich im August 2017 am Rande der internationalen Tagung der GASi (Group Analytic Society International) gemeinsam mit Christa Franke und Katrin Stumptner leitete, sollen nun exemplarisch spielerische Angebote vorgestellt werden.

Die jungen Leute - um die zwanzig Jahre alt - kamen aus verschiedenen europäischen Ländern und kannten sich nicht. Sie waren in einem Bewerbungsverfahren ausgewählt worden, eine Woche lang an einem internationalen Meisterkurs für Kammerorchester und Kammermusik Stücke zu erarbeiten, die am Ende der gruppenanalytischen Tagung in einem öffentlichen Konzert vorgestellt werden sollten. Jeden Morgen konnten die Teilnehmer:innen der gruppenanalytischen Tagung einer öffentlichen Probe zuhören, auf der das experimentelle Stück des Amerikaners Charles Ives »Unanswered question« aus dem Jahre 1908, das nur sechs Minuten dauert, geübt wurde. Dieses Stück stellte hohe Anforderungen an die jungen Musikerinnen und Musiker.

Als Gegengabe für ihr öffentliches Probenspiel wünschten sie sich einen Workshop zum Thema »Lampenfieber«, um ihre Ängste vor dem Auftreten zu bearbeiten. Dreißig Personen meldeten sich hierfür an. Wir hatten zwei Sitzungen, eine große Gruppe, einen Raum, in dem dreißig Stühle mit Mühe in einen Kreis gestellt werden konnten, die Sprache war Englisch.

Da wir uns schon viele Jahre mit der präverbalen Kommunikation, der Sprache des Körpers, der Musik, der Bilder und ihrem Zugang zum Unbewussten beschäftigt hatten (Franke, Köhncke, Siegler-Heinz u. Stumptner, 2013, S. 4–32) und eine Verknüpfung mit der verbalen Sprache über das kreative Schreiben erprobt hatten, entschlossen wir uns, in der Kürze der Zeit die sinnlich-symbolische Ebene der Kommunikation direkt anzusprechen.

Im Unterschied zu einer minimal strukturierten Gruppe, die sich allein auf das Wort stützt und dem Leiter, der Leiterin Zurückhaltung auferlegt, strukturierten wir angesichts der Größe der Gruppe und des Zeitrahmens von zwei Sitzungen den Spielraum der Gruppe und fokussierten das Thema »Lampenfieber«, das sich die Gruppe gewünscht hatte.

Jede von uns hatte einen eigenen Schwerpunkt, den sie in den Prozess einbringen konnte, und übernahm jeweils die Gruppenleitung. Uns war wichtig, mit einer gruppenanalytischen Haltung zu leiten, das heißt für ein vertrauensbildendes Setting zu sorgen, den Prozess zu beobachten und unsere Impulse darauf zu beziehen. Zunächst ging es uns darum, die Angst, die eine neue Situation begleitet, zu reduzieren und damit unausgesprochen auch das mit Angst verbundene Lampenfieber in den Blick zu nehmen.

Nachdem wir uns vorgestellt, die Regel der Vertraulichkeit eingeführt und die Gruppenmitglieder ermuntert hatten, die Gefühle einzubringen, die sie erlebten, wenn sie sich auf einer öffentlichen Bühne zeigen mussten, luden wir sie ein, sich mit uns auf eine Reise zu begeben. Unsere Intention war, den Einzelnen auf der basalen körperlichen Ebene den Kontakt mit sich selbst und den anderen zu ermöglichen, dadurch Angst abzubauen, Vertrauen zu bilden und einen Spielraum zu eröffnen.

Wir begannen deshalb mit einer Körperübung: mit geschlossenen Augen auf dem Stuhl sitzen, den Boden unter den Füßen spüren, sich konzentrieren. Dann mit geschlossenen Augen aufstehen und den eigenen Namen aussprechen, dem eigenen Namen einen Klang geben.

Dann wurde die Gruppe aufgefordert, die Augen zu öffnen, durch den Raum zu gehen, sich gegenseitig zu begrüßen und den eigenen Namen zu sagen. Zum Abschluss dieser Sequenz wurden alle gebeten, sich im Raum auf dem Boden einen Platz zu suchen und von hier aus nachzuspüren, wie es sich anfühlt, aus dieser Perspektive mit den anderen in einer Gruppe zu sein. Die Gruppe ließ sich hierauf ein und so konnten wir einen Schritt weiter auf das Thema »Lampenfieber« zugehen.

Wir breiteten Postkarten, Papier und Stifte auf dem Boden aus und die Teilnehmer:innen wurden gebeten, sich ein bis drei Bilder auszusuchen, die das ausdrückten, was sie spontan mit ihrem eigenen »Lampenfieber«, der Angst sich öffentlich zu zeigen, verbanden und je nach Wunsch etwas dazu zu zeichnen oder zu schreiben. Den jungen Leuten machte es offensichtlich Spaß, ein so schweres Thema spielerisch anzugehen. Konzentriert und neugierig suchten sie nach passenden Bildern, zeichneten und schrieben etwas. Sie lagen oder saßen im Raum verteilt, es war sehr still, nur das Geräusch kritzelnder Stifte war zu hören, ein auf seine Weise musikalisches Ereignis.

Nach einiger Zeit wurde die Gruppe aufgefordert, ein Bild, eine Zeichnung oder etwas Geschriebenes aus der eigenen Auswahl auszusuchen und damit ein Gruppenbild zu gestalten, das die Facetten der Ängste deutlich werden ließ. Die Gruppe stand danach um das Gruppenbild herum und betrachtete neugierig und fasziniert das Ergebnis.

Zurück im Stuhlkreis eröffneten wir ein Gespräch mit den Fragestellungen: Was ist bei allen gleich, was ist anders? Erkenne ich mich in den Bildern der anderen wieder? Ist Lampenfieber ein einfaches oder ein komplexes Problem? Die Gruppe begann sich auszutauschen und ihre Gefühle mitzuteilen. Es ging um sehr Persönliches, um Einsamkeit, um Scham, um das Gefängnis der Angst.

Zum Abschluss reflektierten wir gemeinsam die Sitzung: Wie geht es Ihnen jetzt in der Gruppe, ist es anders als am Anfang? Waren alle vorher aufgeregt gewesen, so waren sie jetzt erstaunt, wie viel sie von den anderen und über sich erfahren hatten und wie gut sie sich fühlten.

Am nächsten Morgen in der öffentlichen Probe wurde uns zugewunken, die jungen Leute fühlten sich offensichtlich ganz vertraut mit uns und wir hörten dann, dass die Probe am Abend nach der ersten Sitzung ganz anders gewesen sei als sonst, weil sie sich kennengelernt hätten und sich nicht mehr so isoliert fühlten. Damit benannten sie die zwei Phänomene, die wir in der Gruppenanalyse zu den wichtigsten Wirkfaktoren zählen, nämlich das Teilen von Erfahrungen und das Erleben von Zugehörigkeit.

Am nächsten Tag beschäftigten wir uns auf andere Weise mit dem Thema. Wieder im Stuhlkreis, fragten wir nach Träumen und Nachgedanken, dann wurde angeregt, alles das in der eigenen Sprache aufzuschreiben, was einem selbst persönlich in der ersten Sitzung am wichtigsten war und was man von den anderen erfahren hatte. Damit betraten wir die Ebene der Kommunikation, in der das vorher Erlebte versprachlicht werden sollte. Auch darauf ließ sich die Gruppe ein. Alle schrieben. Aus dem sinnlichen Erlebnis des Schreibgeräusches erwuchs dann der Impuls, auf die musikalische Ebene zu wechseln und die Gruppe zu bitten, ihre Texte gleichzeitig laut vorzulesen und der Frage nachzuspüren: Wie klingt die eigene Sprache, wie klingen die anderen Sprachen? Wie klingt es, wenn sie zu gleicher Zeit gesprochen werden? Alle waren erstaunt über die Wirkung. Man glaubte, einem großen Chor zuzuhören, in dem Gemeinsames und Unterschiedliches zugleich erklangen. Dann erst wandten wir uns den Inhalten des Geschriebenen zu und es folgte, nun in Englisch, ein Austausch über Situationen, in denen man sich beschämt gefühlt hatte. Dieser Austausch führte zu der Erkenntnis, dass es unumgänglich sei, Lampenfieber zu haben, wenn sie als professionelle Musiker:innen in der Öffentlichkeit stünden. Umso wichtiger sei es, frühere Beschämungen hinter sich zu lassen und ein verträgliches Maß an Angst zu akzeptieren.

Als Nächstes ging es uns darum, den Fokus auf die Ressourcen, die Hoffnungen und Wünsche, die sich mit dem Beruf als Musiker:innen verbanden, zu legen und dadurch die Angst zu relativieren. Deshalb sollten jetzt Bilder unter der Fragestellung ausgesucht werden: Wie und wer möchte ich auf der Bühne sein und was hilft mir, mit der Angst umzugehen?

Jeder und jede Einzelne suchten nun sowohl Bilder aus, die das erwünschte Selbstbild als professionelle Musiker:innen darstellten, als auch Bilder, die die eigene Strategie, der Angst entgegenzutreten, zeigten. Danach wurde wieder ein Bild für eine Gruppengestaltung ausgewählt und in die Mitte gelegt. Die Gruppe stand um dieses Bild herum und nahm mit großem Interesse die Bilder der anderen wahr.

Wieder im Stuhlkreis, erfolgte ein Austausch über das Gruppenbild. Die hohe Identifikation mit dem Beruf, den alle anstrebten, wurde sichtbar und miteinander geteilt. Als wichtigste Strategie, mit dem Lampenfieber umzugehen, erwies sich der Wunsch, mit vertrauten Menschen zu sprechen. Und genau das taten sie im Hier und Jetzt der Gruppe.

Wir endeten mit einer Körperübung und mit der Erinnerung an die positiven Bilder, die in der Gruppe im Umgang mit dem Lampenfieber sichtbar geworden waren und verabschiedeten uns mit einem afrikanischen Lied, das die Gruppe sehr schnell lernte und improvisierend variierte.

Im Abschlusskonzert strahlten die jungen Musiker:innen eine große Spielfreude und Begeisterung aus. Wir suchten sie in der Pause auf und fragten sie, wie es ihnen gehe, und sie sagten, es gehe ihnen sehr gut, der Workshop habe ihnen geholfen, sich mit den anderen verbunden zu fühlen und zugleich Mut zur eigenen Stimme zu haben.

Dieses Beispiel zeigt eine vergleichsweise große Gruppe in einem sehr kurzen Prozess und mit einem erklärten Ziel, nämlich das Thema »Lampenfieber« zu bearbeiten. Dies begründet die deutliche Strukturierung der Sitzungen und die vielen spielerischen Angebote. In diesem kurzen Workshop gaben wir als Leiterinnen viele Impulse, die die Gruppe hoch motiviert und unbefangen aufnahm und für sich nutzen konnte. Das war möglich, weil wir es mit jungen Leuten zu tun hatten, für die das mit Bewegung verbundene Spielen der Kindheit eine nahe Erfahrung ist. Wie in einem Zeitraffer lässt sich hier ein Prozess beobachten, der unter anderen Bedingungen, z. B. über einen längeren Zeitraum und in einer kleinen Gruppe, weniger spektakulär ablaufen, aber durchaus zu ähnlichen Ergebnissen führen würde, nämlich zu der Erfahrung der Verbundenheit mit den anderen und einem Gefühl für das ganz Eigene. Und hieran hat das Spielen in der Gruppe und eine gruppenanalytische Haltung, die dem Spielerischen einen Raum gibt, einen wesentlichen Anteil.

Auf einen Blick:
Das Spielen in der Gruppe fördert sowohl die persönliche Entwicklung als auch die Zugehörigkeit zu einer Gemeinschaft:
- Es wirkt angstreduzierend und lässt neue Verbindungen im Gehirn entstehen.
- Es ist mit Bewegung und dem Gefühl der Freude verbunden.
- Es fördert den Zuwachs an Fertigkeiten und sozialer Kompetenz.

Das Spielen braucht einen sicheren geschützten Rahmen:
- Dadurch entsteht ein Spielraum.
- Die Kommunikation kann sich auf der sinnlich-symbolischen Ebene bewegen.
- Die Kommunikation kann im Als-ob-Modus stattfinden.

Die Kinder-und Jugendgruppenanalytiker:innen sollten das Spielen selbst erfahren:
- Sie sollten über die verbale Sprache hinausgehen können.
- Sie sollten mit Bildern, musikalischen Elementen und Bewegung Erfahrungen sammeln.
- Sie sollten erleben, dass Spielen und Kreativität zusammenhängen.

Literatur

Beck, W. (1997). Szenisches Verstehen und Leiten von Gruppen. In M. E. Ardjomandi, A. Berghaus, W. Knauss (Hrsg.), Leitung und Autorität im gruppenanalytischen Prozess. Jahrbuch für Gruppenanalyse, Bd. 3 (S. 65–76). Heidelberg: Mattes.

Bowlby, J. (1969). Attachment and loss. New York: Basic Books.

Brown, S. (2008). Play is more than just fun. https://www.ted.com/talks/stuart_brown_says_play_is_more_than_fun_it_s_vital (Zugriff am 29.03.2022).

Brown, S. (2009). Play. New York: Penguin Group.

Downing, G. (1996). Körper und Wort in der Psychotherapie. Leitlinien für die Praxis. München: Kösel.

Fonagy, P., Gergely, G., Jurist, E. L., Target, M. (2002). Affektregulierung, Mentalisierung und die Entwicklung des Selbst. Stuttgart: Klett-Cotta.

Franke, C. H., Köhncke, D., Siegler-Heinz, M., Stumptner, K. (2013). Was uns bewegt, unter die Haut geht, in den Ohren klingt, als Bild vor Augen und zwischen den Zeilen steht. Kommunikation und Symbolisierung: ein Gruppenexperiment. Gruppenanalyse – Zeitschrift für gruppenanalytische Psychotherapie, Beratung und Supervision, 23 (1), 4–32.

Field, T. (2010). Postpartum depression effects on early interactions, parenting, and safety practices: A review. Infant Behavior & Development, 33 (1), 1–6. DOI: 10.1016/j.infbeh.2009.10.005

Gadamer, H. G. (1998). Die Aktualität des Schönen, Stuttgart: Reclam.

Haubl, R. (1999). Die Hermeneutik des Szenischen in der Einzel- und Gruppenanalyse. Gruppenpsychotherapie und Gruppendynamik – Zeitschrift für Theorie und Praxis der Gruppenanalyse, 35 (1), 17–53.

Hüther, G., Quarch, C. (2018). Rettet das Spiel. Weil Leben mehr als Funktionieren ist. München: Random House.

Huizinga, J. (2009). Homo ludens. Vom Ursprung der Kultur im Spiel. Reinbek: Rowohlt.

Kluge, E. (2002). Etymologisches Wörterbuch. Berlin: de Gruyter.

Lichtenberg, J. (1989). Modellszenen, Affekte und das Unbewusste. In E. S. Wolf, P. Ornstein, J. D. Ornstein, J. Lichtenberg, P. Kutter (Hrsg.), Selbstpsychologie. Weiterentwicklung nach Heinz Kohut (S. 73–106). München/Wien: Verlag Internationale Psychoanalyse.

Lorenzer, A. (1992). Das Konzil der Buchhalter. Die Zerstörung der Sinnlichkeit. Eine Religionskritik. Frankfurt a. M: Fischer.

Mackensen, L. (1966). Etymologisches Wörterbuch. Stuttgart: Reclam.

Papoušek, H. (2003). Spiel in der Wiege der Menschheit. In M. Papoušek, A. von Gontard (Hrsg.), Spiel und Kreativität in der frühen Kindheit (S. 17–55). Stuttgart: Pfeiffer bei Klett-Cotta.

Righetti-Veltema, M., Bousquet, A., Manzano, J. (2003). Impact of postpartum depressive symptoms on mother and her 18-month-old infant. European Child & Adolescent Psychiatry, 12 (2), 75–83. DOI:10.1007/s00787-003-0311-9

Schiller, F. (1795/1980). Über die ästhetische Erziehung des Menschengeschlechtes in einer Reihe von Briefen. In F. Schiller, Sämtliche Werke, Bd. 5. München: Reclam.

Schultz-Venrath, U. (2011). Das Gehirn in der Gruppe oder die Gruppe im Gehirn. Gruppenpsychotherapie und Gruppendynamik – Zeitschrift für Theorie und Praxis der Gruppenanalyse, 47 (2), 111–140.

Stern, D. (1979). Mutter und Kind. Die erste Beziehung. Stuttgart: Klett-Cotta.

Tronick, E. (2007). The neurobehavioral and social-emotional development of infants and children. The Norton series on interpersonal neurobiology. New York: W. W. Norton.

Winnicott, D. W. (1995). Vom Spiel zur Kreativität (8. Aufl.). Stuttgart: Klett-Cotta.

Hänsel und Gretel

Furi Khabirpour

»Die Menschen sind Glieder ein' Ganzes
In der Schöpfung gleichen Schmelzes
Sobald ein Leid geschieht nur einem dieser Glieder,
dann klingt sein Schmerz sogleich in ihnen allen wider.
Ein Mensch, den nicht die Not der Menschenbrüder rührt,
verdient nicht, dass er noch des Menschen Namen führt.«
(Sadi aus dem Rosengarten, 1645)

Ausgehend von einer Gruppenstunde möchte ich die Wirkung und Themen des Märchens »Hänsel und Gretel« der Brüder Grimm beschreiben. Die Erinnerung an eine Wendung in der Geschichte war für die Verarbeitung eines inneren Konfliktes von zwei Teilnehmerinnen entscheidend. Die Wirkung des Märchens in der Elterngruppe, seine Aktualität im gesellschaftlichen Kontext werden angesprochen, und seine Verbindung mit der Matrix der Kindergruppe angedeutet.

Märchen sind Teil unserer Kultur und als Kinder haben wir sie aufgenommen und tragen sie in uns. Viele Ausdrücke und Redewendungen, wie z. B. »Wo Fuchs und Hase sich gute Nacht sagen«, »Dornröschenschlaf«, »Der Wolf im Schafspelz«, »Prinzessin auf der Erbse« sind in alltäglichen Gesprächen präsent. Märchen vermitteln viele Bilder, meist bunte, aber auch grausame und oft nicht leicht verdauliche. Diese Bilder sind unseren Kindern oft näher als die Sprache.

1 Eine Kindergruppenstunde

Es geht um einen Ausschnitt aus der Stunde einer fünfköpfigen Kindergruppe, Altersspanne sechs bis elf Jahre, zwei Mädchen, drei Jungen, geleitet von mir und Jessica am 11. Mai 2021.

Zlatan kommt fünf Minuten nach Beginn der Sitzung an. Bastian versteckt sich und möchte Zlatan erschrecken. Aaron sagt: »Bastian mag Zlatan nicht.« Bastian lacht verschmitzt in seinem Versteck. Zlatan setzt sich hin und entdeckt Bastian plötzlich hinter sich und lacht. »Ist es nicht vielleicht eine Hassliebe, die Bastian und Zlatan wie Brüder verbindet?«, frage ich Aaron. Er denkt nach, Bastian und Zlatan lachen. Die Sprechrunde beginnt. Bastian erzählt von guten Noten in der Schule. Keiner geht darauf ein. Aaron berichtet, dass er seinen Vater herausgefordert und seine ungesunde

Lebensweise angesprochen habe. Zlatan möchte nicht sprechen. Marie, die anfänglich nur ruhig dasaß, berichtet, dass ihre Mutter mit ihr und dem neuen Freund in ein anderes Dorf ziehen möchte. Alle wollen wissen, wo dieser Ort ist und finden heraus, dass er circa siebzig Kilometer von der Gruppe entfernt ist. Marie ist nicht glücklich, umzuziehen, möchte ihr Haus auf dem Land und ihre Freunde nicht verlieren. Amanda wirkt plötzlich nachdenklich und traurig. Ich frage nach, was in ihr vorgeht. Nach einigem Zögern sagt sie, dass sie sich an den Verlust ihrer Familienwohnung erinnert, als ihre Eltern sich trennten. Über das Thema der Trennung der Eltern entsteht ein lebhaftes Gespräch. Bastian sagt, dass seine Eltern ihm versprochen haben, sich nie zu trennen, Aaron bemerkt, dass er und Bastian die einzigen in der Gruppe seien, deren Eltern sich nicht getrennt hätten. Auch Zlatan schaltet sich in das Gespräch ein und bedauert die Trennung seiner Eltern, er hat keine Hoffnung mehr, dass sie wieder zusammenkommen …

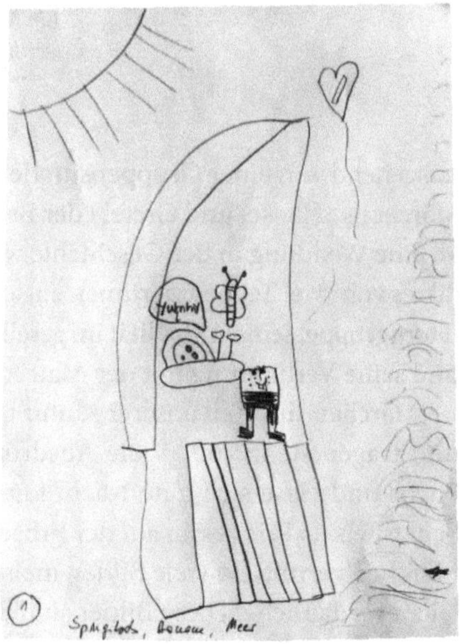

Abbildung 1: »SpongeBob, Banane, Meer«

Die Sprechrunde war zu Ende und die Frage »Was möchten wir spielen?« tauchte auf. Marie und Amanda wollten nicht mit den anderen spielen. Der Vorschlag, zusammen mit mir das Kritzelspiel (Winnicott, 2006) zu versuchen, fand Anklang. Während zwei Jungen mit Jessica Verstecken spielten, saßen Amanda, Marie und ich beim Kritzelspiel. Ich fing an und zeichnete einen krummen Strich, Marie entwickelte daraus einen Strandsessel, Amanda dachte an SpongeBob in seinem Haus im Meer, Marie komplettierte das Bild, das die Mädchen »SpongeBob, Banane, Meer« betitelten (siehe Abbildung 1).

Die Geschichten von SpongeBob kenne ich nicht gut. Das Bild vermittelt Ruhe und Sicherheit in einem Haus tief im Meer. Auch die Seeschnecke ruht mit ihrem Haus. Liebesgrüße werden ausgesandt.

Dasselbe Vorgehen erfolgte beim zweiten Bild, Marie begann. Sie zeichnete ein Rechteck, das Amanda zu einem Haus ergänzte. In Gedanken an das Landhaus von Marie zeichnete ich einen Stall. Marie ergänzte das Haus mit Tür und Fenster und sagte, das sie an Hänsel und Gretel denke. Die Hexe erschien im Fenster. Zusammen malten Marie und Amanda zuletzt Hänsel und Gretel und betitelten das Bild entsprechend.

Während wir in unserem Zimmer saßen und Striche zogen, war draußen ein anderes Spiel am Laufen. Wir hörten Kreischen, Lachen und ein Herumtoben. Dann beruhigte sich der Geräuschpegel etwas und Bastian und Aaron brachten uns eine Schüssel Chips und etwas zu trinken und waren natürlich neugierig zu sehen, was wir machten. Sehr schnell verließen sie uns und spielten draußen weiter. Zlatan blieb die ganze Zeit auf seinem Platz im Gruppenraum und unterhielt sich mit Jessica (siehe unten). An dieser Stelle darf ich einschieben, wie wichtig es ist, Kindergruppen in Paarleitung zu führen. Das Spiel mit Marie und Amanda hätte sonst nicht in dieser Form stattfinden können.

Nachdem das zweite Bild entstanden war, erzählten sich die beiden Mädchen gegenseitig die Geschichte von Hänsel und Gretel (siehe Abbildung 2). Für mich faszinierend war zu erleben, wie Amanda und Marie ihr aktuelles Thema anhand dieses Märchens verarbeiteten und im dritten Bild zu einem Happy End führten. In dem Märchen verlieren die Geschwister ihr Zuhause. Sie werden von den Eltern wegen Armut und Hungersnot in den Wald gebracht. Sie sind aufeinander angewiesen und erleben eine feindselige Umwelt, entdecken in einem Knusperhäuschen Nahrung, müssen jedoch um ihr Leben kämpfen. Aus eigener Kraft gelingt es ihnen, sich aus den Klauen einer Hexe zu befreien und die Armut der Familie zu beseitigen. Ich vermute, die Entdeckung der Fähigkeit in der Geschichte, zusammen mit anderen aus eigener Kraft etwas zu verändern, lebte in Amanda und Marie auf und gab ihnen Zuversicht.

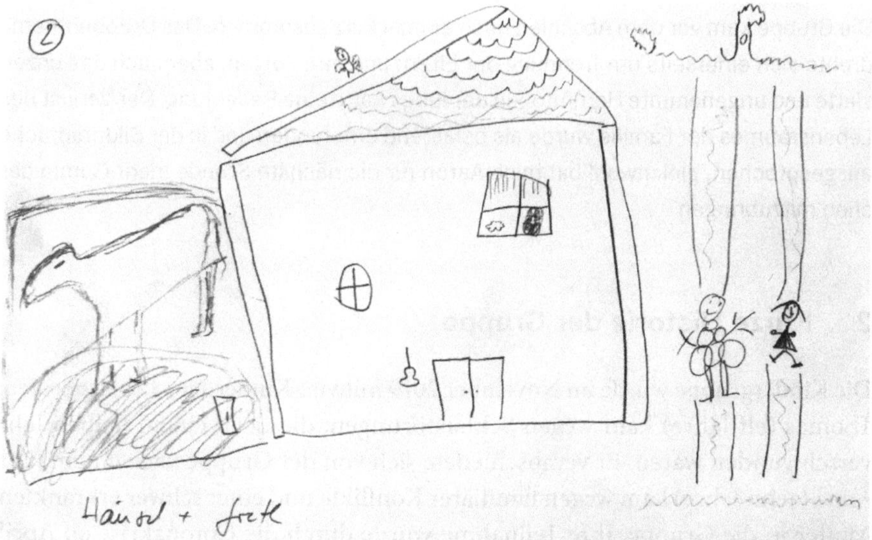

Abbildung 2: Hänsel und Gretel

Beim Zeichnen des dritten Bildes war die Stimmung gelöst, über die Geschichte von Hänsel und Gretel wurde gelacht, besonders, wie beide die Hexe, die schlecht sah, überlisteten und einen feinen Stock statt ihrer Finger aus dem Käfig streckten und so dem Tod entkamen. Sie dachten an ihr Lieblingsessen und es entstand das dritte Bild (siehe Abbildung 3):

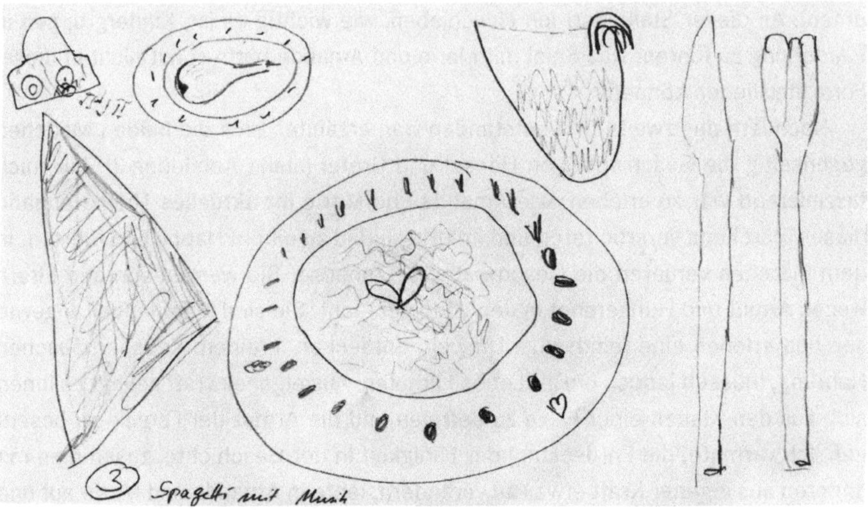

Abbildung 3: Spaghetti mit Musik zum Abendessen

Die Gruppe kam vor dem Abschied noch einmal kurz zusammen. Das Gruppenthema drehte sich einerseits um Trennung der Eltern und ihre Folgen, aber auch das unzensierte und ungehemmte Herumtoben der Jungs hatte eine Bedeutung. Der Verlust des Lebensraumes der Familie wurde als belastend empfunden und in der Bildersprache ausgesprochen, gleichwohl bat mich Aaron für die nächste Stunde mehr Gummibärchen mitzubringen …

2 Kurze Historie der Gruppe

Die Kindergruppe wurde im November 2019 mit vier Kindern ins Leben gerufen: Thomas (elf Jahre) kam wegen Schlafstörungen, die nach einem halben Jahr verschwunden waren. Er verabschiedete sich von der Gruppe nach einem Jahr. Anna (zehn Jahre) kam wegen familiärer Konflikte und einer schwer erkrankten Mutter in die Gruppe. Ihre Teilnahme wurde durch die Coronakrise ab April 2020 (Gefahr für die Mutter) unterbrochen. Bastian (acht Jahre) hatte soziale

Interaktionsstörungen, die nicht nur zu Hause, sondern zunehmend auch in der Schule zum Problem wurden. Zlatan (elf Jahre) war traurig wegen der Trennung der Eltern und litt zudem unter Angststörungen. Nach dem Abschied von Thomas wurde Marie (acht Jahre) in die Gruppe aufgenommen, die in der Schule nicht zurechtkam, sich sozial zunehmend zurückzog und immer wieder unter Weinkrämpfen litt. Die Gruppe war für weitere Neuaufnahmen nicht offen (siehe im Folgenden). Erst nach vielen Gesprächen wurde Aaron (sechs Jahre), der unter Tics und Angststörungen litt, im Februar 2021 in die Gruppe aufgenommen. Wenig später kam Amanda (sieben Jahre), die wegen der Trennung der Eltern litt, auf Zuspruch der Mutter in die Gruppe.

Die Gruppe findet wöchentlich statt, geleitet wird sie durch mich und Jessica Schmeichel (24 Jahre), die noch keine psychotherapeutische Ausbildung erfahren hat. Nach vier Kindergruppenstunden findet eine Elterngruppe statt, wobei meist nur ein Elternteil erscheint und in welcher die Themen der Eltern zur Sprache kommen.

Die Kindergruppenstunde ist meist wie folgt strukturiert: Beginn mit einer Sprechrunde (Dauer ca. 20–25 Minuten), dann Spielzeit (Dauer ca. 35 Minuten), dann Chips und Saft und eine abschließende kurze Abschlussrunde. Die Elterngruppenstunde wird nicht strukturiert.

Die Gruppe fand auch in der Coronazeit regelmäßig statt, die zunehmende Kohärenz war spürbar und es gab keine Abbrüche und kaum Ausfälle, wenn dann, wie bei Anna coronabedingt oder aufgrund vorübergehender Quarantäne, weil irgendjemand im Umfeld einer der Teilnehmer an Covid-19 erkrankt war. Anna kehrte im Frühjahr 2021 in die Gruppe zurück.

3 Einige Gedanken zur Arbeit mit Kindergruppen

Kinder im Grundschulalter reden in der Regel nicht gern über ihre Gefühle, vielmehr agieren sie diese aus. Ihre Körperhaltung, ihr Gesichtsausdruck, ihr Handeln und ihre Äußerungen beim Spielen verraten mehr über ihre inneren und sozialen Konflikte als Worte. Gelegentlich erzähle ich eine kleine Geschichte über ein anderes Kind, das ich mit seinen Herausforderungen kennengelernt habe, und danach entwickelt sich ein Gespräch.

Eine etwas klarere Strukturierung der Gruppenstunde (keine Reglementierung) hilft, Chaos und Verunsicherung zu vermeiden. Gemeinsam aufgestellte Regeln (z. B. keine körperlichen Übergriffe) sind sinnvoll, werden aber erfahrungsgemäß nicht immer eingehalten. Wie bereits erwähnt halte ich eine Paarleitung für sehr wichtig, auch im Hinblick auf die Gewährleistung der Aufsichtspflicht.

Zwei Wirkfaktoren in Kindergruppen möchte ich aus meiner bisherigen Erfahrung hervorheben:

- Der eine ist die Realität der Universalität des Leidens, worüber Yalom ausführlich geschrieben hat (Yalom, 2007). Tatsächlich entlastet es Kinder zu erleben, dass sie nicht allein mit ihren Herausforderungen und Konflikten dastehen. Kaum wird ein Problem eines Teilnehmers sichtbar, da äußern schon andere, dass ihnen dieses nicht fremd ist. Beispiel: In einer Gruppensitzung klagte ein Junge, dass es ihn furchtbar nerven würde, dass seine Mutter ständig mit ihrem Handy befasst sei und kaum Zeit für ihn finde. Sogleich äußerte ein Mädchen, dass es dieselbe Verhaltensweise bei seinem Vater beobachten würde. Dies ist im erweiterten Sinn auch eine Mentalisierungsleistung, die für die Kinder in ihrem sozialen Umfeld hilfreich ist.
- Der zweite Wirkfaktor ist die Haltung der Gruppenleiter:innen, die konzentriert mit den Kindern befasst sind, vieles zulassen, wenig verbieten, offen sind für Änderungsvorschläge, nicht bewerten und kritisieren, sondern versuchen zu verstehen und gemeinsam mit den Teilnehmern nach Antworten zu suchen. Diese Haltung öffnet Räume für die Kinder, eine andere Erfahrung mit Erwachsenen zu machen, gesehen zu werden, sich kreativ und wirksam zu erleben und letztlich Vertrauen aufzubauen.

4 Die Elterngruppe nach der Sitzung

In die Elterngruppe brachte ich das Märchen von Hänsel und Gretel ein. Zlatans Mutter und Aarons Vater kannten das Märchen nicht. Maries Mutter war erneut abwesend. Amandas Mutter fasste das Märchen für die Gruppe zusammen. Der Vater von Bastian erinnerte sich an den Schmerz, das Haus der Schwiegereltern in einer Nacht-und-Nebel-Aktion fluchtartig verlassen zu müssen. Der Vater von Aaron erinnerte sich an den Verlust seiner Karrierepläne infolge einer Knieverletzung, die ihn in eine Medikamentenabhängigkeit führte. Zlatans Mutter konnte mit dem Märchen wenig anfangen und Amandas Mutter brachte das Thema auf, wie viel Nähe und Distanz in der Erziehung von Kindern angemessen sei, und hierüber wurde dann gesprochen. In der Sprache des Märchens ausgedrückt: darüber, herauszufinden, wie weit sich die Kinder von Haus und Eltern entfernen dürfen und wie die Gefahren des Waldes einzuschätzen sind …

Bei Maries Mutter, die abwesend war, habe ich den Eindruck, dass sie schon intensiv mit dem Umzug und ihrer neuen Liebe befasst ist und ihre Tochter aus den Augen verloren hat. Zlatans Mutter war mit ihrem Gehalt als Sportdozentin in einem osteuropäischen Land nicht zufrieden und ging auf der Suche nach dem »Knusperhäuschen« eine Beziehung zu Zlatans Vater ein, von dem sie sich vor fünf Jahren getrennt hat. Sie fühlt sich unbewusst im Stich gelassen und allein, klammert sich an Zlatan und ist ständig unzufrieden mit seinem Verhalten. Zlatans Vater hat sich in den anderthalb Jahren Gruppentherapie nicht einmal zu Wort gemeldet …

5 Einige Gedanken zur Arbeit mit Elterngruppen

Da die Elterngruppen deutlich niederfrequenter als die Kindergruppen stattfinden, ist die Kohärenzentwicklung verzögert. In der Anfangszeit herrscht eher die Vorstellung, dass es sich um einen Elternabend handeln würde, wie sie in den Schulen der Kinder erlebt wurden, und es wird ein Bericht über die einzelnen Kinder erwartet. Nach etwa vier bis fünf Elterngruppensitzungen beginnen die Eltern, die meist nur durch eine:n Partner:in vertreten sind (die:der andere passt auf die Kinder auf oder ist nicht interessiert) auch über eigene Konflikte und Herausforderungen zu sprechen. Wenn dies gelingt, dann ergeben sich für das Leitungspaar neue Ebenen des Verstehens des Verhaltens der Kinder. Fast bei jeder Elterngruppensitzung betone ich den wichtigen Beitrag, den die Eltern für die Kindergruppe leisten, denn ohne sie würde die Kindergruppe nicht stattfinden können. Auch kulturelle Aspekte sollten Beachtung finden, denn mancherorts ist es ein Tabu, über Familienprobleme zu sprechen, und eine abwartende Haltung ist meist erfolgversprechender als eine provozierende.

6 Der gesellschaftliche Kontext – zurück zu Hänsel und Gretel

Es ist bekannt, dass keine Gruppe im luftleeren Raum stattfindet. Sie ist eingebettet in einen gesellschaftlichen Kontext. Eine der Herausforderungen in unserer heutigen Zeit ist die Flüchtlingsfrage. Unzählige Familien haben ihr Zuhause durch Krieg und Gewalt verloren.[1] Millionen von Eltern haben angesichts von Armut und Hunger in ihrer schieren Verzweiflung ihre Liebsten in den »Wald« geschickt. Wenige haben bisher das »Knusperhäuschen« erreicht und ihr Einlass wird durch Grenzen und Quoten erschwert. Das Leid die-

1 Zahlen der UNO-Flüchtlingshilfe, Graurheindorfer Str. 149a, 53117 Bonn (info@uno-fluechtlingshilfe.de): Mitte 2021 waren über vierundachtzig Millionen Menschen auf der Flucht. Drei von vier Flüchtlingen leben im Nachbarland des Heimatstaates. 42 % der Flüchtlinge weltweit sind unter 18 Jahren.

ser Millionen von Heimatlosen kann nicht in Worte gefasst werden und wird nicht enden, solange das nationale Denken im Vordergrund steht und die Welt nicht als eine kollektive Einheit verstanden wird. Teile all dieses Geschehens sind in der Matrix (Brandes, 2003) der Kindergruppe wiederzufinden. Die »Quotenregelung« erlaubte Marie den Zugang zur Gruppe. Bei Aaron und Amanda waren mehrere Verhandlungsgespräche vonnöten und Widerstände mussten bearbeitet werden. Zähneknirschend wurden sie zugelassen, wobei Zlatan weiterhin die Gruppenentscheidung unterminiert und die »Neuen« beim Sprechen unterbricht. Man könnte fantasieren, dass Ängste, den Gruppenraum (das Knusperhäuschen) und die Therapeut:innen mit anderen zu teilen, weniger Aufmerksamkeit und Gummibärchen zu bekommen und mit dem Fremden nicht klarzukommen, eine Rolle spielen. Spannenderweise ist die Haltung der zweiten Kindergruppe, die Jessica und ich leiten, eine völlig andere. Hier wurde jede Ankündigung eines Neuankömmlings freudig aufgenommen, die Gruppengröße wurde einstimmig von fünf auf sieben erhöht …

Auf einen Blick:
Aus der Fallbeschreibung darf ich folgende Gedanken für die Gruppenanalyse mit Kindern ableiten:

- Der gesellschaftliche Kontext ist für die Gruppendynamik bedeutsam.
- In Sprache, Spiel und Interaktion untereinander und mit dem Leitungspaar werden Konflikte zum Ausdruck gebracht und bearbeitet.
- Die Mentalisierungsfähigkeit wird erweitert und die Selbstwirksamkeit erlebt.
- Märchen und Geschichten können in der Arbeit mit Kindergruppen durchaus hilfreich sein.
- Die Elterngruppe bringt unter anderem neue Verständnisebenen für das Hier und Jetzt in der Kindergruppe zum Vorschein.

Literatur

Brandes, H. (2003). Eine Frage der Ehre. Jahrbuch für Gruppenanalyse, 2003 (9), 159–170.

Winnicott, D. W. (2006). Die therapeutische Arbeit mit Kindern. Die Technik des Squiggle oder Kritzelspiels. Karlsruhe: Gerardi Verlag.

Yalom, I. D. (2007). Theorie und Praxis der Gruppenpsychotherapie. Ein Lehrbuch. Stuttgart: Klett-Cotta.

Wenn der spielerische Übergangsraum einen Sog der Einsamkeit auslöst – Gruppendynamik im digitalen Raum

Christoph Radaj

Die Fähigkeit, mit sich allein im Beisein eines sicheren Objektes sein zu dürfen, ist eine der wichtigsten Beziehungsaufgaben in der frühen Kindheit (Winnicott, 1984, S. 40). Aufgrund dessen ist der neurotische Lebensstil davon geprägt, Einsamkeit und Isolation zu vermeiden. »Es spielt keine Rolle, welcher Impuls dem Menschen bewusst ist; als originäre Verbundenheit ist das Gemeinschaftsgefühl in jeder menschlichen Lebensbewegung enthalten« (Eife, 2019, S. 104). Was also passiert mit unserem Gemeinschaftsgefühl, wenn dieses durch den digitalen Raum erweitert wird, durch welchen die Möglichkeiten, Kontakt aufzunehmen, so einfach geworden sind, ohne es wirklich zu sein, indem man seinen Bildern und Storys digital folgt? Die Jugendlichen in meinen Gruppen (ver)folgen ihre Freund:innen fast selbstverständlich auf einer App und posten Fotos dazu, die nach Sekunden wieder verschwinden. Wird mit einer Person täglich ein Foto getauscht, wird die Freundschaft durch eine Flamme am Profilbild markiert. Manche Jugendlichen hatten über tausend Flammen gesammelt als Beweis für eine enge Freundschaft. Trotz dieser Art der Verbundenheit berichten sie von einem diffusen Gefühl der Einsamkeit in meinen Jugendgruppen, obwohl die Kohäsionskräfte in der Gruppentherapie für alle spürbar groß waren. Ich möchte diesen Beitrag zum Anlass nehmen, mich mit dieser Einsamkeit zu beschäftigen, möchte ergründen, wie sich Kinder und Jugendliche im digitalen Raum bewegen, wie sich dies auf die Gruppendynamik auswirkt und wie wir als Psychoanalytiker:innen dies therapeutisch nutzen können.

Ein zentraler Prozess der Kindergruppenanalyse besteht darin, der Gruppe einen Raum zu bieten, ihre Beziehungswünsche zu reaktivieren und über die neurotischen Beziehungswünsche hinauszuwachsen (Behr u. Hearst, 2009, S. 212). Im gruppenanalytischen Prozess geschieht dies, indem die Gefühle von Verbundenheit und Einsamkeit in einem geschützten Rahmen wieder erlebt werden können. Die alterstypische Aufgabe bei Kindern ist, sie bei ihren Entwicklungsaufgaben zu unterstützen, ihre soziale Umwelt, ihren Körper und ihre Position in der Gemeinschaft mentalisieren zu können (Eife, 2019, S. 37). Bei Jugendlichen geht es meist darum, sie dabei zu unterstützen, sich von ihren primären Objekten zu lösen (Seiffge-Krenke, 2007, S. 152). Hierbei taucht immer wieder die Trauer über die Einsamkeit der menschlichen Existenz auf, die in einer gut gehaltenen Gruppe erlebt werden kann. Ziel ist es, Alleinsein möglich zu machen, damit soziale Bindungen außerhalb der Familie aufgenommen werden können (Wienberg, 2019, S. 311).

Weitere wichtige Bausteine sind die Kommunikation und das In-Kontakt-Kommen. Haas und Wenzel (2019) schreiben dazu: »Es gibt also ein von den Gruppenmitgliedern ausgehendes Bedürfnis nach umfassenderer Kommunikation. Diese Kommunikation ist selbst als Prozess anzusehen, nicht als Teil des Prozesses, nicht als Mittel, um den Prozess zu ermöglichen, wie etwa in anderen Therapieformen. Kommunikation ermöglichen heißt in der Gruppenanalytischen Psychotherapie: den Heilungsprozess zu ermöglichen« (Haas u. Wenzel, 2019, S. 199).

Durch die sozialen Medien haben sich die Spielräume von Kindern und Jugendlichen teilweise in die digitale Welt verschoben. Dies kann und muss einen Einfluss auf die soziale Matrix haben. Ein Jugendlicher in der Gruppe beschrieb die Sehnsucht folgendermaßen: Er habe gute und tragfähige Freunde in der digitalen Welt, viele kenne er auch persönlich. Wenn sie zusammen in dem digitalen Spiel etwas erlebten, beschleiche ihn oft die Sehnsucht nach körperlichem Kontakt, nach einem Ganzkörperanzug, der auch während des Computerspiels sinnliches Erleben möglich macht. Diana Kinnert (2021) hat in »Die neue Einsamkeit« versucht, dieses Gefühl und seine Auswirkungen in Worte zu fassen. Das Gefühl der Einsamkeit trotz ständiger sozialer digitaler Verfügbarkeit scheint, laut Kinnert (2021), zugenommen zu haben. Der Sozialwissenschaftler Nassehi (2019) beschreibt nachvollziehbar, wie die sozialen Netzwerke im Gegensatz zu verlässlichen Bindungen eine höhere ökonomische Effizienz haben. So können dreihundert Follower schnell zu einem Gefühl der Verbundenheit führen und einen ökonomischen Nutzen entfalten, soziale Bindung schaffen sie offensichtlich nicht. Eine einigermaßen gesunde Beziehung kostet auch Zeit, Aufmerksamkeit und Einsatz. Da aber der soziale Druck der Wirtschaft laut Kinnert (2021) die Jugend immer mehr in soziale berufliche Mobilität und in Netzwerke drängt, könnte es sein, dass wir vielleicht, wie Balint (1960) beschrieb, in eine philobate Gesellschaft steuern und die Oknophilen verängstigt zurückbleiben. Schon 1930 beschrieb Balint das Phänomen, dass es Menschen gibt, die in der Weite sich wohl fühlen, ungebunden und vermeintlich frei, und andererseits Menschen, die die Nähe des Familiären und den gemeinschaftlichen Zusammenhalt bevorzugen (Balint, 1960, S. 66). In der psychoanalytischen Säuglingsforschung wurde herausgefunden, dass Unterversorgung oder Überstimulation durch körperliche Nähe dazu führen können, dass Kinder sich in eine Ambivalenz von Nähe und Distanz hineinentwickeln, eine Flucht in die depressive Einsamkeit oder in die paranoide Angst vor missbräuchlicher Bindung (Leuzinger-Bohleber, 2008, S. 69). Daher ist es bei den sozialen Medien und ihrem gesellschaftlichen Einfluss wichtig zu betrachten, an welcher Stelle es zu einer Über- oder Unterforderung kommt, auf welche Art und Weise digitale Medien das Gemeinschaftsgefühl befördern oder ein Gemeinschaftsgefühl nur evozieren.

Während die Erwachsenen versuchen, diese Phänomene zu erforschen und in ihrer Überforderung mit der rasanten Entwicklung Angst vor der neuronalen Verdummung haben (Spitzer, 2014) oder diffuse Ängste vor einem messianisch anmutenden Algorithmus bekommen, welcher unsere Gesellschaft in die ökonomisch effiziente Vereinzelung und weg von unseren Wertesystemen treiben möchte (Kinnert, 2021), spielt die Jugend »Cyberpunk«, ein Computerspiel, welches von einem Algorithmus gesteuert wird und so jede:r Spieler:in eine andere Geschichte erlebt. Algorithmus und Spieler:in erschaffen eine einzigartige Dynamik, die in ein Spielerlebnis umgesetzt wird. Das Spiel versetzt die Spieler:innen in die Zukunft und folgt der dysphorischen Fantasie, dass die Megacorps (digitale Großkonzerne) die Weltherrschaft übernommen haben. Sie spielen also mit dem Algorithmus. Es ist also wichtig, die psychotischen Ängste, die im sozialen Unbewussten jeder Gesellschaft auftauchen (Shaked, 1991, S. 1), als das zu benennen, was sie sind, und die digitalen Medien nicht größer und gefährlicher zu machen, als sie sind. Am Ende geht es für die Kindergruppenanalyse darum, dass Kinder und Jugendliche erkennen, was lose und wichtige Beziehungsnetzwerke sind und was eine tragfähige Beziehung ist.

1 Auswirkungen auf die Gruppenanalyse mit Kindern

2015 beschrieb Dittrich die Möglichkeit der digitalen Medien, ängstlichen Patient:innen einen Übergangsraum zu schaffen, welcher therapeutisch benutzt werden kann (Dittrich, 2015, S. 262). Zur gleichen Zeit begann auch ich mich mit diesem Phänomen in meinen Kindergruppen zu beschäftigen. Als die Kinder ihre Medien mitbrachten, erschien mir dies zunächst als ein elternloser Raum. Die Eltern behandelten die Chats und Videoplaylisten wie Tagebücher, die besonders schützenswert(e) seien. Als ich mit den Kindern in diese Welt eintauchte, war ich unter anderem mit Kinderfilmen konfrontiert, in welche Schimpfwörter und sexuelle Gewalt oder Genitalien wie Blitzlichter in die ursprüngliche Geschichte hineingeschnitten waren, was zu triebhaftem Lachen und Glucksen bei den Kindern führte. Im nächsten Schritt begann ich, die digitalen Spiele im Gruppenraum zuzulassen. Die Kinder brachten das Spiel »Minecraft« mit, ein Spiel, bei dem Landschaften anhand von Quadern erbaut werden. Dort gibt es eine Welt mit Bergen, Seen und Wäldern und verschiedenen Tieren. Anfangs hat sich die Gruppe um den Rahmen gekümmert, mir war wichtig, dass die Welt nicht unendlich ist, sondern wie ein Spielbrett aufgebaut ist, um einen Raum zu haben, den ich überblicken und schützen kann. Dass das digitale Spielfeld, wie jedes andere Spiel, sich in meinem Raum befinden musste in Form eines Servers, war aufgrund des Datenschutzes und der geschützten therapeutischen Situation selbstverständlich. Die Kinder richteten mir diesen Server ein, und von dort aus konnten wir uns alle mit Tablet oder Handy einloggen. Gespielt wurde im Kreativmodus, was bedeutet, dass jede:r unendlich viele Rohstoffe und Leben hat und fliegen kann. In der Altersgruppe zwischen sechs und zwölf Jahren entschied ich mich, den Patient:innen einen omnipotenten Spielraum zu bieten, um einen therapeutischen Rahmen zu schaffen, in dem unbewusste Objektverwendung möglich wird (Hopkins, 2008, S. 63; Wienberg, 2019, S. 321) und der Imagination zulässt.

Zur Analyse der Dynamik im digitalen Spiel bezog ich mich auf die Technik der Kleine-Tisch-Spielmethode. So kann ein Gruppenobjekt spielerisch spürbar werden (vgl. Foulkes u. Antony, 1973, S. 191; Haas u. Wenzel, 2019, S. 53). Dort wird ein Spielfeld in Sektoren eingeteilt, jedes Kind sucht sich einen Sektor aus mit vorbereitetem Spielmaterial. Dies war natürlich in der Form nicht eins zu eins umsetzbar. Aber auch in der anfangs unberührten Landschaft suchten sich die Kinder ihren Ort und bauten sich zunächst ihre Basis und begannen dann, rege zu kommunizieren und die einzelnen Spielfelder in ein ganzes Spiel zu verbinden. Um den Gruppenkörper im digitalen Raum erspüren zu können, müssen Grundmatrix und dynamische Matrix in diesem Kontext betrachtet werden. Die dynamische Matrix verstehe ich als sinnliche, taktile Inszenierung der Gruppenmitglieder im Raum. »Die in den Körper eingeschriebene Symboldimension, die über Körperhaltungen, Gesten und Mimik szenisch kommuniziert wird, repräsentiert aufgrund ihrer Leibnähe einen unmittelbaren Ausdruck des Unbewussten und damit auch der Tiefenschicht der Persönlichkeiten der Akteure« (Brandes, 2005, S 161). Diese Dimension kann selbstverständlich im digitalen Spiel nur sehr eingeschränkt bis gar nicht erfasst werden, kann aber im präsenten Gruppenraum miterlebt werden. So spielten einige Kinder einzeln im digitalen Spiel, saßen aber im Gruppenraum nah beieinander, andere wiederum bewegten sich beim Spiel im Raum oder auf ihrem Platz, riefen in den Raum hinein und kommentierten und inszenierten im präsenten Raum, andere wiederum waren wie in Trance, vertieft und vollkommen fokussiert. Wenn ich selbst mit den Kindern im digitalen Raum war, konnte ich meine Reaktion spüren, wenn ich z. B. von den Kindern ausgeschlossen wurde. »Achtung, der

Avatar von Herrn Radaj kommt.« Jegliche emotionale Reaktion von mir auf das Spielgeschehen glich ich anfangs mit meinem Blick in den präsenten Gruppenraum aus. Ich suchte den Kontakt der Gruppe außerhalb des Spiels. Anfangs war ich sehr mit dem Gefühl der Einsamkeit und dem Bedürfnis nach dem präsenten Raum beschäftigt und brauchte Zeit, meinen Widerstand zu erspüren. Hier half mir das Verständnis vom intermediären Spiel (Winnicott, 1997, S. 62) und das Verständnis der Therapeut:innen, die die Patient:innen im Prozess als Realpersonen und Übertragungsobjekte begleiten (Walter, 2019, S. 174; Hopkins, 2008 S. 25). Das Spiel ist nicht nur Fantasie, sondern Zwischenraum zwischen innerer und präsenter Welt. Ich bemerkte, dass ich Angst hatte, mich ganz auf das Spiel einzulassen, und flüchtete in das mir vermeintlich bekannte Präsente. Nachdem ich immer mehr in das Spiel versank und im Spiel deutete und mich nicht nur im präsenten Raum erlebte, wurde ich als Spielfigur für die Gruppe im digitalen Raum »spürbarer« und schaffte die Verbindung (vgl. Kahlil u. Radaj, 2021; Walter, 2019, S. 182). Dieses Oszillieren zwischen den Welten war mir aus dem Rollenspiel und aus Karten- und Brettspielen bekannt, wenn Kinder plötzlich die Karten wegwarfen, da sie mal wieder verloren hatten. Ich wollte also nicht wirklich präsent sein im digitalen Spiel. Haim Weinberg (2019) schreibt dazu: »This definition of presence involves the idea of transportation, whether the user is transported to another place, or another place and its objects are transported to the user, or both people in interaction are transported to another place. Consider the science fiction movie Avatar […] Transportation to another place does not necessarily have to involve a traffic vehicle. It only requires good imagination« (Weinberg, 2019, S. 201). Daher beruht das Symbolisieren im digitalen intermediären Raum nicht auf einem körperlich-haptischen Reiz im Spielerlebnis. Van Loh (2021) hat dies in der Konzeption der Medialen Introjektionen für die analytische Arbeit nutzbar gemacht. Ein inhaltliches mediales Introjekt wird dadurch in der Psyche geformt, dass ein Film oder ein Spiel Emotionen hervorruft, aber diese kein leibhaftes Objektbild haben. Dadurch, dass diese Introjekte technisch erzeugt werden, durch Filme, Bücher, Avatare, haben sie keinen sinnlichen, körperlichen Objektbezug und können eine sehr starke suggestive Wirkung entfalten, da sie durch den fehlenden realen Bezug fragmentiert sind (van Loh, 2021, S. 128). Dies könnte bedeuten, dass sich die Körperreaktionen der Kinder im präsenten Raum während des digitalen Spiels viel näher am impliziten Handlungswissen jedes Einzelnen inszenieren als im realen Rollenspiel und wir unterscheiden müssen, ob dies durch die Projektion einer Übertragung oder durch ein mediales Introjekt hervorgerufen wurde. Brandes (2005) schreibt dazu: »Die Phantasien innerhalb einer Gruppe sind nicht Ursache der wahrnehmbaren Dynamik der Gruppe und der Äußerungen der Einzelnen, sondern es ist eher umgekehrt: Die sinnlich wahrgenommene und über körperliche Ausdrucksformen kommunizierte Dynamik der Gruppe ist der Ausgangspunkt für das Aufkommen bestimmter Gedanken und Phantasien« (Brandes, 2005, S. 164). So passierte es häufig, dass die Gruppe sich im digitalen Spiel stritt, die Gruppenmitglieder sich im Gruppenraum aber sehr nah waren. Für die Grundmatrix, wie der kulturellen Prägung, die mit in die Gruppe gebracht wird, verändert sich nicht viel. Wie bei jedem Rollenspiel werden diese Grenzen omnipotent aufgebrochen und im Spiel können die Kinder die Grundmatrix einfließen lassen, die sie bereit sind zu inszenieren. Mädchen können Jungs werden, schüchterne Kinder werden mutig und der kulturelle Hintergrund kann verborgen werden.

Fallbeispiel 1 - Kindergruppe: »Der einsame Burgherr« - Netzwerker

Die Kindergruppe bestand aus fünf Gruppenmitgliedern zwischen neun und dreizehn Jahren, zwei Mädchen und drei Jungen. Alle Kinder waren aufgrund einer ängstlichen Struktur in Behandlung, die entweder zu aktiv verweigerndem Verhalten oder zu passivem Rückzug führte. Die Mädchen in der Gruppe bauten beim Spiel Minecraft am Meer ein kleines Dorf auf, mit Tieren und Feldern und einer Unterwasser-Tauchstation. Zwei Jungen bauten einen Wolkenkratzer, der alle technischen Vorrichtungen hatte, die das Spiel bot. Dazu zählte z. B. eine Metallfabrik, eine Brauerei und eine Zaubertrankmaschine. Alle funktionierten von selbst und produzierten vor sich hin. Ein Patient mit einer Autismus-Spektrum-Störung baute sich eine Burg, in der er viele Waffen, Diamanten, Erze und Unmengen an Dynamit hortete. Ich wurde von den Kindern auf einem Heißluftballon positioniert und durfte zunächst nur zusehen. Am Anfang des Spiels reinszenierten die Kinder den bekannten Kinderfilm »Mädchen gegen Jungs«, um in der unbekannten digitalen Gruppe eine Struktur zu finden. Dies verstand ich als ein digitales Introjekt der Gruppe. Im präsenten Raum befanden sich die Kinder zu Beginn des Prozesses jeweils in der äquivalenten Paarbildung im Raum beziehungsweise allein hinter einem Vorhang, so hatte sich der Patient auf der »Burg« eine sehr bequeme Kissenburg inklusive Süßigkeiten eingerichtet. Die Rivalität war im Spiel dadurch spürbar, dass die Kinder sich gegenseitig aufschaukelten, wer die schönste Parzelle erstellt habe, und sie dabei ein Lied aus dem Kinderfilm sangen. Die Trennung der Einzelnen im präsenten Gruppenraum und das Dilemma, von anderen keine Hilfe bekommen zu können, was sich in der Gruppe durch Neid äußerte, benannte ich. Dies führte im Gruppenraum dazu, dass die Patient:innen sich gegenseitig Tipps gaben. Im digitalen Raum verbanden die Kinder sich langsam, sie flogen hin und her, im Gruppenraum verbanden sich nur die Stimmen. Ein Mädchen mit einer mittelgradigen Depression verblieb glücklich in seiner Unterwasserwelt und konnte an dem Treiben nur sprachlich teilnehmen, ebenso der Burgherr, nur weit oben. Erst als ich diesen Umstand ansprach, begann das Mädchen, sich im präsenten Gruppenraum zu den Tablets der Jungs zu bewegen, um dort deren digitale Parzelle zu betrachten. Darauf begannen auch die Jungs, sich im Gruppenraum zu den Mädchen zu trauen. Der Burgherr dagegen wurde zum Spezialisten, da er das meiste Wissen über Min(d)craft besaß. Ich wurde mal als störend empfunden, mal als Hilfsobjekt verwendet und war der Einzige, der auf die Burg durfte. Nach einiger Zeit verdichtete sich das Szenario, außerhalb der Burg blühte das Leben, die Kinder bauten Lohrenbahnen und fuhren zusammen damit, lachten und inszenierten ihr Gemeinschaftsgefühl. Auch im Gruppenraum saßen die vier meist dicht beieinander mit viel Körperkontakt. Als die Not des Burgherren groß genug war, erschuf er einen Enderdrachen (den Endgegner) und ich wurde auserkoren, gegen diesen zu kämpfen. Ich verlor über eine ganze Gruppenstunde hinweg, auch die sprachliche Hilfe der Kinder im Gruppenraum brachte mich nicht weiter. Erst als ich das gemeinsame Thema in der nächsten Stunde im Drachen erkannte, die Wut der Kinder auf ihre Väter, veränderte sich die Dynamik. Über diese Einsicht war ich im ersten Moment sehr beschämt, im präsenten Gruppenraum wäre mir diese Matrix in der vertikalen Perspektive altbekannt und immer präsent. Den Enderdrachen verstand ich nun als mediales Introjekt, aber diesmal als eines, das eine Symbolisierung außerhalb des Spiels hatte. Es war erkennbar, dass die Kinder diese Figur kannten und ihre Ängste in den Drachen projizierten. Dies war im Gruppenraum gut spürbar, da die Gruppe im Gruppenraum und im digitalen Raum in der dynamischen Bewegung ähnlich war, die Kinder in ihren Affekten aber sehr bei sich waren. Trotz meines mentalen Einsinkens ins Spiel konnte ich die Kinder gut im Gruppenraum erspüren, ohne sie direkt anzusehen. Es fehlte also noch der Objektbezug, um das mediale Introjekt zu verstehen. Aus der Anamnese der Kinder wusste ich, dass die Väter der Kinder entweder nur in der Fantasie vorhanden waren oder, wenn präsent, versagten sie den Kindern die Triangulation oder waren gewalttätig gegen sie. Mein verzweifelter Kampf gegen die väterliche Übertragung beantwortete ich mit einer Randbemerkung: »Ja, so wie ihr den Enderdrachen fürchtet, fürchtet ihr wohl auch eure Väter. Der Kampf gegen ihn erscheint aussichtslos, obwohl ihr wisst, wie ihr gewinnen könntet.« Im digitalen Spiel entschied die Gruppe nach meiner Intervention, dass ich und der Enderdrachen sterben sollten, der Kampf wurde beendet, mein Avatar war tot. Der Verlust wurde im digitalen Spiel spürbar und vor allem eine Sehnsucht wurde spürbar. Der Burgherr war glücklich. Das depressive Mädchen brachte es dann auf den Punkt und fragte ihn, ob er sich auch immer verstecken müsste, da der Drache so ein Arsch sei, der immer rumschreien und einem wehtun würde. Sie fragte ihn vor seiner Burg stehend, wütend und gegen die Mauer tretend. Im Gruppenraum saß sie fast bewegungslos in einer Ecke, ganz allein. Jetzt im Schutz meiner Präsenz lud der Burgherr uns alle in seinen Erker im Gruppenraum ein. In dem engen Raum berichteten die beiden von ihren gewalttätigen Vätern. Diese wichtige Information konnte ich nun in der Elterngruppe einbringen und mich um einen geschützten Raum auch außerhalb des therapeutischen Rahmens kümmern.

2 Auswirkungen auf die Gruppenanalyse mit Jugendlichen

Van Loh (2012) beschreibt neben den digitalen Introjekten die digitalen Selbst-Derivate. Damit sind die Möglichkeiten gemeint, durch die Medien ein Bild von sich selbst zu zeigen, das Ich-stiftend wirkt; entweder, indem man sich beschreibt, wie man sich gern sehen würde oder durch Spielavatare, die einen Bezug zu einem Objekt haben und so innerpsychisch als Repräsentanzen erkennbar werden. Zum Beispiel weist eine Computerspielfigur Ich-Anteile des Spielers auf, die er real nicht hat, wie eine Hauptfigur in einem Roman den Autor widerspiegeln kann (van Loh, 2012, S. 145). Wenn diese Derivate in der Jugendgruppe auftauchten, wirkten sie auf mich anfangs oft wirr. Die Jugendlichen zeigten ihre Chatverläufe mit Memes und GIFs und ich konnte sie oft nicht zuordnen. Als ich aber anfing, diese als wertvollen freien assoziierten Boden zu begreifen, half mir dies, mit Jugendlichen besser in einen analytischen reagiblen Austausch zu kommen. In Memes und GIFs werden entweder auf einem Bild oder einem kleinen Video komplexe Gefühlszustände kommuniziert. Vor allem bemerkte ich, wie lustvoll und mit welchen komplexen Rollenspielen sich dort die Jugendlichen begegneten. So war der mir bekannte Klassenclown hier der anerkannte und wichtige Troll, der in eine Rolle schlüpfte und durch Ironie und Sarkasmus geradezu eine Reinkarnation eines lustvollen Advocatus Diaboli wurde. Auch in der Gruppe drohte ich auf diesen hereinzufallen, wenn er mir in persona eines Jugendlichen auferstand. Es brauchte Zeit, bis ich seine wichtige Funktion in der Jugendkultur verstand und dass er auch für das diffuse Einsamkeitsgefühl verantwortlich sein könnte. Denn was passiert, wenn tausend Flammen durch Nichtsenden plötzlich für immer verloren sind oder die Jugendlichen feststellen, dass ihre Timeline mit schönen Fotos, Videos, Storys oder lustvollen Trollen gespickt ist, diese aber in der präsenten Welt nicht mit Leben gefüllt werden können?

Fallbeispiel 2 – Jugendgruppe: Die Sehnsucht nach dem Augenkontakt
Alle Jugendlichen in der Gruppe hatten sehr autoritäre Eltern, die sich hinter Fürsorge verbargen. Vor mir zeigten die Eltern ihre Hilflosigkeit und nach einer Weile stellte sich heraus, dass alle Eltern ihre Kinder entweder geschlagen oder zumindest wütend gedemütigt hatten.

Ein Mädchen (17) berichtete nach etwa der dreißigsten Stunde, wie sie als kleines Kind immer Prinzessinnenkleider trug und gern Ballett gelernt hätte. Ihre Familie fand dies sehr süß, sie war das einzige Mädchen in einer Großfamilie und wurde immer von allen in Rosa ausstaffiert. Sie zeigte uns ihre Bilder von damals, sie war ein wenig dick gewesen. Als eine andere Patientin ihr sagte, dass sie keinen Körper für eine Ballerina habe, weinte sie bitterlich. Sie berichtete, wie sehr sie sich bis heute von den Frauen aus der Familie unter Druck gesetzt fühle, dass sie mit ihrer Figur nie einen Mann bekommen würde. Sie habe viel versucht, ihre Unterschenkel blieben aber dick. Daher flüchtete sie sich in die Fantasie und tat einfach so, als hätte sie dünne Beine. Doch als sie mit 14 Jahren merkte, dass sich niemand in der Schule in sie verliebte, zog sie ihre Röcke aus.

In der Stunde darauf bemerkte die Gruppe, dass ein Junge seine Stimme immer sehr monoton und emotionslos modulierte. Als die Gruppe auf ihn zukam, berichtete er von jahrelangem Training, um diese Fähigkeit zu lernen. Seine Mutter und Großmutter erlebte er als sehr emotionale und abwertende Menschen. Beide seien immer wieder suizidgefährdet gewesen, sodass er glaubte, daran schuld zu sein. Als er 15 Jahre alt war, verliebten sich seine beiden besten Freundinnen in ihn. Gemeinsam gestanden sie es ihm und sahen ihn verliebt an. Er berichtete, wie sehr er erstarrte, Angst bekam und das Angebot ablehnte. Er hatte Angst, dass seine Liebe wieder zu Suizidgefährdung führen würde.

Nun brach es aus einer Patientin heraus. Sie weinte und erzählte von ihrer Kindergartenfreundin. Sie hatten sich über drei Jahre lang gegenseitig Flammen zugesendet, dann zerbrach ihre Freundschaft, sie wisse nicht warum, aber ihr Schmerz darüber, ihr keine Flamme mehr zusenden zu können, war groß, die viele Arbeit, alles war umsonst. Nun war der Schmerz in der Gruppe spürbar.

Das Symptom, welches sich in dieser Zeit etablierte, war, dass die Jugendlichen sich gegenseitig nicht anschauen konnten, sondern entweder auf den Boden schauten oder mich ansahen. Die Gruppe arbeitete eine Weile digital, indem die Einzelnen Texte auf ihrem Handy über sich schrieben und in die Gruppe mitbrachten oder Sprachnachrichten verfassten und diese abspielten. Dabei stellten sie fest, dass sie durch diese Medien klar sprechen und sich auch digital ansehen konnten. Daher fingen sie an, die Fantasie zu kreieren, sich nur noch online sehen zu wollen. Dort konnten sie ihre Stimmen filtern, ihre dicken Waden wegretuschieren und sich gegenseitig Tausende Flammen schenken.

Im Gruppenraum formulierten sie nun den Wunsch, wie gern sie sich ansehen würden, taten es aber nicht. Erst als die Gruppe feststellte, dass sie im Alltag selbst nahestehenden Menschen nur selten in die Augen schauten, veränderte sich die Dynamik. Das Anschauen wurde plötzlich möglich, der hohe Anspruch durch die medialen Derivate verlor sein ängstliches Potenzial.

3 Fazit

Meines Erachtens ist eine Veränderung der Behandlungstechnik nicht notwendig. Eine Arbeit an der Abwehr und in der Übertragung ist auch digital möglich. So neu ist diese neue digitale Welt gar nicht, manchmal scheint sie anderen Gesetzen zu folgen und gaukelt uns eine Entgrenzung vor. Natürlich kann ich ein digital präsentiertes Objekt meiner Begierde in einer Videogruppe ganz nah heranzoomen und damit eine Grenze überschreiten, die die Nähe-Distanz-Regulation verboten hätte. Aber berühren und spüren kann ich nur den Bildschirm, eine viel härtere Grenze. Da die nonverbale, taktile Kommunikation nur sehr schwierig möglich ist und der:die Therapeut:in wie alle anderen in der Gruppe sehr stark mit seinen:ihren inneren Bildern, mit ihrer:seiner einsamen emotionalen körperlichen Reaktion im digitalen Raum zurückgelassen wird, ist die Projektionsfläche größer. Aber auch das bringt keine wirkliche Verbesserung, wenn es nicht gemeinsam erspürt, sondern nur durch Sprache transportiert werden kann. Das Ausweichen auf die Kunstformen wie Filme, Texte, Memes und Snaps eröffnet hier einen Weg zur Symbolisierung, führt aber genau zu diesem diffusen Gefühl der Einsamkeit, da ein zentrales menschliches Bedürfnis nicht befriedigt wird. Es wird wichtig sein, sich mit diesen Welten als Analytiker:in zu beschäftigen, um der unbewussten Inszenierung im digitalen Raum auf die Schliche zu kommen. Die Behandlungstechniken, wenn wir zusammen in der Gruppe durch den Dschungel der Matrix gegangen waren, waren die altbekannten. Auch konnte ich analytische Theorien und Lebensstile in der digitalen Welt wiedererkennen, wenn ich diese nicht als etwas Abgetrenntes erlebte, sondern wie ein Rollenspiel oder ein Märchen. Wenn ich zusehends mit der Gruppe im digitalen Raum abtauchte, half mir und den Patient:innen die Methode von Haim Weinberg (2019). Das Fokussieren des Hier und Jetzt und dies mit sensorischen Wahrnehmungen wie Düften, Tönen oder Gerüchen zu verbinden, aus dem Äquivalenzmodus mit dem Medium herauszukommen. So war es möglich, die Außenwelt wieder wahrzunehmen und nicht mehr mit Wahrnehmungen unserer Körpersensationen allein zu sein. Dass Kinder und Jugendliche in ihren Spielräumen Idealvorstellungen ihres Ichs ausleben und Ängste der Überforderung erleben, wenn sie diese im Hier und Jetzt mit Identität füllen müssen, gehört zu ihrer Entwicklung. Das Gefühl der Einsamkeit wird meiner Erfahrung nach durch das Fehlen unseres größten Organes, der Haut, in der Begegnung im digitalen Raum hervorgerufen. Mit den Patient:innen in der Gruppenanalyse diesen Mangel zu erleben, ist ein wichtiger Fokus in der aktuellen Matrix, um psychotische Ängste zu versprachlichen, die andersartige Form des zwischenmenschlichen Kontaktes, die durch körperlich-sensorische Einsamkeit geprägt ist, zu benennen und so für den spielerischen Übergangsraum in der Gruppenanalyse nutzbar zu machen. Die Gruppenanalyse wird durch die Integration in den digitalen therapeutischen Raum erweitert. Ich empfinde es als Chance, im digitalen Raum den Gruppenmitgliedern einen gemeinsamen Erlebnisraum zu eröffnen, in dem die Matrix symbolisiert werden kann und digitale Introjekte inszeniert und versprachlicht werden können. Dies ist auch im pädagogischen Bereich, in der Schule, im Kindergarten und in den Wohngruppen eine wichtige Dimension, die weiterhelfen könnte, Entwicklungslinien von Kindern und Jugendlichen zu begleiten.

Auf einen Blick:

Gruppenanalyse im digitalen Raum *ermöglicht* der Gruppe,

- sich im digitalen Raum ohne körperlichen sinnlichen Kontakt selbst zu erfahren
- und die Rahmenbedingungen des Digitalen zu erleben.

Kinder und Jugendliche bewegen sich wie selbstverständlich in den digitalen Welten und spielen fantasiereiche und komplexe Spiele auf ihren Endgeräten.

Die Gruppenanalyse kann ihnen dabei helfen,

- ihre intrapsychische Struktur auch in der digitalen Welt zu erleben
- und zu lernen, diese in das zwischenmenschlich Präsente zu übersetzen.

Gruppenanalyse gewinnt durch die Erweiterung des Settings in das digitale Spiel und der digitalen Kommunikation ein neues Spielfeld der Psyche. Dabei muss keine neue Behandlungsmethode gefunden werden, sie muss lediglich auf die Möglichkeiten und Grenzen der digitalen Welt angepasst werden. Eine zentrale Rolle spielt dabei das soziale Unbewusste, also das, was uns durch die Gesellschaft oder den Algorithmus über das Medium unbewusst vermittelt wird, die verminderte Möglichkeit der Affektregulation der eigenen Gefühle durch den Wegfall der körperlich-sinnlichen Kommunikation präsenter Gruppenmitglieder und die Fähigkeit zur Mentalisierung, also das Gegenüber auch z. B. in Chats als menschlich wahrzunehmen.

Folgende methodische Anknüpfungspunkte bieten sich für das Arbeitsfeld je nach Altersstruktur und Kontext:

- Mentalisierungstheorie,
- Steuerung der Affektregulation,
- Symbolierung durch einen magischen Übergangsraum,
- Auflösung von dissoziativen Zuständen.

Literatur

Balint, M. (1960). Angstlust und Regression. Beitrag zur psychologischen Typenlehre. Stuttgart: Klett.

Brandes, H. (2005). Gruppenmatrix und Theorie des Unbewussten. Über Bewegungen und Perspektiven in der gruppenanalytischen Theorie und Praxis. Gruppenanalyse – Zeitschrift für gruppenanalytische Psychotherapie, Beratung und Supervision, 15 (2), 151–169.

Behr, H., Hearst, L. (2009). Gruppenanalytische Psychotherapie. Menschen begegnen sich. Eschborn: Klotz.

Dittrich, K (2015). Wir kennen uns nicht, doch will ich Dir vertrauen, ich teile mit Dir Träume von 'nem Glück frei von Zeit und Raum«. Interneterfahrungen in der hochfrequenten Analyse eines schwer trennungstraumatisierten Mannes. In K. Münch, D. Munz, A. Springer (Hrsg.), Die Fähigkeit, allein zu sein. Zwischen psychoanalytischem Ideal und gesellschaftlicher Realität (S. 261–276). Gießen: Psychosozial.

Eife, G. (2019). Die Entwicklung der Individualpsychologie Alfred Adlers. Persönlichkeitstheorie, Psychopathologie, Psychotherapie (1912–1937). Göttingen: Vandenhoeck & Ruprecht.

Foulkes, S. H., Anthony, E. J. (1973). Group Psychotherapy. London: Penguin Books.

Haas, R., Wenzel, H. (2019). Psychodynamische Gruppentherapie mit Kindern. Stuttgart: Kohlhammer.

Hopkins, J. (2008). Bindung und das Unbewusste. Ein undogmatischer Blick in die kinderpsychoanalytische Praxis. Frankfurt a. M.: Brandes & Apsel.

Kahlil, A., Radaj, C. (2021). Attacks on linking – Onlinegruppen in Pandemiezeiten. Gruppenpsychotherapie und Gruppendynamik – Zeitschrift für Therapie und Praxis der Gruppenanalyse, 57 (2), 103–115.

Kinnert, D. (2021). Die neue Einsamkeit – und wie wir sie als Gesellschaft überwinden können. Hamburg: Hoffmann und Campe.

Nassehi, A. (2019). Muster. Theorie der digitalen Gesellschaft. München: C. H. Beck.

Leuzinger-Bohleber, A., Roth, G., Buchheim, A. (Hrsg.) (2008). Psychoanalyse, Neurobiologie, Trauma. Stuttgart: Schattauer.

Shaket, J. (1991). Die psychoanalytische Großgruppe – Freudianische und Kleinianische Ansätze. Vortrag an der Jahrestagung der Sektion Analytische Gruppentherapie im DAGG am 12. Mai 1991 in Wien.

Seiffge-Krenke, I. (2007). Psychoanalytische und tiefenpsychologisch fundierte Therapie mit Jugendlichen. Stuttgart: Klett-Cotta.

Spitzer, M. (2014). Digitale Demenz: Wie wir uns und unsere Kinder um den Verstand bringen. München: Droemer.

van Loh, J. (2021). Mediale Introjekte. Kinderanalyse – Psychoanalyse im Kindes- und Jugendalter und ihre Anwendungen, 29 (2), 124–149.

Walter, A. (2019). Über die allmähliche Entstehung der Deutung im psychoanalytischen Prozess. In C. Salamander, S. Kudritzki (Hrsg.), Psychodynamische Behandlungstechnik bei Kindern und Jugendlichen (S. 171–184). Frankfurt a. M.: Brandes & Apsel.

Weinberg, H. (2019). The paradox of internet group. Alone in the presence of virtual others. London: Routledge.

Wienberg, U. (2019). Psychodynamische Gruppentherapie mit Kindern, Jugendlichen und deren Bezugspersonen. In C. Salamander, S. Kudritzki (Hrsg.), Psychodynamische Behandlungstechnik bei Kindern und Jugendlichen (S. 309–324). Frankfurt a. M.: Brandes & Apsel.

Winnicott, D. W. (1984). Reifungsprozesse und fördernde Umwelt. Studien zur Theorie der emotionalen Entwicklung. Frankfurt a. M.: Fischer.

Winnicott, D. W. (1997). Vom Spiel zur Kreativität. Stuttgart: Klett-Cotta.

Destruktive Prozesse in Gruppen – die Haltung der Gruppenleitung

»Muss ich denn ein Bösewicht werden?« – vom Sinn der Destruktion in existenziellen Auseinandersetzungen

Anja Khalil, Carla Weber

Jede Kindergruppe inszeniert existenzielle Konflikte zwischen Liebe, Hass und Erkenntnis. Grenzverletzungen und destruktive Attacken sind dabei immanente Begleiter im Handlungsdialog und im kreativen Entwicklungsprozess der Gruppe. Diese Destruktionen attackieren oberflächlich betrachtet zentrale Grundbedürfnisse der Gruppe, vor allem die Bedürfnisse nach Schutz und Unversehrtheit, nach Zugehörigkeit und Angenommensein. Sie treten unvermittelt meist im Zusammenhang mit bewussten oder unbewussten Trennungserlebnissen der Gruppe auf und erschüttern momenthaft oder auch anhaltend die Kapazität der Gruppe kreativ zu spielen, gemeinsam zu träumen und fruchtbar zu kommunizieren. Wir fanden sie in unseren Therapiegruppen gebunden an gewaltsame Übergriffe, zerstörerische Impulse oder in Herrschafts- und Unterwerfungsszenen. In unseren Überlegungen werden wir neben den Risiken vor allem die immanenten Entwicklungspotenziale dieser Destruktionen im Gruppenprozess für den Einzelnen und für die Gruppe als Ganzes in den Blick nehmen.

1 Handlungsdruck und Fähigkeit zur Unfähigkeit

Die simple Frage eines Vaters in einer Elterntherapiegruppe, was denn eine gute Grenze sei und wie er mit Grenzüberschreitungen seines Sohnes ihm gegenüber umgehen könne, folgte ein ratloses Schweigen erschöpfter Eltern. Eltern, die von sich wussten, dass sie in solchen Momenten handgreiflich gegenüber ihren Kindern wurden. Eltern, die darüber sprachen, wie sie die Gefühle ihrer Kinder zurückwiesen. Eltern, die sich vor ihren Kindern ängstigten.

Wie konnten diese Eltern, die selbst als Kinder körperliche und seelische Gewalt und Grausamkeit erlebt hatten, in sich verlässliche Grenzen und Halt finden? Wie konnten sie hier in der Elterntherapiegruppe etwas erleben, das ihnen half, sich und ihre Kinder ausreichend zu schützen? Was brauchte es, damit sie ihre zerstörerischen Kräfte besser zähmen konnten, ohne sie noch länger leugnen zu müssen?

In unseren Kindertherapiegruppen erleben wir unter den Kindern immer wieder Zuschreibungen, wie »Du lässt immer alles eskalieren, du Missgeburt!«, unversöhnlich Strafendes wie »Das brauchst du, sonst lernst du es nie! Selber schuld!« oder das sorglose Wegwischen von Schmerz »Stell dich nicht so an! Da war gar nichts!«. Mit der Zeit wurde uns deutlich, dass unsere Interventionen in den entscheidenden Momenten der destruktiven Zuspitzung zu kurz griffen und wie im Nichts verhallten. Die Gruppe schien zwar gerade in diesen Momenten der gesteigerten Destruktion, in denen das kreative Spiel der Kinder verfiel, der intermediäre Raum zusammenbrach und sich eine totale Gegenwart einstellte, die weder ein Davor noch ein Danach zu kennen schien, unsere Unterstützung und Einmischung zu provozieren, wies sie aber gleichzeitig gerade in diesen Momenten am entschiedensten zurück. Wie konnten wir das verstehen? Manches brachte uns an die Grenzen unserer eigenen Immunität und aktivierte in uns selbst destruktive Impulse gegenüber der Gruppe und überflutete uns mit einem Hilflosigkeitserleben, welches unser Einfühlungsvermögen schwächte. Waren wir ob dieser überwältigenden Gefühle noch in gutem therapeutischen Kontakt mit dem Gruppenunbewussten? War das in diesen zugespitzten Momenten verlebendigte traumatische Beziehungsgeschehen, das wir zunehmend als »Prozess der Nachträglichkeit« (Ferro, 2005, S. 102) verstanden, innerhalb des Gruppenprozesses überhaupt transformierbar? Diese offenen Fragen veranlassten uns zu einer Forschungsreise, von der wir als Kindergruppenanalytikerinnen vor allem selbst verändert zurückkamen.

2 Zur Notwendigkeit von Zerstörung und Überleben

Bereits 1912 postulierte Sabina Spielrein mit ihrer Schrift »Die Destruktion als Ursache des Werdens« eine der grundlegenden Differenzierungstendenz des Menschen entgegengesetzte Kraft in der menschlichen Psyche. Zentral für unsere Spurensuche ist ihre Überlegung zur Bidirektionalität der beiden Kräfte. Sie versteht die Destruktion als Tendenz zur Auflösung, zur Entdifferenzierung, als eine »Umwandlung des Ichs in ein Wir« und zählt sie zu den Arterhaltungstrieben (Spielrein, 1912/1986, S. 41 f.). Destruktion in diesem Bedeutungskontext sei notwendig, um das Alte aufzulösen oder zu zerstören, damit Neues entstehen könne. Hilfreich für unsere Überlegung ist Spielreins Erkenntnis, dass durch die Erregung des nach Trennung suchenden Pols immer auch der nach Verbindung suchende Pol mit angeregt wird – und umgekehrt. Sie konzipiert die entwicklungsförderliche Spannung im Kontrast zur entwicklungshemmenden Spannungslosigkeit zwischen diesen beiden Polen bereits früh als grundlegend.

Die entwicklungsrelevante Bedeutung von Destruktion finden wir weitergeführt in den Vorträgen von Donald Winnicott (1945/1983, 1949/1983) über »Die primitive Gefühlsentwicklung« und »Hass in der Gegenübertragung« sowie in der sowohl emanzipatorischen als auch relationalen Betrachtung von Jessica Benjamin (2005) »Herr und Knecht«. Beide Autor:innen beschäftigt die Frage der Destruktion, der kreativen und notwendigen Zerstörung beziehungsweise einer relevanten Dynamik zwischen Unterwerfung und Dominanz im Ringen um gegenseitige Anerkennung während der menschlichen Subjektwerdung.

Winnicott erforscht hierzu das primitive Gefühl des Hasses, den die Mutter in sich zulassen müsse, um eine psychische Differenzierung zwischen sich und dem Kind zu ermöglichen. Er postuliert in dieser frühen Zeit, in der er diese Prozesse zeitlich einordnet, eine primäre Unintegriertheit.[1] In der Nachfolge von Melanie Klein (1946/1983) konzipiert er im beginnenden Differenzierungsprozess eine Abwesenheit des primären Objekts, die im Säugling zu einer Anwesenheit, die ihn angreift, wird. An dieser Stelle verortet Winnicott (1949/1983) den untrennbaren und spürbaren Zusammenhang von Liebe und Hass. Wobei er, anders als Benjamin, in der Tradition von Freud (1915c/1946) noch eine ursprungslogische Betrachtung annimmt, in der der Hass der Liebe vorausgeht und sich aus der anfänglichen Ablehnung einer reizspendenden Außenwelt des narzisstischen Ichs ableitet. Zentral für unseren Fokus ist allerdings seine Folgerung für die therapeutische Arbeit: »Wenn der Patient objektiven oder gerechtfertigten Hass sucht, muss er auch an ihn herankommen können, sonst kann er nicht das Gefühl haben, objektive Liebe erreichen zu können« (Winnicott, 1949/1983, S. 73). Das bedeutet für uns als Gruppenanalytikerinnen, dass wir auf die Probe gestellt werden, ob wir objektiv hassen können und zulassen, dass sich in der Gruppe Hass und Liebe in ihrer wechselseitigen Dynamik zeigen können, ohne dass Rache und Vergeltung oder Vernichtung zu sehr real werden und die notwendige Spannung zwischen den beiden Polen verfällt. »Anscheinend kann es [das Individuum] ans geliebt werden erst glauben, nachdem es ihm gelungen ist, gehasst zu werden« (Winnicott, 1949/1983, S. 73).

1 Integration wird hier in Abgrenzung zum Zustand der Desintegration beschrieben. Desintegriert beziehungsweise unintegriert sei der Säugling, weil er die existenzielle Abgrenzung beziehungsweise Differenz zur Mutter noch nicht vollzogen hat, psychisch demnach noch nicht allein existiert. Der Säugling bedürfe der Mutter als umfassende Hülle, mit der zusammen er erst psychisch existiert. Dabei unterscheide der Säugling noch nicht zwischen Ich und Nicht-Ich. Im Unterschied dazu verstehen wir die Desintegration als Ergebnis eines Versagens anderer Abwehrmöglichkeiten. Misslingt die zunehmende Anerkennung der existenziellen Differenzierung von Mutter und Säugling beziehungsweise die Integration der damit einhergehenden Gefühlsentwicklungen, sehen wir später unter anderem Schwierigkeiten bei der Lokalisierung des Selbst im eigenen Körper, bei der Personalisierung sowie beim Erfassen der Wirklichkeit.

In Erweiterung zu Winnicott führt Benjamin ihre Gedanken über die Destruktion, die existenzielle Getrenntheit und Abhängigkeit ermöglicht, in eine etwas andere Richtung. Sie beschreibt einen gegenseitigen Prozess der Anerkennung, in dem Unterwerfung und Herrschaft sich in einem kreativen Spannungsverhältnis aufeinander beziehen. Hass entsteht aus dieser Perspektive erst, wenn dieses Spannungsverhältnis regelmäßig zusammenbricht, die Mutter der Zerstörung nicht standhält, sondern Vergeltung übt oder sich zurückzieht und nachgiebig bleibt. Dieser Mangel an Subjektivität seitens der Mutter, der die Erfahrung des Getrenntseins erschwert oder gar verhindert, ist das »größte Hindernis für die Möglichkeit der Erfahrung gelungener Zerstörung und erfolgreichen Überlebens« (Benjamin, 2005, S. 100). Das Kind steigere seine Wut, richte sie verstärkt nach innen und setze seine Angriffe in der Fantasie dauerhaft fort. Infolgedessen sucht es im Außen anhaltend eine Grenze für seine reaktive Wut und bleibt in seinen Allmachtsfantasien und Absolutheiten verfangen – »Die Welt ist ganz ich« (Benjamin, 2005, S. 87). Eine Fantasie, die die weitere Differenzierung blockiert. Die Folge dieser misslungenen Destruktion ist nach Benjamin die Spaltung. Der Schlüssel zur Auflösung dieser Spaltung sei daher die Etablierung einer erlebbaren und die Realität anerkennenden Außenwelt. Diese könne sich durch Selbsttätigkeit und Selbstbehauptung einer Bezugsperson, die ihre Subjektivität im Kontext von Gegenseitigkeit anerkennt, entstehen.

Diese zunächst bedrohlich, intentional destruktiv und paradox wirkende »Zerstörung bietet dem Selbst die Möglichkeit, sich von anderen zu unterscheiden. Der andere wird aus der Phantasie herausgestellt und als äußere Realität erlebt« (Benjamin, 2005, S. 87 f.). Für uns als Gruppenanalytikerinnen ist dabei die Kenntnis unserer subjektiven Grenzen, die sich unter anderem in einem gesunden und authentischen »Bis hierhin und nicht weiter!« zeigen, für die Etablierung der Außenwelt innerhalb der Gruppe und innerhalb des Einzelnen von zentraler Bedeutung.

Diagnostisch bedeutsam und von behandlungstechnischer Relevanz sind zwei von Winnicott unterschiedene Niveaus der Gegenseitigkeit: das neurotische und das psychotische Funktionsniveau.

Auf einem neurotischen Niveau erwartet er, dass, wenn der:die Analytiker:in dem Kind gegenüber Ambivalenz und eine Spannung von Liebe und Hass zeigt, das Kind darauf konflikthaft mit Spaltung von Liebe und Hass antwortet. Dieses sei jedoch im Sinne eines dichotomen Denkens verkürzt, in dem jemand entweder nur geliebt oder nur gehasst werden kann. Das entwicklungsnotwendige Spannungsfeld erschlafft oder verfällt. Hass und Liebe können zwar wahrgenommen werden, allerdings nur getrennt voneinander.

Auf dem psychotischen Niveau gerate das Kind dann aber in einen Zustand, in dem Liebe und Hass zusammenfallen. Dann könne es den:die Analytiker:in zutiefst als jemanden erleben, der nur zu einer Art von Beziehung fähig ist, nämlich zu einer Beziehung der rohen und gefährlichen Gleichzeitigkeit von Liebe und Hass. Das bedeutet, dass beim Kind die Vorstellung vorherrscht, dass falls der:die Analytiker:in dem Kind gegenüber Liebe zeigt, im gleichen Augenblick das Kind vernichtet wird.

Mit beiden Autor:innen sind wir vor dem Hintergrund der klinischen Erfahrung einig, dass das Gelingen des Differenzierungsprozesses von existenzieller Getrenntheit und Abhängigkeit nur im Spannungsverhältnis der wechselseitigen Anerkennung der Subjektivität des Gegenübers gelingen kann. Diese wechselseitige Anerkennung bahnt die Entwicklung von Besorgnis und die Integration des bestehenden, beziehungsweise entstandenen Hasses.

3 Inszenierungen von Hass und Zerstörung

In dem folgenden Fallbeispiel beschreiben wir Szenen aus einer Kindertherapiegruppe, die sich regelmäßig einmal pro Woche trifft, und aus der diese begleitenden Elterntherapiegruppe, die alle vier Wochen zusammenkommt. In diesen Szenen werden existenzielle Abhängigkeits- und Trennungserfahrungen im Kontext belastender Beziehungserfahrungen der Teilnehmenden lebendig und die Gruppe der Kinder wie auch die Gruppe der Eltern ringen gemeinsam mit der Gruppenleitung um die Transformation und das gemeinsame Verstehen destruktiver Prozesse.

3.1 Abschiede und Troststeine

Nach einer recht konstanten Zusammensetzung der Teilnehmenden der Kindertherapiegruppe in den vergangenen Monaten standen nun mehrere Abschiede an. Die Kinder reagierten darauf unterschiedlich. In einer Sitzung trösteten sie sich mit einem Stein, der, wenn man ihn drückte, den Trennungsschmerz nehmen konnte, der aber auch als Waffe gegen denjenigen verwendet werden konnte, der den Schmerz verursacht hatte. Manches hatte im Rahmen dieser aktualisierten Trennungserfahrungen bis hierhin integriert werden können und manches, so die Einschätzung der Gruppenleitung, musste offensichtlich unintegriert bleiben. Zur Abwehr des inneren Schmerzes sowie zur aktiven Gegenwehr gegen das bedrohlich erlebte Außen war Tröstendes, wie ein von den Kindern als »Troststein« benannter Stein eine vorläufige, kreative Lösung.

3.2 Trennung und Allmacht

Ein Junge, der lange Teil der Gruppe gewesen war, inszenierte seinen Abschied, indem er sich in embryonaler Haltung in die Mitte des Abschlusskreises, der zehn Minuten vor Stundenende jede Gruppenstunde rhythmisierte, legte, kurz danach wieder heraussprang und dazu kommentierte, dass er tot gewesen sei und sich selbst reanimiert habe. Ihm war sein Start in der Kindertherapiegruppe besonders schwergefallen, weil er sich damals als potenzielle Gefahr für andere, nämlich als ein alles um ihn herum zerstörendes Erdbeben, erlebt hatte. Jetzt benötigte er für seine Loslösung von der Gruppe die Allmacht über Leben und Tod. Trotzdem konnte er nicht verhindern, dass die Gruppe seinen Verlust und den eines anderen Jungen real erlebte. Kurz nach dieser Gruppensitzung kam nämlich ein anderer Junge plötzlich nicht mehr zur Gruppe. Er konnte aufgrund eines Autounfalls nicht mehr gebracht werden und blieb dann auch ohne nähere Erklärung oder Erreichbarkeit seiner Eltern dauerhaft weg. Es war, als seien er und seine Familien vom Erdboden verschluckt worden.

3.3 Schneewittchen und die sieben Zwerge

Nach den Sommerferien wurde ein Mädchen in die seit Langem nur aus Jungen bestehende Gruppe aufgenommen. Nach Auflösung der Anfangsrunde wollten die Jungs gemeinsam ein Haus bauen. Das war zunächst verwunderlich, da sie sich bisher eher bekriegt hatten. Das Mädchen hatte sich als Prinzessin verkleidet. Die Gruppenleitung ließ diese Szene an Schneewittchen und die sieben Zwerge denken. Wie bei den sieben Zwergen kam es auch unter den Jungs zu Auseinandersetzungen, wer denn wem etwas weggenommen habe.

Vermutlich machte die Unintegriertheit der vergangenen Trennungen und des Neuen den Kindern zunächst Angst. Die Jungen suchten gegenseitigen Halt in der Gemeinschaft, wobei jedoch unklar war, wer wo seinen Platz einnehmen durfte. Dem Jüngsten wurde dies zu viel. Er zog sich in die untere Etage eines Spielhauses zurück und wollte seine Ruhe haben. Die anderen Jungen beantworteten seinen Wunsch nach Schutz mit dem Verbarrikadieren aller Ausgänge. Zunächst war es noch ein gemeinsames Spiel, bei dem der Jüngste immer wieder ein Schlupfloch fand. Wie die Maus bei Tom und Jerry konnte er den anderen immer wieder ein Schnippchen schlagen und Löcher in deren Barrikaden machen. Bald wurde es ihm zu anstrengend, und er ergab sich schließlich seinem Schicksal.

3.4 Kreislauf der Allmacht

Der Jüngste unternahm nun nichts mehr gegen die Angriffe der anderen. Mit seiner Ablehnung, das Katz-und-Maus-Spiel weiter mitzuspielen, begann die bisherige Spannung in der Gruppe in sich zusammenzufallen. Die anderen Kinder drehten nun erst recht auf und mauerten den Jüngsten ohne Rücksicht völlig ein. Der Kreislauf der Allmacht nahm seinen Verlauf. Die Gruppe wollte den Jüngsten nun zwingen, endlich herauszukommen. Der Älteste war auf das Dach des Spielhauses geklettert und hüpfte darauf mit seinem ganzen Gewicht und mit Anstrengung herum. Die Gruppenleitung fragte sich, wie viel die Gruppe, jeder Einzelne und das Spielmaterial gerade ertragen konnten und ob ihr Eingreifen jetzt schon notwendig sei. Sie suchte den Blick des Ältesten und sah ihn kritisch fragend an. Es schien ihm allerdings gleichgültig zu sein, dass sich die Balken bogen und das Dach ihn gegebenenfalls nicht mehr tragen konnte. Er wollte es darauf ankommen lassen, durchzubrechen, auf den Jüngsten zu fallen und ihn zu verletzen. Das anfängliche Spiel mit Grenzerfahrungen hatte sich zugespitzt, alle bisherigen Versuche, im Spiel eine ausreichende Barrikade und damit Grenze, Schutz und Halt aufrechtzuerhalten, drohten zu scheitern.

3.5 Unverwundbarkeit, Ausgeliefertsein und Schutz

Nun unterbrach der beste Freund des Jüngsten sein bisheriges Mit-Verbarrikadieren und riss das Tor zum Spielhaus auf. Was mag ihn wohl bewegt haben? Wollte er den Jüngsten befreien oder ihm endgültig den Todesstoß oder Gnadenschuss versetzen? Die Gruppenleitung saß hinter ihm, und beide konnten in das Spielhaus hineinsehen. Man sah nun, dass der Jüngste sich rudimentär schützend unter Schaumstoffbausteinen versteckt hatte. Die Unaushaltbarkeit von Hilflosigkeit und Ohnmacht nahm sich Raum. Für die Gruppenleitung war es schier unaushaltbar, ihn in seiner Hilflosigkeit zu sehen. Begehrte nicht auch sein bester Freund jetzt gegen das Unaushaltbare auf? Es mutete ihr an, dass dieser den Jüngsten trotz oder gerade wegen dessen Schutzlosigkeit attackieren wollte, um mit dieser Grenzverletzung zu versuchen, ihn und die damit verbundene unerträgliche Ohnmacht aus dem Erleben der Gruppe herauszustoßen. Er nahm vollen Anlauf, und mit seinem Gewicht und seiner Impulsivität sah die Gruppenleitung akute Gefahr im Verzug. Gott sei Dank hatte die bisherige Aktualisierung traumatischen Geschehens sie nicht vollständig gelähmt oder die im Raum aktivierte Allmacht sie verführt, ihre Signalangst zu negieren und nicht oder zu schwach zu reagieren. Als der Junge auf seinen besten Freund eintreten wollte, griff die Gruppenleitung ein, indem sie aufstand und körperlich und stimmlich präsent die Attacke unterband. Nun hatte die Gruppe die Grenzen, die immer parallel zur Inszenierung der Allmacht gesucht werden, im Öffnen der Tür des Schutzraumes gefolgt vom grenzsetzenden Eingreifen der Gruppenleitung gefunden.

Um den bisherigen Prozess der Gruppe kurativ zu nutzen, war aus unserer Perspektive zweierlei notwendig geworden: einerseits die Inszenierung der illusionären Vorstellungen von Unverwundbarkeit und umfassendem imaginärem Schutz der Gruppe zuzulassen, damit sie in der Gruppe (vielleicht erstmals) erlebbar werden konnten, andererseits im Anschluss daran diese Vorstellungen und Forderungen zu desillusionieren. Durch dieses Zusammenwirken, so erlebten wir, waren existenzielle Getrenntheit zu erfahren, der aufgetauchte Kreislauf der Allmacht unterbrochen und die Abhängigkeit voneinander anerkannt worden. Nun erst konnte die traumatische Angst gemildert und Signalangst Grundlage für den weiteren Gruppenprozess werden. Im Prozess der Nachträglichkeit gewonnene psychische Elemente konnten nun für neues psychisches Wachstum verwendet werden. Dies sollte jedoch noch viel Zeit und vielfältige Runden des Durcharbeitens in Anspruch nehmen. Die Gruppenmitglieder rangen dabei um eine tragfähige Beziehung zueinander und immer wieder auch darum, ob ein objektiver Hass erreicht und erlebt werden konnte.

In einer gemeinsamen Nachbesprechung der beschriebenen Situation wichen der Älteste, der oben auf dem Dach herumgesprungen war, und der beste Freund des Jüngsten aus. Auch für das gemeinsame Aufräumen waren sie in dieser Stunde nicht erreichbar. Das Mädchen war ärgerlich auf die Gruppenleitung, wie diese so etwas hatte zulassen können. Ein weiteres Verstehen war zu dem Zeitpunkt noch nicht möglich.

3.6 Psychotisches Niveau

Im Anschluss daran bewegte sich die Gruppe zunächst immer wieder auf einem psychotischen Niveau, in dem noch kein existenzielles Getrenntsein möglich schien, sondern Liebe und Hass, Tod und Leben ineinander verschwammen. In der darauffolgenden Sitzung war der Jüngste krank. Als er wieder an der Gruppe teilnahm, verleugnete er zunächst seinen Ärger auf die Gruppe, wirkte unbedarft und fern von dieser Welt. Die anderen Jungs schienen weiter testen zu wollen, wie viel die Gruppe, die Gruppenleitung und der Raum aushielten. Sie übten Meuterei gegen die Gruppenleitung aus und entzogen sich ihrer körperlichen Reichweite, indem sie sich auf der oberen Ebene des Spielhauses, wie in einen Ausguckkorb, hoch oben entfernt in der Takelage eines Segelschiffes, zusammenrotteten.

Von dort oben brüllten sie herunter und verhinderten jeglichen regulären Ablauf der Sitzung. Der Gruppenleitung wurde es peinlich, dass sie die Gruppe so wenig im Griff hatte und dass das für alle in der näheren Umgebung sichtbar und vor allem auch außerhalb des Gruppenraumes hörbar wurde. Und tatsächlich, in der folgenden Elterntherapiegruppensitzung rieben ihr die Eltern genau dies unter die Nase. Alle wirkten höchst zufrieden darüber, dass sie, als sie ihre Kinder abgeholt und draußen auf dem Parkplatz unterhalb des Spielzimmerfensters gewartet hatten, hören konnten, dass die Gruppenleitung nicht, wie von einer Fachperson erwartet, ihre Kinder im Griff hatte. Diesmal schien für die Eltern festzustehen, dass auch die Gruppenleitung ihrer Aufgabe nicht immer gewachsen war. Trotz der Scham darüber blieb die Gruppenleitung für die Eltern ansprechbar und stellte sich ihnen mitschwingend zur Verfügung. Die Eltern zeigten sich zunächst unnachgiebig und verhinderten jeglichen Austausch über eigene Unzulänglichkeiten. Nur mit der ausdrücklichen Wertschätzung der Gruppenleitung ihnen gegenüber konnte ein Reflexionsraum über das eigene Bedürfnis nach Grenzen, das eigene Erleben von Grenzüberschreitungen wie auch in zarten Anfängen das Erkennen eigener Grenzüberschreitungen möglich werden.

In den Kindertherapiegruppensitzungen rüttelten die Kinder weiter an den Grenzen, und die Gruppenleitung plagten Selbstzweifel. In der Intervisionsgruppe wurde darum gerungen, einen objektiven Hass den Kindern gegenüber entstehen lassen zu dürfen. Wann ist denn eine Grenze erreicht? Was tolerieren wir als Person nicht mehr? Wie viel Begrenzung braucht der Spielraum, um wirken zu können? Wir probierten uns mit Machtwörtern aus, die unwirksam blieben, irgendwann reichte es der Gruppenleitung dann tatsächlich. Als die Kinder sich gegenseitig provozierten, herrschte sie sie an. Erschrocken über den verbalen Ausbruch waren die Kinder ganz ernst und still. So etwas kannten sie bislang nicht. Einer bekam Angst und weigerte sich, in den Abschlusskreis zu kommen. Die Gruppenleitung war von sich selbst überrascht, dass sie trotz einer Erkältung ihre Stimme hatte heben können, aber auch erleichtert darüber, dass sie ihnen das Erreichen ihrer Grenze hatte mitteilen können, wenn auch noch auf eine ungeformte Weise. Doch ging es nicht gerade darum? Etwas zwar unbewusst Bekanntes aber Ungeformtes, Ungehaltenes sucht sich Form und kann im Gruppenprozess in einen noch unbekannten, aber nun geformten, gehaltenen Freiraum transformiert werden?

3.7 Der Teufel in Person

In den Sitzungen, die darauf folgten, herrschte zunächst Ruhe. Einige Kinder zogen sich in selbst gebaute Bunker zurück, was ähnlich schwer zu ertragen war wie zuvor ihre Provokationen. Der Älteste entgegnete der Gruppenleitung, dass er in ihr die Hölle sehe. Für ihn verkörperte sie jetzt den Teufel, der ihn zur Teilnahme an dieser entsetzlichen Gruppe zwang. Er äußerte, sie wie eine Ameise zerquetschen zu wollen, aber er könne nichts tun, weil, sobald er sie zerstöre, ein Fluch ihn treffen und ihn ebenfalls zerstören werde, und zog sich daraufhin in seinen Bunker zurück.

Seinen Bunker sowie die der anderen Kinder verstanden wir als Anklänge des rudimentären menschlichen Schutzbedürfnisses, das zuvor noch hatte massiv bekämpft werden müssen. Dafür übernahm die Gruppenleitung nun bereitwillig die negative Übertragung und bot sich an, das böse Objekt zu repräsentieren, welches zuvor die Gruppe gewesen war. Dies bewirkte eine Entdramatisierung des bösen Charakters im Gruppen-Ich (vgl. dazu auch Quinodoz, 2002, S. 56 f.). Die Hilfs-Ich-Funktion der Gruppe konnte anschließend freier schwingen und kreativere Lösungen entwickeln. Anschließend drehten ein paar Jungen wieder vollends auf. Diesmal hatten sich der Älteste und der Jüngste miteinander verbündet, und gemeinsam zerstörten sie sadistisch-lustvoll das einträchtige Spiel der anderen Kinder. Auf Töpfe schlagend verbreiteten sie einen höllischen Lärm, den sie selbst nur mit Taschentüchern im Ohr als Gehörschutz ertrugen. Die beiden teilten der Gruppenleitung damit vermutlich mit, dass sie ihr Verhalten selbst unerträglich fanden. Nach einiger Zeit formulierte die Gruppenleitung, dass ihr Lärm höllisch war und für sie nicht länger auszuhalten. Zunächst bemühte sie sich verbal und wandte sich den Lärmenden dann auch körperlich zu. Alle rangen um Kontakt, bis schließlich möglich war, dass eines der beiden Kinder formulierte, dass es durch seinen älteren Bruder genau das erlebte, was er selbst den anderen in der Gruppe antat. Diesmal war ein verstärktes Begrenzen der Gruppenleitung nicht mehr notwendig gewesen. Sie hatte anerkennen können, dass ihre subjektive Grenze erreicht war. Damit konnte sie ihren objektiven Hass finden und den Kindern eine authentische Grenze setzen. Sie stellte den Kindern ihre Ohrenschmerzen leiblich erfahren und verbal ausgedrückt zur Verfügung, einen Schmerz, den die Kinder selbst schon nonverbal durch das Taschentuch in den Ohren ausgedrückt hatten. So wurde ein Nebeneinander- und Miteinandersein zunehmend wieder möglich.

3.8 Neurotisches Niveau

Die nächste Sitzung begann wieder mit Lärm, nur diesmal ließen die anderen Kinder es sich nicht mehr gefallen. Sie ließen sich nicht mehr ihre Bausteine stibitzen, gingen zum Gegenangriff über und verteidigten sich mehrmals und formulierten, dass sie sich das von der Gruppenleitung in den vorherigen Sitzungen abgeguckt hätten. Einem der lärmenden Kinder wurde sein eigener Lärm zu viel, und es lief zum anderen Lager über. Ein anderer Junge trollte sich von dannen, er wirkte darüber erfreut, dass er endlich die erwünschte adäquate, nicht überschießende, sondern grenzhaltende Reaktion auf sein Verhalten erreicht hatte.

In der nächsten Sitzung kündigte dieser Junge seinen endgültigen Abschied von der Gruppe an. Die Gruppenleitung teilte ihm mit, dass sie ihn ungern gehen lasse, solange er sich noch von ihr wie in Ketten gelegt fühlte. Zunächst nahm er diese Bemerkung erstaunlich ruhig auf und zog sich in das Spielhaus zurück. Schließlich hämmerte er gegen alle Begrenzungen des Spielhauses und erlebte, dass um ihn herum nicht nichts, sondern Begrenzung war. Um sich Gehör zu verschaffen, holte er das Auf-Knopfdruck-Indianergeheul mit ins Haus. Er bestätigte die Vermutung der Gruppenleitung, dass er ein Gefangener in seinem eigenen Gefängnis sei. Er sagte, dass er trotz seiner Unschuld lebenslänglich verurteilt worden sei. Er wolle nicht befreit werden, er fühle sich in seinem Gefängnis wohl. Die anderen Kinder hatten mittlerweile Zutrauen gewonnen und testeten sich diesmal ihm gegenüber lustvoll aus. Immer wieder wagten sie, ihn herauszufordern. Sie warfen die Fensterläden des Spielhauses zu, prompt schlug er sie wieder auf. Wäre eine Hand zu langsam zurückgezogen worden, hätte sie eingeklemmt werden können, doch jetzt wusste jede:r Mitspieler:in darum und wusste auch, dass Schmerzen schmerzhaft sind und dass mit Schutz- und Verteidigungsreaktionen der anderen auf die eigenen Übergriffe gerechnet werden muss. Durch die Anerkennung von Verwundbarkeit und Getrenntheit waren das Risiko für alle einschätzbarer und die Gefahr realer Verletzungen geringer geworden.

3.9 Anerkennung von Gegenseitigkeit

In der vorletzten Sitzung vor dem anstehenden Abschied konnten die Gruppenmitglieder sich gegenseitig besser wertschätzen, und das Lärmen war für alle erträglicher geworden. Das Mädchen gab dem Jungen, der gehen wollte, einen Ball, damit er auf seinem wie eine Insel wirkenden Sitzsack weniger einsam war. Diese spontane Geste des Mädchens, den Jungen in seinem Abschiedsschmerz anzuerkennen und ihm einen Ball, vielleicht als ein gutes Objekt, anzubieten, wäre ohne die vorausgegangenen Destruktionen und die gemeinsam erlebten sozialen Zusammenbrüche vermutlich nicht spürbar und in seiner Dialektik von Zerlegung und Neubeginn, Wut/Trauer und Hoffnung in der Gruppe nicht erkannt worden. Die destruktiven Prozesse konnten jetzt entwicklungsförderlicher überarbeitet werden. Später traf dieser Ball die Gruppenleitung so, dass es schmerzte. Das Mädchen, das ihn geworfen hatte, entschuldigte sich, stellte aber auch fest, dass auch die Gruppenleitung hätte besser auf sich aufpassen können. In der Abschiedssitzung des Jungen bauten die Kinder aus großen Schaumstoffbausteinen eine »Jahrtausendmauer« besetzt mit Playmobilfiguren in unterschiedlichen Szenen auf, die an viele Szenen aus den vergangenen Sitzungen erinnerten. Es war viel geschehen, bis dieses Verständnis für einen selbst und für die anderen in der Gruppe möglich sowie gemeinsame Grenzen, die gemeinsames Spielen ermöglichten, etabliert worden waren. Die Verantwortlichkeit für die eigene Unversehrtheit konnte jetzt an jeden Einzelnen zurückgegeben werden. Mit dieser Erweiterung des Handlungsspielraums war eine Trennung voneinander möglich geworden.

4 Diskussion zu Rahmung und innerem Setting der Gruppe

Die paradoxe Erfahrung, erst etwas zu zerstören, um es neu zu entdecken, impliziert ein ständiges Einbeziehen von Liebe und Hass, von Gestaltung und Zerstörung in Relation zueinander. Durch dieses Erfahrungsfeld wird es möglich die Gruppe auf ihrem Weg zu mehr Differenz, zu Anerkennung von Realität und eigener Subjektwerdung zu unterstützen. Um die psychischen Bewegungen, die zwischen Spannung und Spannungsverlust liegen, nutzen zu können, bedarf es unter anderem der Berücksichtigung der dialektischen Spannung von Opfer- und Täteranteilen in der Gruppe als sozialem Körper. Oder wie Kinder selbst es manchmal formulieren: »Wenn es einen Gott gibt, dann gibt es auch einen Teufel.« Und keiner will immer nur einen Aspekt davon verkörpern müssen. Bedeutsam für unsere Arbeit war dabei, dass weder wir noch andere Gott oder Teufel, sondern begrenzte und begrenzende menschliche Wesen sind. Ebenso wie die Kinder und Eltern in unseren Therapiegruppen ringen wir mit schmerzhaften Gefühlen und tragen damit zu einer notwendigen Entidealisierung und Entdramatisierung in den Therapiegruppen bei (Quinodoz, 2002). Dabei erscheint uns auch die Bereitschaft der Gruppenleitung zur Übernahme der negativen Übertragung und das momenthafte Zulassen von Hilflosigkeit und potenziell traumatischer Scham bedeutsam, denn beide sind Voraussetzungen für psychisches Wachstum in der Gruppe (Weber, 2019). Das Durcharbeiten dieser damit verbundenen intensiven inneren und äußeren Spannungen im Gruppenprozess erfordert eine kontinuierliche Reflexion der projektiven Identifizierung in der Gegenübertragung, »weil die Wirkung uns trifft, bevor wir die Ursachen kennen« (Eickhoff, 2007, S. 32). Die damit verbundenen psychischen Anforderungen gehen über die permissive Haltung deutlich hinaus. Wie wir auch in den Vignetten gesehen haben, ist die Gruppenleitung viel stärker involviert. Dies vor allem emotional, besonders in den Momenten, in denen die Gruppe sie auszustoßen oder zu negieren versucht. Werden diese emotionalen Ebenen nicht reflektiert, bleiben sie aus dem Prozess der Bewusstwerdung ausgeschlossen, kann das die Gruppenleitung selbst wie auch die gesamte Gruppe anhaltend in ihrer gemeinsamen analytischen Arbeit behindern und die therapeutischen Prozesse zum Verflachen oder ganz zum Erliegen bringen. Zur Entlastung der Gruppe werden so verstärkt Delegationen und Fixierungen in Täter- und Opferrollen oder Sündenbockzuschreibungen beobachtbar (Weber, 2019). Die polare Spannung, die eine gesunde psychische Entwicklung benötigt, bricht zusammen und der Kreislauf der Allmacht (Benjamin, 2005) setzt sich fort. Dieser Kreislauf wird auch in Gang gehalten, wenn die Gruppe ihre Gruppenleitung unter dem Einfluss des Gruppengeschehens nicht mehr als lebendig im Winnicott'schen Sinne erleben kann.

Bestimmen Rigidität und Verwirrung anhaltend die Szene, kann die resonante Zeugenschaft unter dem Druck der projektiven Identifizierungen nicht mehr ausreichend zur Verfügung gestellt werden. Das Angstniveau der Gruppe steigt. Die analytische Funktion aller Beteiligten wird geschwächt. Daher ist es wichtig, dass sowohl Gewalt im Gruppengeschehen zum Schutz aller angemessen und rechtzeitig markiert als auch die Realität von Übergriffen in Beziehungen anerkannt wird und die Gruppe Einzelnen erlaubt, Hass zu erleben und auszudrücken. Dies ermöglicht der Gruppe und jedem Einzelnen in ihr, Realität anzuerkennen, die Erkenntnisfunktion (wieder) zu entdecken und neue kreative Lösungen im Spielen und im Erleben aller zuzulassen. Ebenso wie Gefühle von Liebe und Hass aufeinander bezogen sind, erleben wir in unserer therapeutischen Arbeit auch die Gruppe und das Individuum in einem existenziellen Spannungsfeld zueinander, das im Kern unauflösbar ist (Weimer, 2021). Die damit einhergehenden ambivalenten Spannungen im Gruppenprozess und auch in uns selbst zu erkennen und in ihrer zentralen Entwicklungsbedeutung anzuerkennen, ermöglichte den Kindern und Eltern aus unseren Therapiegruppen wie auch uns als ihren Therapeutinnen, die Attacken zu überleben. Aus der hier eröffneten Perspektive verstehen wir Überleben als die in der intersubjektiven Spannung entdeckte und unter Druck erhaltene eigene Subjektivität, die die Gruppe als herausfordernd und hilfreich erleben kann und alle Beteiligten lebendig werden lässt.

Auf einen Blick:

Gruppenanalyse ermöglicht, abgewehrtes konfliktreiches Geschehen durch die vielfältigen Übertragungsmöglichkeiten innerhalb der Gruppe zu verlebendigen und mit der Zeit zu überarbeiten. So können bisher abgewehrte aggressive Impulse in der Interaktion virulent und in ihrem entwicklungsförderlichen Potenzial wieder zur Verfügung gestellt werden.

Gruppenanalyse gewinnt mit der Erweiterung des Kindertherapiegruppensettings um eine begleitende Elterntherapiegruppe eine stabilisierende und entwicklungsfördernde Wirkung, weil die Veränderungen der Kinder dann in der Regel stärker von den Eltern mitgetragen werden.

Die in diesem Beitrag beschriebenen methodischen Überlegungen bieten Gruppenanalytiker:innen einen theoretischen und klinischen Reflexionsraum für den Umgang mit potenziell destruktiven Impulsen und den Bedingungen entwicklungsförderlicher Begrenzungen.

Literatur

Benjamin, J. (2005). Die Fesseln der Liebe. Psychoanalyse, Feminismus und das Problem der Macht. Frankfurt a. M./Basel: Stroemfeld.

Eickhoff, F.-W. (2007). Über den Prozess der Nachträglichkeit. Europäische Psychoanalytische Föderation. Bulletin, 61, 29–35.

Ferro, A. (2005). Im analytischen Raum. Emotionen, Erzählungen, Transformationen. Gießen: Psychosozial.

Freud, S. (1915c/1946). Triebe und Triebschicksale. In S. Freud, Gesammelte Werke. Band X. London: Imago.

Klein, M. (1946/1983). Das Seelenleben des Kleinkindes. Stuttgart: Klett-Cotta.

Quinodoz, D. (2002). Worte, die berühren. Eine Psychoanalytikerin lernt sprechen. Frankfurt a. M.: Brandes & Apsel.

Spielrein, S. (1912/1986). Die Destruktion als Ursache des Werdens. Tübingen: edition diskord.

Weber, C. (2019). Übertragung und Gegenübertragung in der Kinderpsychotherapie. In S. Kudritzki, K. Salamander (Hrsg.), Psychodynamische Behandlungstechnik bei Kindern und Jugendlichen (S. 107–138). Frankfurt a. M.: Brandes & Apsel.

Weimer, M. (2021). »Die talmudische Denkweise kann ja nicht plötzlich aus uns verschwunden sein.« Todestrieb – eine Figuration dargestellt am Beispiel des Antisemitismus. Gruppenpsychotherapie und Gruppendynamik – Zeitschrift für Theorie und Praxis der Gruppenanalyse, 57 (2), 142–166.

Winnicott, D. (1945/1983). Die primitive Gefühlsentwicklung. In D. Winnicott, Von der Kinderheilkunde zur Psychoanalyse. Frankfurt a. M.: Fischer.

Winnicott, D. (1949/1983). Hass in der Gegenübertragung. In D. Winnicott, Von der Kinderheilkunde zur Psychoanalyse. Frankfurt a. M: Fischer.

Eine Suizidfantasie: Verwirrung, Sprachlosigkeit und projektive Identifikation als Abwehr von tabuisierten Themen in der analytischen Gruppenpsychotherapie mit spätadoleszenten Frauen zwischen 18 und 21 Jahren

Franziska Schöpfer

1 Zur dynamischen Administration

Setting:
Die analytische Gruppe mit spätadoleszenten Frauen läuft durchgängig seit mehreren Jahren und ist halboffen. Die Gruppe trifft sich einmal in der Woche für hundert Minuten in meiner Praxis.

Paarleitung:
Von Anfang an leiteten wir – meine Kollegin Christina Selle und ich – die Gruppe gemeinsam als Paarleitung. Die Paarleitung war von mir erwünscht in Bezug auf die speziellen Erfordernisse einer Adoleszentengruppe und der möglichen Elternübertragung, welche eine verstärkte Auseinandersetzung mit idealisierten Eltern-Imagi und der Arbeit an der Entidealisierung befördern kann. Die altersentsprechenden Herausforderungen der Ablösung aus der Familie, der Partnersuche und erste autonome Schritte in ein Erwachsenenleben hinein können in diesem familienähnlichen Setting modellhaft ausprobiert und durchgearbeitet werden.

In der aktuellen Gruppe gab es überwiegend Gruppenteilnehmerinnen, die ohne reale Elternschaft beziehungsweise ohne Familienzugehörigkeit lebten. Unser Setting war hier besonders hilfreich, diese Lebensumstände der Kindheit und Jugend mit dem erfahrenen Mangel an Resonanz auf die Entwicklungsbedürfnisse durchzuarbeiten.

Da die Paarleitung die Gefahr einer »aufgespaltenen Übertragung« (Behr u. Hearst, 2009, S. 45) in sich birgt, nehmen wir uns nach jeder Gruppensitzung Zeit für eine ausführliche Reflexion, um verschiedene, gespaltene oder auch kongruente, übereinstimmende Übertragungsphänomene wieder zusammenzubringen und auszutauschen.

Mädchengruppe:
Die Entscheidung für eine reine Mädchengruppe schafft die Voraussetzung, schneller in einen intimen und vertrauten Austausch miteinander zu kommen. Die Herausforderung einer gelingenden weiblichen Identifikation und die seelischen Klippen bei der Akzeptanz eines nunmehr sexuell eindeutigen Körpers sind nach unseren Erfahrungen für unsere Patientinnen oft schwer zu meistern. Die Suche nach einer positiv besetzten weiblichen Identifikation und der Austausch über dabei auftretende Ängste und Konflikte – bis hin zu manifesten pathologischen Symptomen– nimmt in diesen Mädchengruppen viel Raum ein. Irvin D. Yalom schreibt dazu:

»Mitglieder homogener Gruppen können besonders authentisch miteinander reden, weil ihnen allen bestimmte Erlebnisse gemeinsam sind. Dies ermöglicht eine Authentizität in der Kommunikation, zu der die Therapeuten selbst nicht immer in der Lage sind« (Yalom, 1989, S. 31).

Mit unserer Entscheidung für eine homogene Mädchengruppe schlossen wir ein großes Feld an Austauschmöglichkeiten, gegengeschlechtlichen Spiegelungen und Resonanzen sowie möglichen Konflikten aus. Aber wir versprachen uns dadurch eine Milderung der Ängste und Widerstände im Beginn unserer Gruppenarbeit (Behr u. Hearst, 2009, S. 210). Dieses Setting haben wir, bestärkt durch unsere sehr guten Erfahrungen, bis heute beibehalten, obgleich immer wieder die Gruppe selbst die Teilnahme von jungen Männern fantasierte und das gewählte, homogene Setting infrage stellte.

2 Gedanken zur Altersgruppe der spätadoleszenten Patientinnen

In meine Praxis kommen viele spätadoleszente Patient:innen, deren Entwicklungshemmung sich auch im Fehlen von befriedigenden sozialen Kontakten beziehungsweise dem Fehlen einer gut funktionierenden Peergroup darstellt. Entweder sind sie noch zu eng an die Primärobjekte gebunden, sodass eine eigene authentische Autonomieentwicklung nur mit massiven Schuldgefühlen und Objektverlustängsten zu meistern wäre. Oder ihnen fehlt eine haltende, eine familiäre Bindung und sie müssen verfrüht (pseudoprogressiv) in eine Selbstständigkeit gehen, in der sie in ihren Entwicklungsbedürfnissen nicht ausreichend berücksichtigt werden können. Oft wird dann ein neurotischer Kompromiss mit der Rechtfertigung des sozialen Rückzuges und der Entwertung einer Peergroup gesucht. Fehlende, enttäuschende oder gar traumatisch erlebte Peergroup-Erfahrungen bringen meist Gefühle des Scheiterns mit sich. Nicht selten führt das zu einem stillen Vorwurf mit einer Gefühlsmischung aus (destruktivem) Neid mit Rache- und Grollaffekten, was wiederum dysfunktionale Beziehungsmuster schafft. Entweder wird die pathologische Rückzugsorganisation noch verstärkt oder es manifestieren sich On/Off-Beziehungsmuster, welche jedes Mal in eine weitere Enttäuschungserfahrung münden.

Holger Salge schreibt zur Funktion einer Peergroup:

> »Die Peergroup ist der Ort, der ab der Pubertät physiologischer Weise aufgesucht wird, um in deren Schutz eine schrittweise Ablösung von den Primärobjekten zu versuchen, Rivalisieren und Konkurrieren zu erproben, gleichzeitig Identitätsstabilisierung vorzunehmen, Experimentierräume für die erwachende Triebwelt zu schaffen, Selbstwirksamkeit zu erleben, Beschämungsgefühle zu bewältigen, Trennungsschmerz auszuhalten. Diese Aufzählung ließe sich fortführen« (Salge, 2013, S. 123).

Und weiter:

> »Gerade eine Gruppenpsychotherapie kann zu dem Ort werden, an dem, gesichert durch das Setting und den Rahmen, eine nachholende Peergroup-Erfahrung für jene Patienten möglich wird, denen eine solche Erfahrung lebensgeschichtlich im sozialen Feld vor dem Hintergrund ihrer persönlichen psychischen Entwicklung nicht möglich war. […] Die Gruppentherapie kann im Behandlungsverlauf auch zu einem Ort werden, an dem erstmalig mithilfe der Identifizierung und Beobachtung der (Entwicklungs-) Schwierigkeiten beim Anderen eine echte Anerkennung eigener Lebensverstrickungen, Verselbstständigungsängsten und Ablösungsschwierigkeiten möglich wird. […] Erst wenn es dem jungen Menschen möglich ist, die eigenen inneren Hemmungen in der Nutzung des adoleszenten Erprobungsraums nicht mehr zu leugnen und schließlich auch zu betrauern, kann eine Neuorientierung gelingen« (Salge, 2013, S. 125 ff.).

Unsere Erfahrungen mit spätadoleszenten Gruppenteilnehmerinnen bestärken diese Darstellungen von Holger Salge eindeutig. Ergänzen möchte ich diese Überlegungen mit dem Aspekt der oft heftig erlebten Ambivalenz im Ablöseprozess von der Primärfamilie. Die Jugendlichen wollen einerseits schon Schritte vollziehen, die in eine erwachsene, verantwortungsvolle Position hineingehören. Andererseits sind sie im Angesicht der unvermeidlichen Krisen, die ein pubertärer Ablöseprozess mit sich bringt, immer wieder existenziell angewiesen auf den familiären Halt und die Zugehörigkeit zu einer Primärfamilie, die ihnen

Schutz und emotionale Geborgenheit geben kann, wenn sie gebraucht wird. Wenn es diesen Ort der Primärfamilie nicht gibt, braucht es für ihr Fortkommen im Entwicklungsprozess familienähnliche Strukturen, die haltend, schützend, grenzgebend und emotional sichernd die Familie ersetzen.

Die analytischen Gruppen, die von unseren Gruppenteilnehmerinnen oft über mehrere Jahre besucht werden, haben hier eine entscheidende Brückenfunktion für das Gelingen eines Ablöseprozesses, sofern die Integration in eine tragende, verlässliche Peergroup noch nicht gemeistert werden konnte. Denn in der Gruppe wird nicht zwangsläufig – wie in der Einzeltherapie – eine starke Eltern-Kind-Übertragung forciert. In der Gruppe werden vielfältige »Geschwisterübertragungen« angeregt und die Orientierung beziehungsweise Identifizierung findet eher in der Horizontalen statt anstelle in der vertikalen Elternübertragung. Das schafft eine viel größere Bandbreite an möglichen Spiegelungen und Resonanzen und die Gruppenmitglieder können durch ihr Probehandeln in der Gruppe entscheidende Erfahrungen von Selbstwirksamkeit, Objektverwendung, Selbst-Objekt-Differenzierung usw. machen.

Diesen Überlegungen folgend sehe ich besonders für das Alter der Spätadoleszenz die großen Entwicklungsmöglichkeiten, die eine analytische Gruppenpsychotherapie bietet. In unseren Gruppen konnten viele Gruppenteilnehmerinnen eine Ablösung von ihren familiären Verstrickungen vollziehen beziehungsweise im Rahmen der Gruppe einen familienähnlichen Halt (wie bei Geschwistern, Gruppenkohäsion) – oft über einige Jahre – erfahren und sich hier sicher und zugehörig fühlen. Vielen gelang eine authentische Autonomieentwicklung bis hinein in erwachsene Verantwortungspositionen.

3 Aktuelle Situation der Gruppe

Nach zwei angekündigten Abschieden und zwei kurz darauf folgenden spontanen Abbrüchen, die verunsicherten und schwer auszuhalten waren (Brüchigkeit der Gruppenkohäsion), war die Gruppe auf vier Teilnehmerinnen reduziert. Jetzt entstand unter den vier verbliebenen Gruppenmitgliedern eine eingeschworene Stimmung: »Wir vier wollen hier in der Gruppe wirklich arbeiten, niemand soll uns jetzt noch stören.« Seitdem wurde der Rahmen zuverlässig eingehalten, die Teilnehmerinnen bezogen sich stark aufeinander, es entstand wieder eine gute Gruppenkohäsion. Trotz sehr unterschiedlicher Persönlichkeiten entwickelte sich eine gegenseitige Toleranz für Auffälligkeiten, soziale Schwierigkeiten oder Hemmungen. Zunehmend wurden Selbst-Eröffnungen möglich, Spiegelungen wurden wenig kränkend, eher wohlwollend erlebt. Es gab vielfältige Resonanzphänomene. Auch der Humor kam nicht zu kurz. Die »frei fließende Gruppendiskussion« (Foulkes, 2017, S. 173), die laut Foulkes »den Zugang zu ubw. Prozessen« in Gruppen öffnen kann, fand in den Gruppensitzungen immer wieder ihre Zeit.

4 Vorstellung der vier Teilnehmerinnen

4.1 Imke

Imke, 19 Jahre, war zuvor in einer analytischen Einzeltherapie bei mir. Zu Beginn konnte sie kaum mehr zur Schule gehen, obwohl sie mitten in den Abivorbereitungen steckte. Sie hatte eine ausgeprägte, aber massiv verleugnete Essstörung (Magersucht), die bereits zu einer Mangelernährung mit begleitenden Symptomen geführt hatte. Körperlich war sie so schwach, dass sie oft den Schulalltag nicht mehr bestehen konnte und zu Hause blieb (sozialer Rückzug). Sie war extrem perfektionistisch und hatte immens hohe Ansprüche an sich selbst, sodass sie für ihre Schulleistungen unangemessen viel arbeitete und unter extremen Versagensängsten litt. Regelmäßig bekam sie Panikanfälle, wenn der Druck zu groß wurde. Imkes Erscheinung und Auftreten waren fast idealtypisch für Magersüchtige: Sie war groß und sehr dünn, fast androgyn, mit schmalem, blassem Gesicht, sehr hellen, glatten Haaren. Sie war extrem freundlich und zugewandt, scheinbar immer gut gelaunt und sprachlich sowie intellektuell versiert. Überall, wo Imke hinkam, weckte sie Sympathien.

Bisheriger Behandlungsverlauf: Mithilfe von Astronautennahrung, Ernährungsberatung, der analytischen Einzelbehandlung und ihrem enormen Ehrgeiz schaffte sie ihr Abi – natürlich mit hervorragenden Noten. Imke hatte zu Hause eine jüngere Schwester (–2 Jahre), für die sie sich sehr verantwortlich fühlte, weil ihre Eltern – schon seit ihrer Kindheit – in ihrer Selbstständigkeit verschwanden und meist abwesend waren. Die beiden Schwestern waren fast symbiotisch miteinander verbunden. Auch für ihre Freundinnen, die sie während der analytischen Behandlung »eroberte«, übernahm Imke unangemessen viel Verantwortung und zeigte sich als ausgeprägte Kümmerin, mit der Schwierigkeit, sich für eigene Belange oder Bedürfnisse einzusetzen.

Diese Rolle nahm sie meist auch in der Gruppe ein. Dabei sorgte sie mit sprachlich differenzierten und psychodynamisch durchaus relevanten Beiträgen mit strukturierender Wirkung für einen gelingenden Dialog in der Gruppe. Damit sie sich mit ihren eigenen Bedürfnissen zeigen und sich dafür den Raum in der Gruppe nehmen konnte, brauchte sie meist noch die Unterstützung durch die Gruppenleiterinnen.

In der aktuell vorgestellten Stunde war Imke nicht anwesend. Sie hatte die Gruppe um Erlaubnis gebeten, an diesem Tag ihre Führerscheinprüfung zu machen. Da Imke bereits von verschiedenen Hindernissen und großen Ängsten in Bezug auf die Prüfung berichtet hatte, hatte die Gruppe auf ihre Bitte wohlwollend reagiert. Für die Meisterung von Imkes ungelöstem Grundkonflikt »Versorgung versus Autarkie« war das ein großer Fortschritt: Sie bat um Befreiung von ihrer Verantwortung gegenüber der Gruppe zugunsten ihres eigenen Anliegens.

4.2 Vanessa

Vanessa, 20 Jahre, war zweieinhalb Jahre in der analytischen Einzeltherapie, bevor ich mir vorstellen konnte, sie in die Gruppe zu nehmen. Vanessa selbst hatte in Bezug auf Gruppentherapie große Bedenken und Ängste. Sie kam mit 16 Jahren und zeigte sich mit einer Borderline-Entwicklungsstörung mit manisch-depressiven Phasen, einer ausgeprägten Bindungsstörung, selbstverletzendem Verhalten mit dissoziativen Zuständen und unklarer sexueller Orientierung. Während der Einzelbehandlung nahm sie auch Psychopharmaka. Vanessa war das sechste von insgesamt sieben Kindern einer Patchworkfamilie. Sie hatte keinen Kontakt zu ihrem leiblichen Vater. Durch ihren nächstälteren Bruder hatte sie – zusammen mit einer Schwester – im Kindesalter sexuellen Missbrauch erfahren. Ihre Mutter war computer-, alkohol- und drogensüchtig. Hinzu kam eine krebskranke Schwester, die in der Familie die Hauptaufmerksamkeit bekam (jahrelange Krankenhausaufenthalte). Die übrigen Kinder verwahrlosten. Vanessa entwickelte sich früh pseudoprogressiv und hatte die Gabe, sich von den Familien ihrer Freundinnen »adoptieren« zu lassen. Mithilfe ihrer großen Anpassungsfähigkeit lief sie dort mit und lernte viel. In ihrer Jugend ging sie in den Sportverein und entwickelte sich – dank ihres Ehrgeizes, ihrer Begabung und eines engagierten Trainers – zu einer Leistungssportlerin. Das half enorm bei der Regulierung ihrer ungehaltenen Affekte. Mit 16 Jahren organisierte sie sich selbstständig über die Jugendhilfe ihren Auszug in ein betreutes Wohnen. Kurz danach stellte sie sich bei mir vor. Vanessas Erscheinung war die einer Leistungssportlerin: muskulöser, durchtrainierter Körper, wenig weibliches Aussehen, kurze braune Haare und Brille, alles an ihr wirkte pragmatisch. Ihre große Unsicherheit beziehungsweise Angst vor Nähe drückte sich in einer extremen motorischen Unruhe und einem ständigen, unangemessenen Lachen aus, welches sie kaum regulieren konnte.

Bisheriger Behandlungsverlauf: Einerseits weckte Vanessa bei mir sofort Anerkennung und Respekt für das, was sie geschafft und wie sie ihre seelische

Situation bisher ausgehalten hatte. Andererseits war der Kontakt zu ihr anfangs deutlich erschwert beziehungsweise fast unmöglich durch ihre extreme motorische Unruhe und weckte immer wieder hilflose oder ohnmächtige Gegenübertragungsgefühle. Mehrere Abbruchsimpulse ihrerseits konnten wir miteinander durchstehen und aushalten, sodass die Bindungsqualität zwischen uns jetzt einigermaßen stabil erschien. Vanessa schaffte während der analytischen Einzelbehandlung ihr Abi (als Einzige aus ihrer Familie). Danach machte sie ein Freiwilliges Soziales Jahr an einer Grundschule, es war ihr Traum, Grundschullehrerin zu werden. Vanessa war ständig in schwierigen, abhängigen Beziehungskonstellationen verwickelt. Sie fing an zu studieren, aber sie überforderte sich mit ihren Ansprüchen. Bei fortgeschrittener analytischer Behandlung und bröckelnden Abwehrmechanismen wies sie sich selbst in eine psychiatrische Klinik für Kinder und Jugendliche ein. Sie konnte ihr selbstverletzendes Verhalten und ihre Suizidfantasien nicht mehr aushalten beziehungsweise regulieren. Sie blieb dort drei Monate und lernte Gruppentherapie positiv kennen. Anschließend machte sie kurz entschlossen noch ein Praktikum an der deutschen Schule in Mexiko-Stadt und kam nach sechs Monaten – ein Ausflug in die Autonomie – wieder zurück in die analytische Einzeltherapie, nun mit mehr Mut und Toleranz gegenüber ihren Abhängigkeitsbedürfnissen. Sie hatte große Zweifel, ob sie ein Grundschulpädagogikstudium schaffen könne, nahm es aber wieder auf und kam doch gut zurecht. Durch die positiven Erfahrungen in der Klinik mit der Gruppenpsychotherapie äußerte sie jetzt den Wunsch, auch bei mir mit einer Gruppenpsychotherapie weiter machen zu wollen.

In der Gruppe konnte Vanessa es nur aushalten, wenn sie mit ihrem Stuhl – immer am selben Platz, direkt links von mir, vermutlich ein Hinweis auf ein abhängiges Bindungsmuster – jeweils einen Meter nach außen rückte. Dort hatte sie genügend Raum für ihre motorische Unruhe beziehungsweise ihre Angst vor Vereinnahmung. Die Gruppe tolerierte das. Ihre Beiträge waren oft treffend, dabei etwas pädagogisch dozierend und nicht selten agierte sie als »Co-Therapeutin«. Ich verstand diese Rolle als Maskierung: Vanessa zeigte sich angepasst an ihre projizierten Erwartungen und konnte noch nicht zu einer authentischen Selbsteröffnung finden (Entwicklung eines »falschen Selbst«). So wie Vanessa sich früher vermutlich an die Familiennormen ihrer Freundinnen oder die Leistungserwartungen ihres Trainers im Sportverein anpasste, um Zugehörigkeit und Anerkennung zu erfahren, zeigte sie sich zunächst gänzlich konform mit den Gruppennormen und mit der Gruppenleitung. Mit zunehmender Sicherheit in der Gruppe brachte sie dann aber auch undifferenzierte Beiträge mit Fäkalsprache in die Gruppe ein. Einige Wochen vor der aktuellen Sitzung startete sie direkte Angriffe gegen mich: Der Gruppenraum sei zu unordentlich, die Stühle seien mistig, ich würde immer nur die anderen Gruppenteilnehmerinnen fragen, für ihre Probleme gäbe es keinen Raum …

Irvin D. Yalom zitiert zum Konflikt Geschwisterrivalität versus Gruppenkohäsion einen Text von Freud:

> »Freud nahm an, die Gruppenkohäsivität rühre seltsamerweise von dem universellen Wunsch her, der Liebling des Gruppenleiters zu sein. Man betrachte die prototypische menschliche Gruppe: die Geschwistergruppe. Sie wird von starken Rivalitätsgefühlen beherrscht: Jedes Kind möchte der Liebling sein und nimmt allen Rivalen ihre Ansprüche auf die Liebe der Eltern übel. Das ältere Kind möchte dem jüngeren Vorrechte wegnehmen oder das Kind ganz und gar beseitigen. Dennoch ist jedem Kind klar, dass die Rivalen von den Eltern gleichermaßen geliebt werden; darum kann man seine Geschwister nicht vernichten, ohne sich den Zorn der Eltern zuzuziehen und sich so selbst zu zerstören« (Yalom, 1989, S. 239).

Yalom schreibt selbst weiter dazu:

> »Ach, das Lieblingskind der Eltern, des Gruppenleiters zu sein! Vielen Gruppenmitgliedern dient diese Sehnsucht als innerer Hintergrund, vor dem sich alle anderen Gruppenereignisse abzeichnen […] – es ist ein Hintergrund von Neid, von Enttäuschung darüber vorhanden, dass man sich nicht allein im Glanz des Gruppenleiters sonnt. […] Dieser Wunsch, den Leiter allein zu besitzen, und der Neid und die Gier, die daraus folgen, sind in die Substruktur jeder Gruppe fest eingebaut« (Yalom, 1989, S. 241).

Vanessa zeigte sich widersprüchlich und destruktiv in ihrer Kommunikation und Bindungsfähigkeit. Sie wollte einerseits mehr Aufmerksamkeit von mir als Gruppenleiterin beziehungsweise von der Gruppe und rivalisierte mit den anderen Gruppenmitgliedern um meine Gunst. Gleichzeitig griff sie mich an und zeigte den Abwehrmechanismus der Spaltung (gute/böse Mutter beziehungsweise Gruppe) beziehungsweise spaltete in ihrer Übertragung zwischen uns Gruppenleiterinnen auf: »Mit Frau Selle kann ich nichts anfangen, die hat auch kein Interesse an mir!« Hier ging es für Vanessa um die Erfahrung, dass das angegriffene Objekt (Mutter/Gruppe) diese destruktiven Angriffe überlebte und sich nicht an ihr rächte, sondern in Beziehung mit ihr blieb (siehe Winnicott, 1974, 1979). In der Einzelbehandlung wäre es Vanessa vermutlich nicht möglich gewesen, mich so direkt anzugreifen oder ihre gespaltenen Objektrepräsentanzen so deutlich zu zeigen. Die inzwischen gewachsene Gruppenkohäsion gab ihr den notwendigen Halt für ihr Agieren. Möglicherweise agierte Vanessa hier auch als Sprachrohr der Gruppe und formulierte stellvertretend aggressive Impulse gegen die Gruppenleiterinnen. Dieses Verhalten konnte sich in den Wochen vor der aktuellen Sitzung beruhigen und Vanessa berichtete zunehmend freier von sich, z. B. über die Scham bei ihren grenzüberschreitenden, chaotischen Beziehungsverwicklungen. Die Gruppe reagierte spontan mit emotionalen Spiegelungen, die die abgewehrten Affekte von Vanessa sichtbar und spürbar machten und die Frage nach Grenzsetzungen beziehungsweise Grenzüberschreitungen in der Gruppe aufwarfen.

Behr und Hearst schreiben über Borderline-Patient:innen in Gruppen:

> »Durch Verleugnung, projektive Identifikation und Spaltung zeigen sich die zugrunde liegenden Abwehrmechanismen, welche die gesamte Gruppe herausfordern, den Patienten in umsorgender Bemühung gleichzeitig zu unterstützen und zu konfrontieren [...]. Das Gruppen-Setting schafft [...] einen konstanten und verlässlichen Rahmen, der dem Patienten im Lauf der Zeit ermöglicht, die anderen Gruppenmitglieder als stark genug zu erleben, seine durch Projektion bedingten Verfolgungsphantasien zu ertragen [...] Interventionen müssen distanziert genug sein, um dem Patienten von Zeit zu Zeit eine Rückzugsmöglichkeit zu geben, damit er sich nicht überwältigt oder überfordert fühlt, denn dies würde zu seelischen Problemen führen« (Behr u. Hearst, 2019, S. 86).

Vanessa konnte sich in den letzten Sitzungen zugehörig, wichtig, gewollt und angenommen fühlen.

4.3 Amelia

Amelia, 19 Jahre, schon länger in der Gruppe mit einer sechsmonatigen Pause, kam mit 15 Jahren zu mir in die analytische Einzelbehandlung. Sie war damals deutlich depressiv, hatte kaum soziale Kontakte (sozialer Rückzug), sprach nicht mit ihren Eltern und fühlte sich wenig gewollt oder gesehen. Sie hatte sich in ihrer kreativen Welt eingeigelt, zeichnete enorm viel und machte eigene Songs, die sie selbst am Klavier oder mithilfe von Musikprogrammen am PC begleitete. Aber sie war unglücklich. Außerdem verwickelte sie sich in endlosen Machtkämpfen mit ihrem Vater, der in seiner Verwahrlosung und seiner Verweigerungshaltung für die gesamte Familie eine unerträgliche Zumutung war.

Als Amelia etwa fünf Jahre alt war, erkrankte der Vater an einem heftigen Burn-out mit Suizidalität. Zuvor hatte er mit seiner EDV-Firma enorm viel

Geld verdient. Es folgte ein mehrmonatiger Aufenthalt in der Klinik und der Konkurs der Firma. Die Mutter musste mit ihren Eltern finanziell einspringen und ernährte die Familie mit ihrer Arbeit. Bald nach Beginn der analytischen Einzelbehandlung trennte sich die Mutter und zog mit Amelia in eine eigene Wohnung. Der jüngere Bruder (–2 Jahre) blieb beim Vater. Amelia beschrieb ihre Bindung zu ihrem Bruder oberflächlich und wenig emotional. Amelias Erscheinung damals entsprach vollkommen dem Begriff der »grauen Maus«: Sie war klein und zierlich, ihre gelockten, braunen Haare zusammengebunden in wenig gepflegtem Zustand, das Gesicht blass und wenig ausdrucksstark. Die Sprache war leise, aber differenziert und klug im Denken. Inzwischen war sie deutlich sichtbarer, dank eines komplett weißen Outfits, bis hinein in die kurz geschnittenen, weiß gefärbten Haare. Sie fiel sofort auf und verbreitete eine »besondere Aura« um sich. Sogar ihren Rufnamen veränderte sie in »Schnee« in einer Fremdsprache. Sie war kommunikativ, meist fröhlich maskiert und machte kluge Kommentare.

Bisheriger Behandlungsverlauf: Amelia war bei ihrem damaligen Einstieg in die Gruppe die Jüngste. Sie hatte sich lange in der Hierarchie der Gruppenmitglieder untergeordnet und war eher still. Nur zufällig erfuhr die Gruppe damals von ihren kreativen Projekten, die sich mittlerweile zu realen Arbeitsprojekten entwickelt hatten. Zunehmend taute sie in der Gruppe auf, zeigte Humor und Verständnis für die anderen. Sie machte mit Leichtigkeit ein sehr gutes Abi, arbeitete nebenbei an ihrem Songprojekt (stellte 14 Songs fertig und veröffentlichte diese auf Instagram) und an ihrem Mangaprojekt und träumte von Italien. Amelia verließ die damalige Gruppe überraschend und ohne persönlichen Abschied, um als Au-pair nach Mailand zu gehen. Nach sechs Monaten meldete Amelia sich wieder und bat um Gespräche mit mir, es ginge ihr nicht gut. Sie war mit ihrem Mailandaufenthalt schnell gescheitert und hatte schwierige Monate mit heftigen Selbstzweifeln hinter sich. Wir kamen überein, dass sie wieder an der Gruppe teilnehmen würde.

Inzwischen war Amelia zu einer vehementen Verfechterin der Gruppentherapie geworden und beanspruchte den »Ältesten-Status« innerhalb der Gruppe. Meist war es Amelia, die den Anfang in der Gruppe machte, ein anfängliches Schweigen hielt sie schwer aus. Sie zeichnete sich durch eine stabile Affektabwehr und Abwehr von Selbstreflexion aus, zumindest in den Gruppensitzungen. Anscheinend konnte sie aber die Resonanzen und Spiegelungen der Gruppe im »stillen Kämmerlein« für sich nutzbar machen und dadurch zu ihren Bedürfnissen und Emotionen immer wieder zurückfinden und in ihrer Entwicklung fortschreiten. Sie hatte inzwischen ein Designstudium aufgenommen und begab sich mit »Haut und Haar« in ihre Aufgaben. Dabei zeigte sie eine zwanghafte Tendenz zur Überarbeitung – so wie ihr Vater – und berichtete von Erschöpfung und Appetitlosigkeit. Sie lebte streng getaktet in einem asketisch strukturierten Tagesplan, damit sie mit ihrem Arbeitspensum erfolgreich sein könne. Regressive Zeiten vermied sie, ihre sozialen Kontakte bezogen sich ausschließlich auf Arbeitsprojekte. Bei unvorhergesehenen Anforderungen oder sozialen Ereignissen ohne Arbeitsstruktur wie z. B. bei einer Party kam es bei ihr wiederholt zu panikartigen Angstzuständen. Die Gruppe brachte immer wieder Resonanzen ein, dass Amelia sich überfordere beziehungsweise zu hohe Ansprüche an sich habe, zu wenig in das von der Hochschule gewünschte Teamwork einsteige und damit die ganze Projektarbeit allein leiste beziehungsweise andere Kommiliton:innen nicht mit deren Kompetenzen miteinbeziehe. Amelia reagierte in der Gruppe meist rational-abwehrend, konnte aber die Mahnungen aus der Gruppe teilweise umsetzen.

4.4 Hannah

Hannah, 19 Jahre, kam mit ausgeprägten sozialen Ängsten und depressiven Phasen in die Praxis. An schlechten Tagen konnte sie die Wohnung nicht verlassen und die Schule nicht besuchen. An guten Tagen konnte sie Kontakt zu ihren vertrauten Freundinnen aufnehmen und am Schulalltag teilnehmen, allerdings mit erheblichen Konzentrationsstörungen und Hemmungen, sich im Unterricht zu äußern. Sie hatte massive Einschlafstörungen, suchte sich oft »steuernde Objekte« (Freundinnen oder ihren Freund), bei denen sie besser schlafen konnte. Mit der Mutter hatte sie bis dahin eine sehr enge abhängig-symbiotische Beziehung, sodass sie in ihren Ich-Funktionen retardiert erschien. Ihr Antrieb war deutlich gemindert, sie zeigte sich kindlich-hilflos-naiv. Heftige Stimmungsschwankungen erzeugten in ihr ein unberechenbares Selbsterleben, ihre Selbstwertregulierung war dysfunktional, nicht selten versuchte sie eine Regulierung über die orale Inkorporation eines guten Objektes mit regelmäßigen Fressanfällen. Der getrennt lebende Vater wurde von der Mutter massiv entwertet, Hannah konnte kaum eine eigenständige Beziehung zu ihm aufnehmen.

Hannahs äußere Erscheinung war die einer großen, adipösen, erwachsenen Frau. Sie imponierte mit ihrem dunklen Teint, den schwarzen Augen und Haaren und hatte in ihrem Auftreten eine raumfüllende Präsenz. Im Gegensatz dazu kam sie anfangs wie ein kleines Mädchen gekleidet: mit kurzem Röckchen und zwei seitlichen Flechtzöpfen zu Schlingen hochgefasst. Die äußere Erscheinung und das innere Selbstbild Hannahs klafften weit auseinander. Sie zeigte eine fröhliche Maskerade. Wenn ich sie fragte, ging es ihr immer gut! Sie erzählte lustige Geschichtchen und verschwieg konsequent Konflikthaftes oder Schwieriges. Dabei war ihre Stimme leise und die Sprache undifferenziert, was jedoch nicht von mangelnden kognitiven Möglichkeiten herrührte, sondern von der Ungeübtheit im sprachlichen Austausch. Zu Hause wurde kaum miteinander gesprochen, geschweige denn reflektiert. Die Familienkommunikation zeichnete sich durch Verleugnung, Ungeschehenmachen oder Vermeidung aus. Die Verbalisierung von Konflikten oder schwierigen Emotionen lernte Hannah erst jetzt in der Therapie kennen.

Bisheriger Behandlungsverlauf: In der Einzeltherapie aktivierte ich als Erstes den (deutschen) Vater, der mit seiner überstrukturierten Haltung den Gegenpol zur absolut chaotischen Mutter bildete. Hannah meinte, sie habe Angst vor ihm, und vermied den Kontakt. Sie hatte keine innere Erlaubnis, sich von ihrer Mutter emotional distanzieren zu dürfen oder den Vater als alternatives, triangulierendes, entwicklungsförderndes Objekt zu nutzen. Während des Abiturs jedoch zeigte sich der Vater – mit meiner Unterstützung – hilfreich und konnte Hannah bei ihren Prüfungsvorbereitungen beistehen. Mit weiterer Hilfe durch eine medikamentöse Behandlung schaffte sie ihr Abi mit »Ach und Krach«, entgegen ihren und unseren Erwartungen. Nach dem Abi fühlte Hannah sich einerseits befreit, andererseits hatte sie überhaupt keinen Plan für sich. Sie fühlte sich unter Druck, etwas Sinnvolles leisten zu müssen. Sie fing an zu jobben, konnte aber den notwendigen Antrieb und die notwendige Selbstregulierung nicht aufbringen, um durchzuhalten. Sie entschied sich kurzfristig, Sprachen zu studieren. Sie startete mit Enthusiasmus, allerdings machte ihr der riesige Unibetrieb Angst. Trotzdem schaffte sie es, in ihren Kursen Fuß zu fassen.

Mitten im Semester forderte ihre Mutter, dass Hannah sie für drei Wochen auf eine Reise ins Herkunftsland begleiten und den dortigen Familienteil besuchen solle. Hannah wollte nicht mitkommen, wusste aber auch nicht, wie sie sich der Mutter widersetzen könne, und fuhr mit. Dieser Konflikt wurde erst im Nachhinein deutlich. Als Hannah von der Reise wiederkam, verfiel sie in eine neue heftige depressive Phase. Sie schaffte den Anschluss im Studium nicht mehr, verfiel in Antriebslosigkeit und Sinnlosigkeit und hatte heftige suizidale Impulse.

In der Gruppe zeigte sich Hannah bisher eher schweigsam, ihr war es immer noch sehr peinlich, von sich zu berichten und dabei die Zeit und Aufmerksamkeit der Gruppe für sich zu beanspruchen. Oft reagierte sie auf die anderen Gruppenteilnehmerinnen naiv-erstaunt, als ob sich für sie durch die Beiträge der anderen eine ganz neue Welt eröffnen würde. In der Einzeltherapie hatte sie ihre fröhlich-kindliche Maskerade bereits abgelegt, das gelang ihr in der Gruppe nur zögerlich. Aber gerade in den letzten Gruppenstunden waren ihre Ängste zur Sprache gekommen. Die Gruppe reagierte wohlwollend und hilfsbereit. Von den tieferliegenden Emotionen wie Sinnlosigkeit und depressiver Leere mit suizidalen Gedanken konnte Hannah noch nicht berichten.

Auf die Beiträge anderer konnte Hannah spontan sehr emotional reagieren, oft war sie dann erstaunlich schlagfertig und humorvoll. Sie weckte mit ihrem Scheitern an sich selbst und an der Gesellschaft Sympathien in der Gruppe und brachte etwas Warm-Menschliches mit in die Atmosphäre.

5 Fallvignette aus der 180. Gruppensitzung (Matrix)

Für diese Gruppenzusammensetzung ist es die 23. Gruppensitzung.

Zum Sitzungsbeginn sind nur wir Gruppenleiterinnen und Hannah anwesend. Imke fehlt heute wegen ihrer Führerscheinprüfung. Amelia hatte per SMS geschrieben, dass sie ein paar Minuten zu spät kommt. Vanessa fehlt unentschuldigt, sie kommt sieben Minuten verspätet.

Das ist eine untypische Situation für diese Gruppe, bisher wurde der Rahmen von allen zuverlässig eingehalten. Im Stillen wundere ich mich darüber.

Hannah erzählt anfangs in dieser Dreierkonstellation davon, dass sie jetzt die Dosis ihres Medikamentes hoch gesetzt hat (in Absprache mit dem Kinder- und Jugendpsychiater), dass sie es geschafft hat, mit ihrem Vater über den geplanten Klinikaufenthalt zu sprechen, und dieser durchaus verständnisvoll reagiert hatte, entgegen ihren Erwartungen. Ihre depressive Verstimmung stabilisiere sich langsam. Hier kommt Vanessa circa sieben Minuten zu spät dazu, ohne Erklärung nimmt sie geräuschvoll Platz. Hannah verstummt bald darauf. Etwas später kommt Amelia und nimmt Platz. Sie fragt Hannah noch mal nach dem Gespräch mit dem Vater, weil sie es nur halb mitbekommen hatte. Hannah antwortet kurz.

Amelia beginnt sofort und berichtet von ihrem Arbeitsprojekt im Studium, sie arbeite ununterbrochen daran, auch am Wochenende, um es fertig zu bekommen. Sie mache es eigentlich mit zwei anderen Studenten im Team, aber die wollten nicht so viel arbeiten wie sie, was sie enttäusche und ärgere. Sonst hätte sie nichts zu berichten.

Vanessa sagt, nach einer kurzen Pause, sie wolle heute nichts sagen.

Es entsteht ein Schweigen, was länger anhält. Eine subkutan gereizt-aggressive Grundstimmung wird spürbar. Erstaunt über dieses widerständige Schweigen spüre ich Irritation und Ärger in mir aufsteigen und denke spontan: »Dann können wir jetzt ja alle nach Hause gehen!«, was ich aber nicht äußere. Ich bin überrascht über meine heftige Reaktion, so ein ärgerliches Gefühl hatte ich vorher noch nie erlebt in den Gruppensitzungen, und schon gar nicht bei längeren Schweigepausen.

Schließlich beginnt Amelia zu sprechen, wie früher schon oft in solchen Schweigepausen, die anderen beteiligen sich weder sprachlich noch emotional.

Sie berichtet jetzt ausführlicher von ihrem Zeichnen für das zu entwickelnde, interaktive Zeichentrick-Videospiel zum Thema Mobbing, eine Aufgabe aus ihrer Hochschule für ihr Team: Sie habe für den Anfang des Spiels eine Szene gezeichnet, wo der Protagonist des Spiels - das Mobbingopfer - sich erhängt. Das sei die Konsequenz in diesem Spiel, wenn man dem Mobbingopfer nicht helfe, das solle im Beginn des Spiels als Warnung beziehungsweise Drohung deutlich werden.

Amelia berichtet emotionslos davon, wie sie jede minimale Veränderung in der Gesichtsmimik zeichnen müsse, bis schließlich der Strick von oben herab käme. Das sei ziemlich anstrengend gewesen. Auch gäbe es ja Untersuchungen, wonach der Zeichner genau dieselbe Mimik einnehme wie das gezeichnete Gesicht.

Die Gruppe ist jetzt aus ihrer Schweigestarre erwacht und fragt nach:

- wieso diese Szene in dem Spiel am Anfang vorkäme,
- wieso sie das allein zeichnen müsse, was denn die beiden anderen Studenten zum Projekt beitrügen.

Während Amelia auf die Fragen der anderen eingeht, tauchen in mir unwillkürlich Bilder auf, wie es wohl ist, jemanden zu zeichnen, Strich für Strich, der im Begriff steht, sich zu erhängen. Eine innere Flut von Schreckens-, Horror- und Angstaffekten ergreift mich. Mir erscheint es absolut furchtbar, so eine Zeichenaufgabe bewältigen zu müssen. Gleichzeitig nehme ich Amelia wahr, wie sie munter und scheinbar unbeschadet in ihren Gefühlen über ihr Zeichnen berichtet. Die Affekte, die in mir toben, scheinen Amelia und der übrigen Gruppe nicht zugänglich zu sein. Mein Blick wandert zu Christina (Paarleitung), um bei ihr zu sehen, ob sie ähnliche Emotionen hat wie ich. Aber auch bei Christina finde ich keine Resonanz. Ich bin heftig irritiert.

Vorsichtig wage ich jetzt die Frage an Amelia, wie sie denn ihre Mimik beim Zeichnen wahrgenommen habe, ob sich bei ihr auch so ein »Nachahmer-Effekt« eingestellt hätte? Aber schon kommt von anderer Seite eine andere, lautere Frage, sodass meine »untergeht« und damit auch mein Versuch, einen Zugang zu den abgewehrten Affekten zu gewinnen. Noch einmal versuche ich einen Zugang für die Gruppe und Amelia zu den bisher nicht gefühlten und offenbar bei mir allein deponierten, unerträglichen Affekten herzustellen. Ich stelle meine Fantasien zum Zeichnen dieser Szene und den möglichen begleitenden Affekten sprachlich zur Verfügung:

»Wenn ich mir vorstelle, ich müsste so eine Szene zeichnen, das würde mich vermutlich überfordern und mich überfluten mit schwierigen Gefühlen, mit Ängsten, mit Horrorvorstellungen ...?«

Amelia verneint diese Eingabe von mir, sie habe solche Gefühle nicht gehabt. Vanessa und Hannah beteiligen sich jetzt lebhaft am verbalen Widerstand und meinen, das sei doch ganz normal, in solchen Videospielen würde man ständig solchen destruktiven Szenen ausgesetzt sein und würde dabei keine Horrorgefühle haben (»symbiotische Kuscheltendenz«, Lehle, 2018, S. 129).

Währenddessen kommt mir – glühend heiß – eine Assoziation, welche die jetzige Szene mit der Biografie von Amelia verknüpft: Der Vater von Amelia war damals, während seines Burn-outs, heftig suizidal. Ob er sich erhängen wollte? Weiß Amelia von dem Zustand ihres Vaters damals? Sie war fünf Jahre alt. Ich vermute, sie weiß es nicht bewusst.

Amelia berichtet dann unbeeindruckt und affektarm weiter, sie hätten auch noch eine Szene in Vorbereitung, wo man nur akustisch hören würde, wie ein Auto einen Fußgänger überfahren würde, auch als »Zukunftsvision« des Videospiels gedacht, wenn man ein Spieler ohne Empathie wäre. Dort planten sie einen »black screen«. Man würde also nichts sehen, nur hören.

Jetzt finde ich spontan endlich Worte für die überflutenden Emotionen und sage, das sei ja noch viel schrecklicher als die vorher beschriebene Sequenz. Die eigene Fantasie würde ja reichlich Bilder liefern zu so einer akustischen Szene. Und solche angstvollen Fantasien würden einen gar nicht mehr loslassen!

Darüber kommen die anderen Teilnehmerinnen wieder zurück ins Gespräch und diskutieren, was furchtbarer ist: ein visuelles Spiel oder ein nur akustisches mit »black screen«. Jetzt beteiligen sich alle. Die »frei fließende Gruppendiskussion« (nach Foulkes, 2017, S. 173) ist wiederhergestellt, die Sprachhemmung aufgehoben. Noch einmal wird uns Gruppenleiterinnen deutlich, was für eine Qualität von Bildern in den üblichen Videospielen heutzutage zu sehen ist, und wir äußern es auch. Gruselig!

Eine spontane Nachfrage von Amelia bei Vanessa in Bezug auf ihre Beziehungsverwicklungen lenkt den Fokus weg von Amelia hin zu Vanessa. Vanessa kann und will jetzt doch ausführlich erzählen, wie sehr sie sich verstrickt hat in eine destruktiv-ödipale Dreiecksbeziehung, wie sehr sie leide und wie unmöglich es ihr sei, aus diesen Abhängigkeiten einen Ausweg zu finden. Am Ende ihres Berichtes schildert sie einen ganzen Strauß von psychosomatischen Beschwerden, die sie in den letzten Tagen plagten: Herzrasen, Atemnot, Schwindel und Übelkeit, und auch hier in der Gruppensitzung sei das spürbar. Vanessa hat sich zum ersten Mal in der Gruppe sehr authentisch geöffnet und mitgeteilt.

Jetzt kann die Gruppe mitfühlen, es gibt hörbare Stöhner, Kopfschütteln, und emotionale Kommentare wie von Hannah: »Ich wäre schon längst weg« oder von Amelia: »Da hält ja niemand irgendwelche Grenzen ein.« Hannah nimmt emotional großen Anteil an Vanessas Bericht. Aber über sich selbst hat Hannah heute sehr wenig berichtet, dabei ist sie doch im Moment die labilste von allen.

Nach der Gruppensitzung versuchten Christina (Paarleitung) und ich eine gemeinsame Reflexion. Sehr schnell wurde deutlich, dass wir in sehr verschiedenen emotionalen

Zuständen waren: Christina war scheinbar unbeschwert, fühlte sich eher emotional distanziert, war rational angegruselt von der Vorstellung der Videospiele und der dort gelieferten Bilder. Sonst aber ging es ihr gut.

Mein Zustand war völlig anders: Ich fühlte mich emotional durcheinander, völlig erschöpft, hatte einen Riesenhunger (nach dem »guten Objekt«?), gleichzeitig lag mir ein unverdautes »Knäuel« im Magen und ich musste sehr viel stöhnen. Die Fantasien und Vorstellungen zu den geschilderten Szenen von Amelia belegten mich mit einer emotionalen Bleischwere, ich konnte sie gar nicht loswerden. Ich war erschüttert und fühlte mich hilflos ausgeliefert.

Wir konnten als Erstes nur feststellen: Offenbar hatte sich ein regressiver Sog mit einem massiven Spaltungsvorgang in der Gruppensitzung manifestiert und zeigte sich nun bei uns Gruppenleiterinnen in den sehr verschiedenen emotionalen Wahrnehmungen und Zuständen.

Was war passiert?

6 Diskussion zum Gruppenverlauf

6.1 Regression und die Grundannahme der Abhängigkeit

Den schwierigen Gruppenbeginn verstehe ich als szenischen Ausdruck der sich schnell manifestierenden Widerstände gegen das unbewusste Gruppenthema. Zwei Teilnehmerinnen kommen zu spät, die Gruppe verharrt in einem schweigenden Widerstand. In mir entsteht eine Abstoßungsreaktion, die ich nicht äußere. Bereits hier fehlten mir schon die therapeutische Distanz, die Worte und der freischwebende Gedankenraum, sonst hätte ich eine helfende Intervention formulieren können, wie z. B.: »Wie schwer es uns heute fällt, miteinander ins Gespräch zu kommen, etwas zu berichten von sich selbst. Und das ist möglicherweise heute unser Gruppenthema, weil es augenscheinlich allen Gruppenmitgliedern so geht.« Christina bleibt in der emotionalen Gruppenabwehr verhaftet, sie ist identifiziert mit der »schweigenden Mutter« und damit im Abwehrmechanismus des Ungeschehenmachens beziehungsweise der Verleugnung. Wir scheinen alle unmittelbar sprachlos gefangen zu sein in diffusen Ängsten, die gesamte Gruppe taucht ab in einen regressiven Zustand und damit auf eine nonverbale »Projektionsebene« (fünf Ebenen der Gruppenkommunikation; nach Foulkes, 2017, S. 33). Auf dieser »Projektionsebene« erleben die Gruppenmitglieder »an anderen eigene abgewehrte Wünsche und Triebanteile, Selbstanteile, die zuerst einmal noch zu unerträglich sind, um sie sich selbst zuzugestehen« (Foulkes, 2017, S. 106).

Spiegelungsprozesse können vermitteln und erlauben, dieses Unerträgliche zunächst bei anderen Gruppenmitgliedern wahrzunehmen, »um es langsam dann bei sich selbst integrieren zu können« (Foulkes, 2017, S. 106 ff.). Nebbiosi formulierte in Bezug auf Foulkes' Idee einer Gruppenmatrix und der organisierenden Muster einer Gruppe: »Im Allgemeinen kann eine Gruppe mit guter Kohäsion das affektive Niveau ihrer Interaktionen regulieren. Wenn ein oder mehrere Gruppenmitglieder einen besonders intensiven Affektzustand (z. B. Depression, Erregung) einbringen, kann er von der Gruppe geteilt und dann auf ein tolerierbares Niveau zurückgeschraubt werden« (Nebbiosi, 2003, S. 766 f.).

Wenn die Gruppe dazu nicht in der Lage ist, weil der traumatische Hintergrund der Affekte zu stark ist, stellt sich ein, was Nebbiosi »emotionalen Konformismus« nennt: »Äußerungen sind nur noch in einer konformen Stimmungslage, die Affekte vermeidet und auf die die Gruppe sich unbewusst geeinigt hat, ausdrückbar, so dass keine Veränderung mehr stattfindet« (Nebbiosi, 2003, S. 766 f).

Auch Bions Theorie der »Grundannahmen« (Bion, 1961/2001, S. 107 ff.) als basale, unbewusste Organisationsmuster von Gruppen zur Abwehr archaischer Ängste und der daraus folgenden Blockierung der Arbeitsfähigkeit kann hier im Verstehen weiterhelfen. Nach Bion bestimmt jeweils eine Grundannahme von den dreien, die er benannt hatte, die Gruppenmentalität, während die anderen beiden in den Hintergrund treten. Die drei Grundannahmen nach Bion sind:

1. die Grundannahme der Abhängigkeiten,
2. die Grundannahme von Kampf und Flucht,
3. die Grundannahme der Paarbildung.

Hier in dieser Situation der Gruppe kommt es offenbar zur »Grundannahme der Abhängigkeit«. Sandner schreibt dazu:

> »Bei der GA Abhängigkeit verhält sich die gesamte Gruppe wie ein unmündiges, hilfloses Kind, das ganz und gar auf die Versorgung durch einen Erwachsenen angewiesen ist. Der Gruppenleiter wird als allmächtig angesehen, als jemand, der alles bestens lösen wird. Eigene Aktivität ist weder erforderlich noch erfolgversprechend, ebenso wenig Kommunikation unter den Gruppenmitgliedern. Der Gruppenleiter weiß, was für alle gut ist und wird allen verschaffen, was sie benötigen« (Sandner, 2013, S. 80 f.).

Die Eigentümlichkeit in den Interaktionen der Teilnehmer stellt sich so dar:

> »Die Gruppe ist kaum in der Lage, die verbale Kommunikation, Sprache als Mittel des Probehandelns und der Realitätsprüfung zu verwenden. Sprache

wird vielmehr konkret als Mittel der unbewussten Aktion im Dienste der GAn verwendet. […] Zusammenfassend können wir sagen: In der GAn-Gruppe laufen alle Prozesse weitgehend entlang der unbewussten primärprozesshaften Phantasien der frühen Kindheit ab. Es findet keine Realitätsprüfung in der Gruppe statt, vielmehr sammeln sich alle Wünsche der Gruppenteilnehmer – bildlich gesprochen – in einer Art Gruppen-Es (Gruppenmentalität), das am liebsten gar nichts tun, alles haben und in keiner Weise vom Über-Ich geängstigt werden möchte« (Sandner, 2013, S. 81 f.).

Lehle führt weiter dazu aus:

> »Es überwiegt eine magische Erwartung, Gefühle von Unsicherheit oder Bedrohung beim einzelnen könnten eliminiert werden. Dabei herrscht eine symbiotische ›Kuscheltendenz‹, bei der jegliche Unannehmlichkeiten ausgeklammert werden. Es herrscht darüber hinaus eine ausgeprägte Tendenz zur ›Einzelarbeit‹ mit der Gruppenleitung. […] Die vorherrschende Gruppenstimmung ist Lethargie, Depressivität und Unklarheit. Es herrscht ein hohes Angstniveau, latente Fluchtbereitschaft und eine Unfähigkeit zur Problemlösung – diese wird an den Gruppenleiter delegiert« (Lehle, 2018, S. 129).

Die Gruppe hatte sich innerhalb weniger Minuten unbewusst in einen regressiv-widerständigen Zustand begeben, in dem ein »emotionaler Konformismus« und die »Grundannahme der Abhängigkeit« dominierten. Die Arbeitsfähigkeit (nach Bion, 1961/2001: »Arbeitsgruppe«) war nicht mehr gegeben.

6.2 Spaltungsvorgänge und die Eröffnung des abgewehrten Gruppenthemas

Das entworfene Spiel von Amelia arbeitet mit sadistischen Schuldgefühlen beim Spieler, wenn dieser sich nicht moralisch beziehungsweise politisch korrekt verhält beziehungsweise spielt. Im eigentlichen Sinne ist es dann kein Spiel mehr, da ein »richtiges Spiel« sich durch einen offenen Ausgang auszeichnet: Die Spielhandlung des Spielers würde am Ende nicht zu einer sadistischen Abstrafung oder moralischen Verurteilung führen, sondern verschiedene Optionen offenhalten. Das Spiel von Amelia aber arbeitet mit Spaltungen in »Gut oder Böse«, und es gibt nur eine moralisch »richtige« Spiellösung, um erfolgreich zu sein.

Das unbewusste Gruppenthema, welches offenbar mit massiven Widerständen und archaischen Ängsten besetzt und deshalb nicht direkt zu verhandeln ist, ist mithilfe des affektdistanzierten Berichtes von Amelia über ihr Zeichnen (sublimierter Ausdruck des unbewussten Gruppenthemas) in indirekter Form zur Sprache gekommen: »Eine Suizidfantasie, welche am Ende von destruktiven Beziehungserfahrungen als einziger Ausweg erscheint.«

In dieser affektdistanzierten Form können sich die anderen Gruppenmitglieder wieder beteiligen und zeigen lebhaftes Interesse, die Gruppe kann aus ihrer Sprachlosigkeit herausfinden. Es scheint wie eine »Eröffnung des tabuisierten Themas« zu sein. Amelia fungiert hier – wie schon so oft in früheren Sitzungen – als Sprachrohr für die Gruppe.

In Bezug auf Amelia verstehe ich dieses minutiöse Zeichnen eines Suizids als unbewussten Versuch, ihre traumatisch erlebten und damals nicht ausreichend gut containten Affekte auf sublimierte Weise zu rekonstruieren und darüber Zugang zu bekommen zu ihren abgespaltenen Affekten wie z.B. zu strukturbedrohenden Objektverlustängsten. Die damalig überflutenden Gefühle (nach Bion, 1961/2001 abgespaltene »Beta-Elemente«, siehe »Container-contained-Modell«) strömen jetzt in die Gruppe hinein (siehe das Konzept von Mario Erdheim, 2015, zur Anachronizität in der Adoleszenz). Auch hier in der Gruppe – so wie damals in der Familie – scheint es zunächst keine gelingende Resonanz bei den anderen Gruppenmitgliedern dafür zu geben und die Erfahrung von dysfunktionaler Kommunikation (»emotionaler Konformismus«) wiederholt sich. Es ist eine Re-Inszenierung in der Gruppe. Nur bei mir – als zuständiger Therapeutin – sind die abgespaltenen beziehungsweise abgewehrten »Beta-Elemente« gelandet und wie in einem »Container« deponiert. Dabei handelt es sich vermutlich nicht nur um die abgewehrten Affekte Amelias, sondern auch um die der beiden anderen Gruppenmitglieder, welche ja selbst zu tun haben mit suizidalen Impulsen. Auch abgewehrte Selbstanteile der Gruppenleiterinnen mögen dabei sein. Lauter unverdaute »Beta-Elemente«, die in der Gruppe umherschwirren.

6.3 Projektive Identifizierung, das Phänomen der Resonanz und die Funktion des Containments im Gruppenprozess

An dieser Stelle des Gruppenprozesses bin ich verwirrt, sprachlos, emotional geschüttelt und weiß nicht, wie ich damit umgehen soll, wie ich diese kaum auszuhaltenden Affekte (»Beta-Elemente«), die bei mir gelandet sind, in vorverdauter Form, also metabolisiert, wieder zurückbringen kann in die Gruppe (»Alpha-Funktion«, nach Bion, 1961/2001). Auch ich befinde mich gerade – wie alle anderen Gruppenmitglieder – auf einer regressiv-sprachlosen Kommunikationsebene (»Projektionsebene«). Eine affektiv-therapeutische Distanz, die mir den freien Gedankenfluss wieder ermöglichen könnte, steht mir nicht zur Verfügung. Ich erlebe mich aufgesogen von der Gruppenregression und beschäftigt mit inkompetenten, ohnmächtigen und hilflosen Gegenübertragungsgefühlen. Das Thema der destruktiven Beziehungen beziehungsweise des nicht ausreichend guten »Containments« von unaushaltbaren Affekten aus der vorsprachlich-frühkindlichen Zeit trägt die ganze Gruppe in sich.

Das »Phänomen der Resonanz« (Foulkes, 1964/1986, 1978) und das Konzept der »projektiven Identifizierung« nach Melanie Klein (Segal, 1974) beziehungsweise in der Erweiterung durch Bion (1961/2001) und später besonders durch Fonagy (Fonagy, Gergely, Jurist u. Target, 2004) kann hier weiterhelfen zu verstehen, was gerade in der Gruppe und mit mir als eine der beiden Gruppenleiterinnen passierte:

> »Als ›projektive Identifizierung‹ benennt Melanie Klein einen eng mit dem Begriff der ›Spaltung‹ verbundenen Abwehrmechanismus der paranoid-schizoiden Position, der die Tendenz des frühkindlichen Ichs beinhaltet, sich vor unguten Gefühlen und Ängsten dadurch zu schützen, dass es unerwünschte, bedrohliche oder zerstörerische Elemente abspaltet und in das mütterliche Objekt projiziert. Nach Lazar dient die projektive Identifizierung nicht nur dazu, ›Störendes aus sich heraus zu befördern‹, sondern auch dazu, gute und wertvolle Selbstanteile vor ›innerer Beschädigung oder gar Zerstörung zu schützen‹ (Lazar, 2004, S. 42)« (Lehle, 2018, S. 101).

Mathias Hirsch schreibt zum »Resonanzphänomen als Container-Funktion«:

> »Die Mitglieder der Gruppe werden viel direkter als ein Einzeltherapeut adäquate Affektäußerungen hervorbringen können, wenn der betreffende Patient noch längst keinen Zugang zu seinen abgespaltenen Affekten hat. Hier lässt sich das lange bekannte Resonanzphänomen in der Gruppe einordnen. Oft werden furchtbare traumatische Erlebnisse berichtet, jedoch ohne jede affektive Regung. Dann wird ein erster Schritt der Integration der traumatischen Affekte deren Erleben durch ein anderes Gruppenmitglied sein, das das Grauen, die Wut, auch die Scham und den Schmerz anstelle des berichtenden Patienten erlebt und affektiv ausdrückt. […] Treten durch projektive Identifikation hervorgerufene heftige Affekte bei einem Gruppenmitglied auf, kann man sie häufig und für den ›Sender‹ viel überzeugender als in der Einzeltherapie auf diesen zurück-führen. Das Resonanzphänomen ist durch projektiv-identifikatorische Induktion zu erklären« (Hirsch, 2008, S. 74 ff.).

Lazar betont die Bedeutung beider Komponenten dieses psychischen Abwehrmechanismus:

> »Es gibt den projektiven und den identifikatorischen Teil. Jener ›sendet‹ gleichsam über die verschiedenen sensorischen Kanäle Signale [...], die vom psychischen Apparat eines anderen Menschen ›empfangen‹ und verarbeitet werden. Voraussetzung dafür ist beim ›Empfänger‹ die Bereitschaft und das Vermögen zur Aufnahme dieser Signale: ›Nur wenn er sich mit dem projizierten Inhalt identifiziert, kommt es zur erwünschten Wirkung im Objekt‹«, nach Lazar zu einer »gelungenen« projektiven Identifizierung (Lazar, 2004, S. 43).

Behr und Hearst schreiben dazu:

> »Eine Funktion des Leiters in diesem Stadium und mehr oder weniger während des ganzen Bestehens der Gruppe ist, die Projektionen und projektiven Identifikationen zu akzeptieren und für sich zu behalten, um sie zur rechten Zeit in modifizierter Form der Gruppe zurück zu geben. Das bezieht sich sowohl auf Gruppenprojektionen wie auch auf individuelle. Die Rückgabe dieser Projektionen wird dann genutzt, um die transpersonalen und zwischenmenschlichen Kommunikationen innerhalb der Gruppe zu erweitern und zu vertiefen« (Behr u. Hearst, 2009, S. 116).

Eine Versprachlichung oder metabolisierte Rückgabe der abgespaltenen Affekte in die Gruppe war mir zu diesem Zeitpunkt noch nicht möglich. Die projektive Identifikation hatte mich voll besetzt.

6.4 Rückkehr zur Arbeitsgruppe

Erst durch meine spontanen, emotional heftig vorgetragenen Äußerungen zu der Idee eines »black screen« und dem akustischen Hören von Destruktion kam wieder Sprache in die Gruppe hinein, die mit den zugehörigen Affekten verbunden war. Die dann beginnende »frei fließende Gruppendiskussion« ermöglichte eine Rückkehr zur Arbeitsfähigkeit der Gruppe. Die Situation von Vanessa wurde erzählt, beleuchtet, kommentiert, empathisch diskutiert. Die schmerzhaften Realitäten einer Dreiecksbeziehung und die Scham über das Misslingen konnten benannt werden, die anderen beiden Gruppenmitglieder konnten ihre individuelle Position dazu beziehen. Für Vanessa waren das wertvolle Spiegelungen. Dann konnte sich die Gruppe in einer ausgewogenen Stimmung und mit einer funktionierenden Realitätsprüfung verabschieden.

Sandner schreibt zur Arbeitsgruppe:

»Unter Arbeitsgruppe (AG) versteht Bion eine differenzierte Gruppe, in der versucht wird, das jeweils gesteckte Gruppenziel durch fortwährende Klärung der Realität innerhalb und außerhalb der Gruppe zu erreichen. [...] Um von der anfänglich sich spontan herausbildenden Grundannahmen-Gruppe zu einer differenzierten Gruppe (AG) fortzuschreiten, ist es erforderlich, dass die Mitglieder der Gruppe aktiv werden und in einen wechselseitigen Klärungsprozess eintreten. [...] Was Bion mit GAn-Gruppe bzw. AG bezeichnet, ist natürlich nie in reiner Form vorhanden. Es finden sich ständig Mischungen aus beiden – idealtypisch vereinfachten – Gruppenformen. Nichtsdestoweniger aber findet ein ständiger Kampf innerhalb der Gruppe statt, einerseits in einem infantilen (regressiven) Stadium zu verbleiben, andererseits eine differenzierte Struktur zu entwickeln, d. h. zu prüfen, was in der Gruppe real vor sich geht« (Sandner, 2013, S. 81 ff.).

7 Schlussbetrachtung

Diese Gruppensitzung habe ich als Beispiel ausgewählt, weil sie mir lange zu denken gab. Meine Verwicklungen in die Übertragungen und in die projektive Identifikation sowie in den regressiven Sog waren so unmittelbar und heftig, wie ich es zuvor als Gruppenleiterin noch nie erlebt hatte. Der Ausweg aus diesen Verwicklungen ging über den Ausdruck meiner ungefilterten Affekte zu Angst und Schrecken und öffnete die Türe für die Patientinnen, dass auch sie aus ihrer Abwehrhaltung herausfinden konnten. In den folgenden Gruppensitzungen konnte ich nach und nach die abgewehrten Affekte in metabolisierter Form wieder zurückgeben in die Gruppe, wo sie dann auch aufgenommen und durchgearbeitet werden konnten. Diese Erfahrung machte mir noch einmal deutlich, wie sehr wir als Gruppenleiterinnen Teil der Gruppendynamik sind.

Auf einen Blick:

Gruppenanalytische Psychotherapie mit Jugendlichen/Spätadoleszenten

- profitiert von einer bewusst gewählten »Paarleitung«.
  Die mögliche projektive Elternübertragung auf die beiden Gruppenleiterinnen verstärkt bei den Patientinnen die innerpsychische Auseinandersetzung mit den idealisierten Eltern-Imagi und deren Entidealisierung. In diesem familienähnlichen Setting können modellhaft altersentsprechende Herausforderungen

der Ablösung aus der Primärfamilie und damit erste autonome Schritte in ein Erwachsenenleben hinein ausprobiert und durchgearbeitet werden.

- ausschließlich weiblichen Geschlechts schafft die Voraussetzung, schneller in einen intimen und vertrauten Austausch miteinander zu kommen.
  Die Herausforderungen einer gelingenden weiblichen Identifikation und die seelischen Klippen bei der Aufgabe der Akzeptanz des nunmehr sexuell eindeutigen Körpers sind oft schwer zu meistern. Die Suche nach einem positiv besetzten weiblichen Rollenbild bringt Ängste und Konflikte mit sich. In den Mädchengruppen nehmen die Berichte über neurotische Symptombildungen und Kompromisse viel Raum ein. Das kann in der Gruppe ein Klima der Verbundenheit, der Entlastung und des geschützten Raumes schaffen, in dem auch schambesetzte Themen eröffnet werden können. Eine authentische Selbsteröffnung wird gefördert.
- ermöglicht die nachholende Erfahrung einer verlässlichen Peergroup für die Patientinnen, die diese wichtige Identifizierung mit Gleichaltrigen in ihrer Biografie bisher nicht ausreichend gut machen konnten.
  In der Peergroup kann eine schrittweise Ablösung von den Primärobjekten versucht werden bei gleichzeitiger Stabilisierung der Identität und der Erfahrung von Selbstwirksamkeit unter Gleichaltrigen (Gruppenkohäsion, Geschwister-Übertragungen). Gruppenanalyse ermöglicht eine Brückenfunktion für das Gelingen des Ablöseprozesses.

Literatur

Behr, H., Hearst, L. (2009). Gruppenanalytische Psychotherapie. Menschen begegnen sich. Frankfurt a. M.: Klotz.

Bion, W. R. (1961/2001). Erfahrungen in Gruppen und andere Schriften (3., um ein Vorwort erw. Aufl.). Stuttgart: Klett-Cotta.

Erdheim, M. (2015). Vergangenheit, die als Gegenwart erscheint. Zur Erfahrung der Anachronizität in der Adoleszenz. In P. Bründl, C. E. Scheidt (Hrsg.), Spätadoleszenz: Identitätsprozesse und kultureller Wandel (S. 16–39. Frankfurt a. M.: Brandes & Apsel.

Fonagy, P., Gergely, G., Jurist, E. L., Target, M. (2004). Affektregulierung, Mentalisierung und die Entwicklung des Selbst. Stuttgart: Klett-Cotta.

Foulkes, S. H. (1964/1986). Gruppenanalytische Psychotherapie. Der Begründer der Gruppentherapie über die Entwicklungssituationen seiner Methode in Theorie und Praxis. Frankfurt a. M.: Fischer

Foulkes, S. H. (2017). Praxis der gruppenanalytischen Psychotherapie. Hohenwarsleben: Westarp Verlagsservicegesellschaft mbH.

Hirsch, M. (Hrsg.) (2008). Die Gruppe als Container. Mentalisierung und Symbolisierung in der analytischen Gruppenpsychotherapie. Göttingen: Vandenhoeck & Ruprecht.

Lazar, R. A. (2004). Psychoanalyse, »Group-Relations« und Organisation. Konfliktberatung nach dem Tavistock-Arbeitskonferenz-Modell. In M. Lohmer (Hrsg.), Psychodynamische Organisationsberatung. Konflikte und Potentiale in Veränderungsprozessen (2., verb. und um ein Nachw. erw. Aufl.; S. 40–78). Stuttgart: Klett-Cotta.

Lehle, H. G. (2018). Freiräume des Spiels. Psychoanalytische Gruppentherapie mit Kindern und Jugendlichen. Frankfurt a. M.: Brandes & Apsel.
Nebbiosi, G. (2003). Organizing patterns in a dyad and in a group. Theoretical and clinical implications. Psychoanalytic Inquiry, 23 (5), 750–770.
Salge, H. (2013). Analytische Psychotherapie zwischen 18 und 25. Besonderheiten in der Behandlung von Spätadoleszenten. Berling/Heidelberg: Springer Medizin.
Sandner, D. (2013). Die Gruppe und das Unbewusste. Berlin/Heidelberg: Springer VS.
Segal, H. (1974). Melanie Klein. Eine Einführung in ihr Werk. Frankfurt a. M.: Brandes & Apsel.
Staehle, A. (1997). Paranoid-schizoide Position und projektive Identifizierung. In R. Kennel, G. Reerink (Hrsg.), Klein-Bion. Eine Einführung (S. 65–84). Tübingen: edition diskord.
Winnicott, D. W. (1974). Reifungsprozesse und fördernde Umwelt. München: Kindler
Winnicott, D. W. (1979). Vom Spiel zur Kreativität (2. Aufl.). Stuttgart: Klett-Cotta.
Yalom, D. J. (1989). Theorie und Praxis der Gruppenpsychotherapie. Ein Lehrbuch. München: Pfeiffer.

Das dynamische Netz zwischen Kinder- und Bezugspersonengruppe

Plackerei und Pflicht oder Erkenntnis und Freiheit? Überlegungen zu und Erlebtes aus einer eine analytische Kindergruppentherapie begleitenden Elterngruppe[1]

Matthias Wenck

Ich fühlte mich enttäuscht, traurig und zurückgesetzt, im Hintergrund auch ärgerlich und wütend. Leas Mutter hatte gerade in der Elterngruppe noch einmal deutlich gemacht, dass ihre Tochter mit dem Beginn der Osterferien die Kindergruppe verlassen wird. Meine Kollegin und ich, wir leiten zusammen die Kinder- und Elterngruppe, hatten zwar schon länger gespürt, wie schwer es vor allem Leas Mutter fiel, sich auf die Gruppenangebote einzulassen. Wir waren aber gerade wieder zuversichtlicher gewesen. In einer der vorherigen Sitzungen hatte Leas Mutter viel Anteilnahme und Verständnis von den anderen Mitgliedern der Elterngruppe bekommen. Die Ängste, Befürchtungen und intensiven Anstrengungen einer Mutter mit einem »beschädigten« Kind waren spür- und deutlich sichtbar geworden. Leas Mutter hatte von dem bisherigen Lebensweg erzählt, den sie mit ihrer mit einer Lippen-Kiefer-Gaumenspalte, auch Wolfsrachen genannt, geborenen Tochter gegangen war. Von dem Erschrecken nach der Geburt, von den Schwierigkeiten beim Füttern des Säuglings, von den Hoffnungen vor den Operationen, von den Enttäuschungen danach. Gerade die letzte Operation sollte ja ein Ergebnis bringen, das Lea wie ein unbeschädigtes Kind aussehen ließe. Es war nicht gelungen. Lea hatte sich in der Kindergruppe aus unserer Sicht gut eingelebt. Sie hatte z. B. die Angewohnheit, ihren Mund hinter der rechten Hand zu verbergen, abgelegt. Und nun die Herausnahme aus der Gruppe und der aus unserer Sicht Abbruch der Therapie! Wie war das zu verstehen? Dazu komme ich später.

Zunächst möchte ich aus dem Kommentar zu den Psychotherapie-Richtlinien zitieren: »[D]ie Einbeziehung der Bezugspersonen, die auf die neurotische Störung des Kindes einen bestimmten Einfluss haben, ist ein unabdingbarer Bestandteil einer […] Kinderpsychotherapie«, »Zielsetzung […] ist nicht etwa die eigenständige […] Psychotherapie eines Elternteils, eine Paar- oder Familientherapie, sondern eine intensive Begleitung der Bezugspersonen« und

1 Nach einem Vortrag beim Symposium der Münchner Arbeitsgemeinschaft für Psychoanalyse e. V. am 23.02.2019.

»Ziel soll die Veränderung der innerfamiliären Konstellationen in der Familie des behandelten Kindes […] sein […] ferner die Bewusstmachung der Rollenzuweisungen und der Wiederholung eigener gestörter Verhaltensmuster, die ihre Ursache in der eigenen Familie haben« (Dieckmann, Dahm u. Neher, 2018, S. 72).

Aufgabe der Therapie ist »die Klärung typischer, die innerfamiliäre Dynamik bestimmenden Koalitionen der Familienmitglieder unter- und gegeneinander, sowie die Erarbeitung weniger belastender Erziehungsmuster durch Verständnis und Einsicht«. Und eine letzte Zielvorgabe: »Mobilisierung eigener Kindheitserinnerungen, sowie gelungener und misslungener eigener Lösungsversuche in kritischen Schwellensituationen, gehören ebenso zur Erhellung bisher unklar gebliebener Verhaltensmuster innerfamiliärer Art, wie die Wiederbelebung der Auseinandersetzung mit den Elternimagines« (Dieckmann, Dahm u. Neher, 2018, S. 72).

Wenn, wie S. H. Foulkes (1978), der Begründer der Gruppenanalyse, es sagt, der Mensch von Beginn an in ein Netz von Kommunikationsprozessen hineingeboren wird, das ihn unvermeidbar und tief greifend beeinflusst, dann lesen sich die zitierten Ausführungen aus dem Kommentar wie ein Plädoyer für Eltern- beziehungsweise Bezugspersonengruppen. Das, was mich persönlich an Gruppen, insbesondere an Kindergruppen, immer wieder begeistert, ist, dass ich erleben kann, wie befreiend und entwicklungsfördernd ein Raum mit klarem Rahmen ist, in dem jede:r so sein kann wie sie oder er gerade ist, wie ihr oder ihm gerade ist, und der die Möglichkeit gibt, dies auch zu zeigen, mitzuteilen und damit auch zu teilen. Was sehr an die für die Kinder- beziehungsweise Jugendlichenentwicklung so wichtigen Peergruppen erinnert.

In einer Therapiegruppe ist das Zentrale, das Medium, das Erkenntnis und Veränderung ermöglicht, die Gruppe, nicht das Gegenüber der Gruppenleitung beziehungsweise der Therapeut:in oder des Therapeuten, wie in der Einzeltherapie. In Letzterem gibt es aus meiner Sicht immer eine sehr viel stärker ausgeprägte Hierarchie, hier die:der »unwissende« Kranke und dort der:die »wissende« gesunde Therapeut:in. In der Gruppe tritt, zumindest im Foulkes'schen Konzept, der:die Therapeut:in beziehungsweise Leiter:in sehr viel mehr in den Hintergrund. Die Interaktion und Kommunikation zwischen den als Gruppenmitgliedern auf »Augenhöhe« agierenden Teilnehmer:innen ist Anstoß für Erkenntnis und Veränderung.

Die Gruppe soll den geschützten Raum bieten, in dem die Eltern von sich und ihren Schwierigkeiten und dem, was in ihnen vor sich geht, erzählen können. Diesen Raum zu ermöglichen und zu sichern, ist Aufgabe der Gruppenleitung. Neben Festlegung von Ort und Zeit, genügend Sitzmöglichkeiten achtet sie vor allem auf die Einhaltung der Zeit. Sie achtet darauf, dass bei Stockungen in der Kommunikation »der Zug wieder ins Rollen kommt«. Dies erinnert daran, dass Foulkes nicht von der Gruppenleitung, sondern vom Conductor, also der Begleitung, Zugbegleitung oder auch von dem Servant/Diener der Gruppe spricht (Foulkes, 1978). Das Augenmerk der Begleitung richtet sich auch darauf, ob es Ausgrenzungsbestrebungen in der Gruppe gibt und sie versucht, diese mit entsprechenden Interventionen bewusst und damit veränderbar zu machen. Die Eltern haben also die Möglichkeit beziehungsweise zumindest das Angebot, dass sie in einer Gruppe von Menschen mit ebenfalls besonderen Kindern, die anstrengend sind beziehungsweise Sorgen machen, ihre Erlebnisse auszutauschen und zu erleben, dass es Menschen gibt, denen es ähnlich geht. Sie können erfahren, dass sie nicht so außergewöhnlich, in nicht so einer besonderen Situation sind, wie sie vielleicht bisher immer dachten.

Diese Wirkung der Gruppe wird als Universalität bezeichnet. Die bisher immer als gravierend und vielleicht auch als unauflösbar angesehene besondere Betroffenheit und das Leiden daran ist so besonders nicht. Allerdings kann diese Erfahrung auch sehr verstörend sein. So verstörend und das eigene Bild von sich zerstörend, dass, wie z. B. bei Leas Mutter, die Therapie beendet wird. Meine Kollegin und ich hatten die Vermutung, dass Leas Mutter die Erfahrung von Akzeptanz und Mitgefühl für die Schwierigkeiten, das eigene Bild von sich verändern zu müssen, als so bedrängend erlebte, dass sie den Prozess beenden musste. Andererseits hatten wir bei Lea in den letzten Wochen der Zugehörigkeit zur Gruppe deutlich wahrgenommen, dass ihr Selbstwertgefühl sich enorm verbessert hatte. Auch schien sie mit sich selbst freundlicher und fürsorglicher umzugehen. Die Mutter hatte zuvor in der Elterngruppe beklagt, dass Lea eigentlich fast immer schlecht gelaunt sei, dass sie oft unachtsam über die Straße gehe und sich damit gefährde. In dieser Elterngruppensitzung hatten beide Eltern die Überlegungen der Gruppenleiter:innen aufnehmen können, dass ein Mensch, der sich selbst nicht mag, unachtsam mit sich sein und damit sogar sein Leben gefährden könnte. In dieser Elterngruppe war klar geworden, dass das vorrangig wichtigste Therapieziel für Lea das Überwinden ihrer latenten Suizidalität war. Dies schien – wie wir Gruppenleiter:innen wahrnahmen – gelungen zu sein. Sollte etwa das Wegfallen der Sorge um ihre Tochter der Mutter selbst Schwierigkeiten bereitet haben, im Sinne einer Sinn- oder gar Identitätskrise? Und wenn, wie hätten wir dem begegnen können, um die vorzeitige Beendigung der Therapie abzuwenden? Wir mussten uns mit dem »Fortschritt« in Leas Entwicklung »begnügen«, und das war ja eigentlich auch nicht wenig. Wir haben die nicht unberechtigte Hoffnung, dass diese Erfahrung für Lea in Zukunft Anstoß sein wird, mit sich und ihrem Leben anders umzugehen.

Trotz dieser Erfahrung, dass wir Leas Eltern wohl nicht genügend »halten« konnten, erlebten und erleben wir immer wieder, dass in der überwiegenden Zahl der Fälle die Erfahrung der Universalität als entlastend und veränderungsanstoßend erlebt wird. Analytische Gruppentherapie ist nach bisherigen Untersuchungen das Psychotherapieverfahren mit der höchsten Effektstärke (nach einer Power-Point-Folie, zusammengestellt von Ulrich Schultz-Venrath für eine Seminar bei GRAS e.V. am 29.09.2007). Die positive Erfahrung der Universalität wird gestützt durch das Erlebnis der Kohäsion in der Gruppe. Allerdings ist doch fragend anzumerken, wie bei einer alle vier Wochen stattfindenden Gruppe, deren Zusammensetzung auch noch wechselt, ein Gefühl der Kohäsion sich entwickeln kann. Dem möchte ich entgegenhalten, dass ich selbst immer wieder erstaunt bin, wie ich in zwei jeweils nur einmal im Jahr stattfindenden Großgruppen bei einem Workshop für Kindergruppenanalyse ein intensives Kohäsionsgefühl für und in der Gruppe entwickelt und verspürt habe. Klar, ich bin als Teilnehmer dieser Gruppen in einer anderen Position als die Eltern, aber mir macht es deutlich, dass nicht nur der Zeit- und Wiederholungsrhythmus verantwortlich ist für die Entwicklung eines Gefühls von Kohäsion. Und auch meine Erfahrungen in der Elterngruppe zeigen das. Dazu ein kleines Beispiel:

In einer Gruppensitzung bemerkte meine Kollegin bei einer Mutter ein strahlendes Lächeln und sprach sie in dem Sinne darauf an, dass sie fragte, ob das Lächeln eine Reaktion auf das wäre, was sie, die Gruppenleiterin gerade geäußert habe. »Nein«, meinte die Mutter, »ich habe Ihnen gar nicht zugehört, ich habe nur gerade meinen Mann so gern angeschaut.« Das Paar hatte sich in der Sorge um ein mit einem Herzfehler geborenes Mädchen aus den Augen verloren und konnte mithilfe der Erfahrungen dieser Tochter in der Kindergruppe und ihrer eigenen in der Elterngruppe die Sorge loslassen und sich wieder aufeinander besinnen.

Ich schrieb von meinem Gefühl der Kohäsion in der Workshopgruppe und davon, dass es Zweifel daran geben kann, ob sich ein solches Gefühl in der Eltern- beziehungsweise Bezugspersonengruppe entwickeln kann. Ich denke, die möglichen Schwierigkeiten bedürfen einer besonderen Aufmerksamkeit der Gruppenleitung. Es gehört zu ihren Aufgaben, darauf zu achten und dafür zu sorgen, dass sich in der Gruppe ein Gespür für den geschützten Raum und ein Gefühl der Gruppenkohäsion entwickeln kann. Dies kann z. B. dadurch geschehen, dass immer wieder auf die Besonderheit der Konstruktion dieser Gruppe hingewiesen wird. Damit bekommen die Schwierigkeiten im Umgang mit der Gruppe und ihrem besonderen Rhythmus ihren angemessenen und erlaubten Platz im Erleben der Gruppenmitglieder und müssen nicht geleugnet und verdrängt werden. Und mit dem Ende von Verleugnung und Verdrängung haben andere Erfahrungen ihren Platz.

Für das Erleben der Universalität und dessen Wirkung auf das innere Bild jedes einzelnen Gruppenmitglieds gilt selbstverständlich auch das Gebot der Aufmerksamkeit der Gruppenleitung. Aber die Wirkung ist im Vorhinein nicht treffsicher abschätz- und vorhersagbar. Es kann sehr erleichternd sein, zu erleben: Ich bin nicht allein, durchschnittlich, wie die anderen. Aber wenn mein Selbstbild sich ausschließlich aus der Einzigartigkeit meines Leides oder meines »Schlecht- und Unvollkommenseins« speist, dann ist die Erfahrung der Universalität meiner Gedanken, Gefühle und der daraus entstehenden Schlüsse ein schwerer, manchmal nicht zu verschmerzender Bruch meines Selbstbildes, der dann zum Abbruch der Therapie (wie bei Leas Mutter) führt. Die Schwierigkeit, ein fest gefügtes Selbstbild zu verändern, selbst nur in kleinen Teilen, kennen wir selbstverständlich auch aus Einzeltherapien. In der Gruppe erlebe ich es immer als schmerzhafter, weil nicht nur ich, sondern eine Gruppe von Menschen betroffen ist.

Wie hieß es im Kommentar zu den Psychotherapie-Richtlinien? »Ziel soll die Veränderung der innerfamiliären Konstellation in der Familie des behandelten Kindes sein« (Dieckmann, Dahm u. Neher, 2018, S. 72). Dazu passt, dass eine Gruppe wie ein Modell von Familie erlebt werden kann. In der Gruppe wird das Verhalten, die Kommunikation und der Umgang mit anderen Personen direkt sicht- und erlebbar. Anders als in der Einzeltherapiesituation, in der das Erleben auf zwei Personen beschränkt ist. Da ist es notwendig, dass sich in der Therapeut:in oder dem Therapeuten ein innerer Erlebnis- und Fantasieraum eröffnet, der Vorstellungen vom innerfamiliären Umgang auf unterschiedlichste Weise ermöglicht. Diese können dann wieder in den Prozess zwischen Therapeut:in und Patient:in einfließen und dort für Veränderung nutzbar gemacht werden. Dadurch, dass dieser Prozess in der Therapeut:in beziehungsweise dem Therapeuten geschieht, ist es aus meiner Sicht sehr viel leichter möglich, sich selbst vorzustellen, etwas verstanden – deutlicher – etwas im Griff zu haben, etwas lenken zu können. Aus meiner Sicht eine immer wieder rasch einsetzende und beachtenswerte Verführung. In der Gruppe geschieht in den Interaktionen und in der Kommunikation der Gruppenmitglieder direkt sicht- und erfahrbar das, was sonst im Leben auch geschieht. Die Gruppe ist daher sehr viel näher am allgemeinen Leben, macht es deutlich sichtbar. Da die Gruppe mit ihren Mitgliedern aber auch vielfältigste Übertragungsangebote bietet, ist im Hintergrund und im Unbewussten sehr viel mehr wirksam, was nie in seiner Gänze, wohl immer nur in geringen Anteilen, erfass- und verstehbar ist. Die Gruppenleitung ist damit aufgefordert oder sogar genötigt, sich sehr viel mehr auf die Gruppe, das Geschehen in ihr zu verlassen oder anders gesagt, sie hat viel weniger in der Hand, ist viel weniger zentrale Figur. Sie ist vor allem beobachtend tätig, gelegentlich Kommentare oder Interpretationen gebend beziehungsweise das in Worte fassend, was sie wahrnimmt. Die Veränderung in der Therapie geschieht durch die Interaktion und Kommunikation der Gruppenteilnehmenden. Da ist z. B. das Elternpaar, das bisher immer gemeinsam in die Gruppe kam. Die Mutter eher immer in ihren Äußerungen leidend, man könnte sagen depressiv gestimmt. Der Vater ruhig, freundlich, sich gern hinter Fragen versteckend, aber auch gedrückt. Spürbar wird die Distanz zwischen den beiden, die gequälte, nur mühsam aufrechterhaltene Kommunikation. Und dann erscheinen sie nur noch selten gemeinsam und nach mehreren Monaten kann der Mann in der Gruppe davon sprechen, dass sie sich getrennt haben. Er ist zwar weiterhin ruhig, freundlich und mehr fragend in der Gruppe präsent, wirkt aber entspannter und berichtet von seinem eigenen Umgang mit den vier Töchtern. Die anderen Eltern hatten auf seinen Bericht von der Trennung weder bemitleidend noch kritisch reagiert, sondern es als ein Geschehen stehengelassen, das auch zum Alltag gehört. Die durch die lange Verzögerung der Mitteilung bezüglich der gravierenden Veränderung der Lebensumstände der Familie befürchtete Verurteilung gab es nicht. Auch wenn das alles nicht expressis verbis ausgedrückt wurde, so ist doch davon auszugehen, dass es eine Wirkung hatte.

Oder die Mutter, die immer allein kommt, weil der Ehemann als stark beschäftigter Manager viel unterwegs ist und sich wohl auch nicht dem Prozess in der Gruppe stellen will beziehungsweise die beim Sohn notwendige Therapie als Makel ablehnt. Spürbar wird ihr intensives Streben, den beiden Söhnen eine gute Mutter zu sein, die immer versucht, verfügbar zu sein und für die Kinder das Leben schön zu gestalten. Und es wird auch deutlich, dass dieses intensive Bemühen damit zu tun hat, dass sie ihr Leiden an der Beziehung zum schwierigen, manchmal sehr kategorischen und Ich-bezogenen Ehemann dahinter verbergen will. Andererseits ist ihr der durch den ökonomisch erfolgreichen Ehemann gesicherte Status durchaus angenehm und manchmal wirkt sie ein wenig dünkelhaft. Daraus entspringt dann wohl auch ein manchmal etwas gequält wirkender Gesichtsausdruck, wenn die Mutter eines Jungen aus der Kindergruppe sich äußert, die in einfachen bildungs- und ökonomisch ärmeren Lebensumständen beheimatet ist. Dieser Gesichtsausdruck hat sich in letzter Zeit allerdings verändert. Mitunter wird sogar Anerkennung sichtbar. Ein Erfolg des Gruppengeschehens, das die Wahrnehmung der Andersartigkeit des anderen notwendig macht und ermöglicht. Die Andersartigkeit als Anstoß zu erleben, die eigenen oftmals fest gefügten Vorstellungen von dem, was richtig ist, infrage zu stellen und zu anderen und neuen Schlüssen zu kommen. Es ist die Gruppe also einer Familie sehr ähnlich. Da ist es auch notwendig, Menschen auszuhalten, die andere Vorstellungen vom Leben und dem Umgang damit haben. Nur, als

Eltern können wir sehr leicht der Überzeugung anhängen, dass wir wüssten, wie es richtig ist, und dass wir diese Überzeugung unseren Kindern beizubringen hätten. Allerdings, wenn der Satz des persischen Dichters Rumi, der von 1207 bis 1273 gelebt hat, stimmt: »Jenseits von richtig oder falsch gibt es einen Ort, hier können wir einander begegnen«, dann geht es vielleicht im Umgang mit Kindern mehr darum, den Kindern einen klar begrenzten Raum zur Verfügung zu stellen, innerhalb dessen sie sich frei bewegen und ihre Erfahrungen und Entdeckungen machen können, wie das Leben geht.

Wir sind wieder beim Raum, den die Gruppe anbietet, bildet, angekommen. Wenn es in einer Elterngruppe für die Teilnehmenden darum geht, Rollenzuweisungen und die Wiederholung eigener gestörter Verhaltensmuster zu entdecken, deren Ursache in den eigenen Elternfamilien liegt, dann ist es notwendig, dass die Gruppe Raum für Gedanken, Gefühle und Erinnerungen und deren möglichst unzensierte Äußerung und damit Mitteilung gibt. Das ist eine hohe Anforderung und die braucht Zeit der Erfahrung, aus der dann Vertrauen sich entwickeln kann. Denn wenn Eltern neu in die Gruppe kommen, dann ist die Angst das vorherrschend spürbare Gefühl. Die Angst davor, bewertet – vor allem entwertet – zu werden, verurteilt für Fehler, die im Umgang mit den eigenen Kindern gemacht wurden und die nun dazu geführt haben, dass die Kinder psychisch gestört sind und einer Behandlung bedürfen. Wir erleben die Eltern in der Gruppe zunächst sehr zurückhaltend, sich ängstlich orientierend und davon erzählend, was an Anstrengungen schon unternommen wurde. Im Erleben der anderen, die von Beschämendem und bisher für nicht sagbar Gehaltenem berichten, beginnen sich die Mitteilungen dann zu verändern. Freilich braucht es dafür, für diese sich entwickelnde Öffnung, Unterstützung durch die Gruppenleitung. Deren Interventionen und Kommentare sind sinnvollerweise dahin ausgerichtet, dass die Schwierigkeit, sich zu zeigen, sein darf, Zeit braucht, um überwunden zu werden. Und es ist sicher hilfreich, wenn immer wieder auch die versteckten oder kehrseitigen Motive, Gefühle angesprochen werden. So z. B., dass die Kehrseite der Liebe der Hass ist und dass diese Kehrseite ihren Platz zur Mitteilung auf sozialverträgliche Weise braucht. So war es auch bei Lasses Mutter, die ihren Sohn immer wieder mit großer Sorge um sein schulisches Fortkommen einengte. In einer Sitzung begann sie ausführlich und heftig über die sie nicht befriedigende Beziehung zum Ehemann zu klagen. Sie erzählte von ihren Trennungsgedanken, von ihrem Ärger und ihrer Wut, davon, wie wenig sie sich unterstützt und damit dann abgelehnt fühlte. Sie sprach davon, wie ähnlich sie Vater und Sohn erlebte und wie alleingelassen sie sich fühlte. Die Gruppe hörte anteilnehmend und den Klagen Raum gebend, nicht urteilend und bewertend zu. Es war wie ein Dammbruch, der allerdings nicht dazu führte, dass es ein Sich-aufgefordert-Fühlen zur Eindämmung gab. Am Ende konnte die Mutter selbst entdecken, wie sehr sie Vater und Sohn in feste Rollenvorstellungen eingefügt hatte. Sie konnte sehen, wie eigene Wünsche und Vorstellungen den Blick auf Partner und Sohn beeinflusst und verstellt hatten. Sie vermochte damit, die Kehrseite der beiden zu entdecken, was Gutes an ihnen war, und Lasse seinen Weg gehen und erfolgreich werden lassen.

Für Foulkes liegt die wichtigste Ursache dafür, dass Patienten sich gegenseitig sowohl in ihren normalen Verhaltensweisen verstärken als auch neurotische Reaktionen der anderen korrigieren und aufbrechen können, darin, dass sie gemeinsam eine Norm aufstellen, von der jeder Einzelne auf seine Weise abweicht. Jeder Mensch ist immer Teil einer Gruppe, zu der er gehört (vgl. u. a. Foulkes, 1986). Wenn jede:r Teil der Norm ist, dann ist jede Abweichung von dieser zunächst gegebenen Norm ein Anstoß zur Veränderung der Norm, zu einer neuen Norm. Jedes Mitglied einer Gruppe ist in seinem So-, in seinem Anderssein, obwohl oder gerade auch, weil eine Bedrohung, ein Anstoß für Veränderung, Andersartigkeit eine Bereicherung. Sie birgt die Erfahrung, dass ein anderes Umgehen mit dem Leben, mit dessen Anforderungen, nicht selbstverständlich in den Abgrund führt, sondern eine Möglichkeit darstellt. Eine Möglichkeit, die zwar Konsequenzen hat, aber welche Möglichkeit hat keine Konsequenzen? Und wenn die Andersartigkeit als Möglichkeit gesehen werden kann, dann gibt es damit schon zwei Möglichkeiten, ein Mehr, einen Gewinn. Freilich mit der Freiheit, mich entscheiden zu können oder auch zu müssen. Das heißt, ich kann die Freiheit selbstverständlich auch als Qual erleben. Aber die Gruppe öffnet einen Raum für Modelllernen, Üben der Selbstwirksamkeit. Die Teilnehmenden können die anderen Gruppenmitglieder nutzen, um Neues auszuprobieren. Es gibt Rückmeldungen auf geäußerte Gedanken und Überlegungen. Freilich bedarf es auch hier bei den seltener stattfindenden Elterngruppen immer wieder der Ermunterung beziehungsweise der Öffnung des Raumes durch die Gruppenleiter:innen. Aber da sich Haltungen und bisher schon erfahrene Räume auch im Unbewussten, in der Matrix der Gruppe abbilden und damit wirken, wird bei langlaufenden Gruppen diese Unterstützungsarbeit nicht mehr so intensiv sein müssen wie am Anfang.

Noch ein Beispiel: Daniels Mutter, eine große hübsche Frau, wirkte oft sehr angespannt und berichtete in der Elterngruppe fast ausnahmslos über ihre Sorge um das schulische Fortkommen ihres bei Aufnahme in die Gruppe 13-jährigen Sohnes. Sie selbst hat Abitur, einen guten Job. Daniel entstammt einer Verbindung mit einem polnischen Landarbeiter, der nach der Trennung des Paares auf einem Gutshof nahe dem Wohnort von Daniel und seiner Mutter arbeitet. Daniel ist ein großer Junge, der in der Gruppe eher ruhig, gelassen, man könnte auch sagen, manchmal träge wirkte. Er wehrte sich wenig gegen Angriffe, versuchte, bei Streit eher auszuweichen oder zu beschwichtigen. Er ist gern beim Vater. Fasziniert von den großen Landmaschinen hat er sein Herz für das Jugend-THW entdeckt und verbringt dort viel Zeit. Einmal schon hat er das Klassenziel an der Realschule nicht erreicht und jetzt im Wiederholungsjahr war es wieder eng. Die Mutter versuchte immer wieder, ihn anzutreiben, zu ermuntern, war ständig in Sorge um ihn bemüht. In der Gruppe erfuhr sie viel Verständnis für ihre Sorge und für die Anstrengung, die das Aushalten der Angst bedeutet, die durch den vom Kind gewählten Weg hervorgerufen wird. Die Eltern erzählten aber auch davon, wie sich die häusliche Situation entspannt hatte, nachdem sie begonnen hatten, ihre Kinder nicht mehr zu kontrollieren, ihnen die Verantwortung für ihr schulisches Fortkommen übertragen hatten. Dieser Prozess des Klagens der Mutter und der Mitteilung von Erfahrungen der anderen dauerte lange. Mal schien es die Mutter wenig zu berühren, mal schien sie bewegt davon. Daniel hatte das Klassenziel erreicht. Allerdings setzte er den aus Sicht der Mutter schwierigen Schulweg fort. Doch sie erzählte im zweiten Jahr der Therapie auch davon, dass sich ihr Sohn mit Engagement und Zuverlässigkeit um die technische Ausstattung des Chores, in dem sie singt, kümmert. Und in der letzten Elterngruppe, Daniels Therapie ist beendet, berichtete sie, dass sie ihn loslassen kann, sie kann ihm zutrauen, dass er seinen Weg gehen wird. Sie kann seine zuverlässige und engagierte Seite sehen und ihn sein Leben gestalten lassen.

Ich habe versucht, Ihnen die Wirkfaktoren und deren Wirksamwerden, deren Wirklichkeit in einer Gruppe darzustellen. Es sind dies Kohäsion, Universalität, geschützter Raum, Ausdruck von Gedanken und Gefühlen, Abbild von Familie, Rückmeldung, soziales Lernen, Modelllernen, Selbstwirksamkeit und Autonomie. Aber die Gruppe ist nicht nur ein Ort des Wirksamwerdens der Wirkfaktoren und sie ist mehr als die Summe ihrer Teilnehmenden. Eine Gruppe, nicht nur eine therapeutische Gruppe, ist ein lebendiger Organismus, der sich ständig verändert. Man kann das spüren. Viele von Ihnen werden es kennen, ein spontanes Gefühl, in einer Gruppe entweder geborgen zu sein oder auch infrage gestellt zu werden, und wie sich diese Gefühle immer wieder wandeln.

Sich einem therapeutischen Prozess – einzeln wie auch in der Gruppe – auszusetzen, heißt immer, die Bereitschaft zu haben oder zu entwickeln, sich infrage zu stellen. Jeder Mensch hat Kommunikations-, Problemlösungs- und Beziehungsmuster in sich, die über viele Jahre entstanden sind. Daran etwas zu ändern, ist in gewissem Sinne auch ein »Zerstörungsvorgang«. Das heißt, etwas, was nicht stimmig ist, muss zerstört werden, zerstört im positiven Sinne! Dieser Prozess wird ein konstruktiver, wenn es gelingt, die Gruppe – hier: die Elterngruppe – zu einem Ort werden zu lassen, an dem das Leben einengende

Selbsturteile sich verändern können. Eltern, die die fest gefügte und quälende Vorstellung von sich haben, in ihrer Erziehungsaufgabe versagt zu haben, und sich deshalb schämen (und Sie wissen, das geht vielen Eltern so!), können sich in einer Gruppe aufgehoben fühlen, in der es Raum gibt, mit Menschen in ähnlicher Lebenssituation, mit ähnlichen Schwierigkeiten eine »Arbeitsgruppe« zu bilden, um neue Wege entdecken und entwickeln zu können, die aus dem Dilemma herausführen.

Die Aufgabe der Gruppenleitung, die um die Potenz der Gruppe weiß, ist die, diese »Potenz« wirksam werden zu lassen, um aus Verzweiflung und Selbstanklage Zuversicht entstehen zu lassen. Gelingt dies – und nach meiner Erfahrung gelingt dies öfter, als dass es scheitert –, ist das für alle Beteiligten ein manchmal anstrengender, aber auch ein beglückender Prozess. In diesem Sinne ist der Titel meines Beitrags zu ändern, nicht in »entweder oder«, sondern in »sowohl als auch«: sowohl Plackerei und Pflicht als auch Erkenntnis und Freiheit.

Auf einen Blick:

Die Elterngruppe ermöglicht den Teilnehmer:innen,

- Rollenzuweisungen und die Wiederholung eigener gestörter Verhaltensmuster zu entdecken, deren Ursachen in den eigenen Elternfamilien liegen.
- die Andersartigkeit der anderen Gruppenteilnehmer:innen als Anstoß zu nehmen, die eigenen fest gefügten Vorstellungen infrage zu stellen.
- einen Raum für Gedanken, Gefühle und Erinnerungen und deren möglichst unzensierte Äußerung.
- einen Raum für Modelllernen, ein Üben der Selbstwirksamkeit. Die Teilnehmenden können die anderen Gruppenmitglieder nutzen, um Neues auszuprobieren.
- Erkenntnis und die positive Erfahrung der Universalität. Eigenes Leid und persönliche Herausforderungen werden relativiert und eingeordnet.
- Kohäsion.
- die Sichtweisen auf und Erfahrungen mit den eigenen Kindern zu ändern.

Literatur

Dieckmann, M., Dahm, A., Neher, M. (2018). Kommentar Psychotherapie-Richtlinien (11., aktual. u. erg. Aufl.). München: Elsevier.

Foulkes, S. H. (1978). Praxis der gruppenanalytischen Psychotherapie. München/Basel: Ernst Reinhardt.

Foulkes, S. H. (1986). Gruppenanalytische Psychotherapie. Frankfurt a. M.: Fischer Taschenbücher.

Kindergruppe für Grundschulkinder – Gruppenanalyse in einer Erziehungs- und Familienberatungsstelle unter evangelischer Trägerschaft

Horst Wenzel

Die hier vorgestellte Gruppenarbeit ist als Hilfeangebot eingebettet in einen institutionellen, öffentlich-rechtlichen Kontext, der besagt: »Jeder junge Mensch hat ein Recht auf Förderung seiner Entwicklung und auf Erziehung zu einer eigenverantwortlichen und gemeinschaftsfähigen Persönlichkeit« (Arbeitsgemeinschaft für Jugendhilfe, 2014, S. 17). Dieser Rechtsanspruch begründet die Möglichkeit für Eltern und Kinder, Gruppentherapie als eine Form institutioneller Erziehungs- und Familienberatung kostenlos und ohne lange Antragswege zu nutzen. In der Erziehungs- und Familienberatungsstelle des Diakonischen Werkes biete ich seit sieben Jahren auf dieser Grundlage eine gemischte therapeutische Spielgruppe für Grundschulkinder an.

Die Beratungsstelle befindet sich in einem unter Denkmalschutz stehenden Gebäude, das im Zweiten Weltkrieg völlig zerstört und danach zunächst dreistöckig wieder neu errichtet worden ist. Das vierte Stockwerk wurde nachträglich durch Ausbau des Dachgeschosses hinzugefügt, sodass auch die Erziehungsberatungsstelle ihren Platz finden konnte.

Meine Ankündigung des Kindergruppenangebotes, das ich insbesondere an Schulen, aber auch im Netzwerk der in der Region etablierten Beratungsstelle verbreite, lautet: Die Kindergruppe ist offen für Kinder, deren Eltern neben den Angeboten in der Schule und im Hort weitere Unterstützung für ihr Kind suchen. Sie findet einmal wöchentlich für neunzig Minuten statt. Das Angebot ist kostenlos und als ein fortlaufendes angelegt, wobei jeweils vor den Sommerferien ein Fest zusammen mit den Eltern und weiteren Familienangehörigen stattfindet. Voraussetzung für eine Teilnahme der Kinder ist ein Kennenlerngespräch mit der Familie vor Beginn der Gruppe und die Bereitschaft der Eltern zur Teilnahme an einer monatlich stattfindenden Elterngruppe.

In einem Kollegenbrief erkläre ich außerdem: Auf die Erstellung psychosozialer Diagnosen wird bei der Zusammenstellung der Gruppe bewusst verzichtet, weil nach dem zugrunde liegenden Konzept die Schwierigkeiten der Kinder als Ausdruck bestimmter Beziehungserfahrungen betrachtet werden. In der Kindergruppe werden diese Schwierigkeiten in der jeweils von den Kindern selbst beschlossenen Aktivität indirekt mitbearbeitet. Von besonderer Bedeutung ist dabei die entstehende und sich allmählich entfaltende Gruppendynamik, spielerisch umgesetzt als Gruppenfantasie, die auf den Einfällen der Kinder beruht. Aufgrund der Art und Weise, wie Spiele in der Gruppe inszeniert werden, kommen die mitgebrachten, verinnerlichten Beziehungserfahrungen der Kinder zum Ausdruck. Dieses Gruppenangebot basiert auf einem Mischkonzept, bestehend aus Elementen der Schwalbacher Gruppenpädagogik und der Gruppenanalyse nach Foulkes und Bion. Da Grundschulkinder in der Gruppe manchmal auf schnelle Interventionen der Leitung angewiesen sind, kann das Schwalbacher Konzept eine wichtige Ergänzung zu Foulkes und Bion sein. So kann die Leitung eine kindgemäße Haltung entwickeln. Sie bewegt sich gedanklich und emotional in der Foulkes'schen Matrix, antizipiert spezielle Szenen, in denen Kinder mit heftigen Angstgefühlen umgehen, als Abwehr- und Selbstregulationsversuche und setzt Grenzen auf wertschätzende Weise als Hilfe zur Selbsthilfe.

Das Verständnis der Eltern für den Ansatz der Kindergruppe kann in den Elterngruppentreffen gestärkt werden. So sind die Eltern leichter in der Lage, für eine kontinuierliche Teilnahme ihrer Kinder zu sorgen. Das Fehlen eines Kindes wird hier als unbewusste Inszenierung der Familie und als Übertragungsauslöser in der Kindergruppe angesehen. Ein Fehlen kann den Kindern in der Gruppe vermitteln: Hier gibt es keinen haltenden Rahmen. Den braucht aber die Gruppe für einen förderlichen Prozess. Mit anderen Worten: Die Aktivität der Gruppenleitung gilt sowohl den Kindern als auch den Eltern. Diese Zusammenhänge, die nach Foulkes als Aspekte der Matrix, also des unbewussten Kommunikations- und Beziehungsnetzwerks der Gruppe (Foulkes, 1974) angesehen werden können, sollen im Folgenden anhand von Fallbeispielen und Kommentaren genauer beschrieben werden. Sie sind verkürzt dargestellt und geben also nicht den kompletten Verlauf einer Sitzung wieder. Erwähnt werden nur diejenigen Kinder und Eltern und solche Aspekte, die zum Verständnis einer Inszenierung wichtig erscheinen. Zunächst soll jedoch noch beschrieben werden, was dabei hilft, einen sicheren Rahmen der Gruppe zu etablieren. Selbstverständlich reichen die nun zu beschreibenden Hilfsmittel »Sitzkissen« und »Redeholz« nicht aus, denn wichtig ist auch die Wachheit der Leitung, die bei jeder Sitzung in der Lage ist beziehungsweise sein sollte, das Übertragungsgeschehen daraufhin zu überprüfen, ob das Sicherheitsgefühl der Kinder seine Aktivität erfordert (vgl. Haar u. Wenzel, 2019).

1 Die Bedeutung der Inseln und des Redeholzes für die Gruppe

Jede Kindergruppensitzung beginnt und endet mit einem Sitzkreis: Alle, inklusive der Leitung, nehmen dazu auf großen, grün bezogenen Sitzkissen Platz. Diese Sitzkissen, die hier als Inseln bezeichnet werden, ermöglichen es der Leitung und jedem Kind, in der Gruppe anzukommen, von allen wahrgenommen zu werden und selbst alle wahrzunehmen. Ein Redeholz, das aus einem indianischen Ritual stammt, liegt in der Mitte bereit. Wer etwas sagen möchte, kann das Redeholz ergreifen.

Es soll helfen, die verbale Kommunikation der Kinder anzuregen und die Fähigkeit zur »Exzentrizität« (Rahm, 2004, S. 75) zu fördern. Außerdem soll es dazu beitragen, die zur Verfügung stehende Energie aller Gruppenteilnehmenden inklusive der Leitung nicht vorzeitig aufzubrauchen (vgl. Lutz, 1976). Der regelmäßige Gebrauch der Inseln und des Redeholzes zu Beginn und gegen Ende einer Sitzung dient also insbesondere dazu, einen sicheren Rahmen zu bilden. Dieser Rahmen ermöglicht es, das, was in der Zwischenzeit in der Gruppe geschieht, am Ende zu reflektieren beziehungsweise zu mentalisieren, gemeinsam nach Worten zu suchen, die den Kindern dabei helfen, sich gegenseitig über jeweilige Gedanken und Gefühle Auskunft zu geben. Diese Runde kann in ihrer Bedeutsamkeit nach meiner Ansicht überhaupt nicht unterschätzt werden, denn sie ist für die Kinder wie ein Spiegel, in dem Ängste sichtbarer und spürbarer werden, da sie mit ihren internalisierten Konflikten in Kontakt kommen. Aufgrund der milden Traumatisierung, die durch die geringe Anfangsstrukturierung der Gruppe ausgelöst wird, wird die Gruppe aktiv (vgl. Haar u. Wenzel, 2019). Positiv ausgedrückt: Die Gruppe reagiert auf den Mangel an Vorgaben durch die Leitung mit Polarisierung (vgl. Foulkes, 1974, S. 31), die dann die Gruppe voranbringt. So können die jeweiligen Reaktionen der Kinder als einzelne Aspekte dieser Polarisierung verstanden werden, die das kreative, den Gruppenprozess voranbringende Potenzial der Gruppe ausmachen. Die Gruppenfantasien der Kinder, die sich allmählich entfalten, stellen in diesem Sinne Versuche dar, Verinnerlichtes darzustellen und kreativ in eine neue gemeinsame Inszenierung zu verwandeln. Das Abwarten der Leitung, die den Kindern ihre eigene Zeit für persönliche Entwicklungsschritte ermöglicht, ist hier bedeutsam. Das kann zu einer Herausforderung für sie werden, da die Kinder sie an eigenen blinden Flecken berühren, die sie selbst zuvor mentalisiert haben sollte. Wiederholungen von Gruppeninszenierungen können ihre Ursache darin haben, dass diese Mentalisierung bei der Leitung noch aussteht. Heidegger bringt diesen Aspekt mit der Unterscheidung zwischen »einspringender und vorausspringender Fürsorge«

auf den Punkt (Rogers u. Schmid, 1991, S. 51). Der:die Therapeut:in sollte einen Schritt weiter sein als die Gruppe, das heißt, ihr vorausspringen können. Im Folgenden wird beispielhaft deutlich, wie die Gruppe reagiert, wenn die Leitung, anstatt vorauszuspringen, einspringt. Manchmal ist es nötig, zwischendurch auf den sicheren Inseln zusammenzukommen, wenn es z. B. eine gefährliche Spielsituation gegeben hat, über die nur in gemeinsamer Reflexion in Ruhe nachgedacht werden kann. Die Entwicklung innerer Räume, die die Kinder für den Umgang mit der eigenen Aggressivität brauchen, wird auf diese Weise gefördert. Bei der Beendigung einer Gruppensitzung gehen die Kinder zum Teil sehr kreativ mit dem Gebrauch der Inseln um, stapeln sie zu einem hohen Turm übereinander, nehmen der Reihe nach oben Platz, lassen sich das Redeholz reichen und erzählen, wie es ihnen in der Gruppe ergangen ist. Das Herabschauen von oben kann dazu beitragen, dass die Kinder emotional Distanz zum anstrengenden Gruppenprozess bekommen und in Ruhe nach Hause gehen können. Auch das Redeholz wird manchmal variabel eingesetzt. Manchmal wird es von Kindern genutzt, um das eigene Bedürfnis nach einem würdevollen Umgang zu unterstreichen.

Nachdem ein Junge mehrfach den Gebrauch des Redeholzes in der Kindergruppe erlebt hatte, fand er in einer Kiste ein kleines Holz, freute sich und fragte: »Was ist denn das?« Als ich ihm sagte, das sei ein Redeholz, bat er mich, es mit nach Hause nehmen zu dürfen. Wegen der Berichte der Eltern in der Elterngruppe war dem Leiter der Sinn dieser Anfrage klar: Zu Hause, in seiner Familie, herrschte Rollenkonfusion. Die Schwester hatte seine Erziehung übernommen, indem sie ihn oft in entwürdigender Weise beschimpfte, wenn er etwas sagen wollte. Hier, in der Gruppe, konnte der Junge erleben, dass der Gebrauch des Redeholzes in spielerischer Weise gegenseitiges Zuhören und damit einen würdevollen Umgang miteinander ermöglicht.

Aus triebdynamischer Sicht liegt es nahe, im Redeholz ein Phallussymbol zu sehen. Manchmal wird es auch von den Kindern in dieser Weise eingesetzt, etwa bei dem Versuch eines Kindes, die anderen Kinder nicht zu Wort kommen lassen zu wollen. Diese Szene, die die Leitung als unbewusste Inszenierung dieses Kindes versteht, das Macht demonstrieren möchte, wird im Folgenden beispielhaft als Teil einer Gruppeninszenierung besprochen. Eine andere Szene legt zunächst auch die Vermutung nahe, es handele sich um eine Demonstration der eigenen Macht. Bei genauerem Zuordnen zum sozialen Leben der Kinder in der Schule zeigt sich jedoch etwas anderes.

Drei Jungen einer Kindergruppe haben in ihren Schulen große Schwierigkeiten, konflikthafte Situationen mit Mitschüler:innen in Eigenregie zu klären. Zu der Zeit, als die Jungen davon in der Gruppe berichten, haben viele Grundschulen in der Region Probleme mit Gewalt unter den Kindern. Die Jungen berichten weiter: Immer wieder gehen sie zu den Lehrer:innen und bitten um Unterstützung und werden stattdessen damit alleingelassen. In ihren Klassen sind sie bereits zu Sündenböcken geworden, die dazu dienen, die schwierige Gruppendynamik in den Klassen zu entlasten. Sie selbst haben inzwischen Angst, zur Schule zu gehen. Ohne das Zutun des Leiters in der Kindergruppe würden die Kinder dazu neigen, sich hineinzusteigern. Deshalb regt er die Kreativität der Kinder an und ermutigt sie, weiter nach Vertrauenspersonen in der Schule zu suchen. Auch die Eltern spricht der Leiter gezielt in der Elterngruppe an, und stellt fest: Die Verzweiflung der Kinder ist auch die Verzweiflung der Eltern über die ausweglos erscheinende Situation. Zu dieser Zeit haben die Kinder die Angewohnheit entwickelt, gleich zu Beginn der Kindergruppe nicht erst zur Begrüßung auf den Inseln Platz zu nehmen, sondern sofort das Redeholz zu ergreifen und damit abwechselnd auf den Inseln im Kreis zu laufen und dem Leiter in der Übertragung zu signalisieren: Dieses Herumlaufen mit dem Redeholz ist etwas Wichtiges, was wie ein Spiegel der schulischen Situation wirkt und was den Kindern hilft, auf den dortigen Mangel an würdevollem Umgang symbolisch zu antworten. Sie erzählen sich jetzt im Sitzkreis der Gruppe detaillierter von einzelnen Streitigkeiten mit anderen Kindern und hören einander aufmerksamer zu. Diese Abfolge wiederholt sich mehrmals für einige Wochen. Schließlich berichten die Jungen, es gebe keine Gewalt mehr, jedenfalls nicht solche, der sie sich selbst in der Schule ausgesetzt fühlen, und wirken zufriedener und offener für den Schulunterricht. Die Eltern geben in der Elterngruppe eine Rückmeldung dazu und berichten, ihre Jungen seien jetzt in der Lage, schneller über ihre Sorgen zu reden als bisher und um Unterstützung zu bitten.

Aus der Perspektive der Leitung wirft das Beschriebene einen besonderen Fokus auf die archetypische Bedeutung des Redeholzes in der Gruppe. Foulkes beschreibt vier Kommunikationsebenen in der Gruppe und hebt die archetypische Ebene als primordiale hervor (Sandner, 2013, S. 39), das heißt: Alle Übertragungen und Gegenübertragungen fließen in der archetypischen Ebene zusammen. Das Redeholz verkörpert diesen Zusammenhang in besonderer Weise, da es den Respekt für alle Anwesenden und das große Ganze symbolisiert. Der Gebrauch des Redeholzes als »talking stick« kann bereits bei den Cherokee-Indianern nachgewiesen werden, deren Wurzeln achttausend Jahre zurückreichen. Alle Anlässe, die dem Wohlergehen der Cherokee dienen, können den Einsatz des Redeholzes erforderlich machen, etwa wenn weitreichende politische Fragen besprochen werden müssen, aber auch, um Kindern die Traditionen des Volkes zu vermitteln. Jede:r, die:der das Redeholz in der Hand hält und zu den anderen spricht, ist dem Verständnis der Cherokee zufolge angehalten, eine vom Herzen kommende, eigene Wahrheit anzusprechen. Das Holz des eigenen Redeholzes soll einer Qualität entsprechen, die am besten den eigenen Charakter definiert und die dem entspricht, wie man sich selbst in den Augen des Schöpfers repräsentiert sieht. Solche charakterlichen Eigenschaften betreffen z. B. die Wahrheitsliebe, den Friedenswillen, Stärke, Weisheit, Harmonie und gute Beziehungen zu anderen, große Heilkraft, das Versorgen anderer, Beschützerdrang, den starken Willen, die Fähigkeit, Gegensätze zu vereinen, auch den Sinn für spirituelle Wahrheiten und einen Sinn für die große Mutter (vgl. Over-Hill Indian Nation, o. D.).

2 Fallbeispiel mit aufeinander aufbauenden Gruppenfantasien

Die Inseln und das Redeholz helfen der Gruppe, mit der Minimalstrukturierung so umzugehen, dass die Angst des Anfangs nicht zu groß werden muss. Jede:r findet zunächst räumlich einen Platz auf einer Insel und kann aufgrund eigener Beobachtungen feststellen: Es ist möglich, zu Beginn der Gruppe etwas mitzuteilen oder auch nicht.

Zwei Mädchen und drei Jungen im Alter zwischen acht und zehn Jahren, alle aus Trennungs- und Scheidungsfamilien stammend, treffen sich zum ersten Mal in der Gruppe, nach einem Erstgespräch, das jeweils zusammen mit den einzelnen Familien stattfindet. Der Leiter begrüßt jedes einzelne Kind am Eingang des Gruppenraumes. Dabei fällt ihm auf, dass Julia (Name geändert) als einzige an ihm vorbeischaut und seine ausgestreckte Hand ignoriert. Ihre Mimik vermittelt ihm den Eindruck, er selbst habe jetzt nichts zu sagen, ist abgemeldet. Hier fängt die Gruppenfantasie bereits an (vgl. Meyer, 2005): Die Gegenübertragung, hier nichts zu sagen zu haben, wird der Leiter in Beziehung setzen zu den kommenden Inszenierungen in der Gruppe. Alle einschließlich der Gruppenleitung sitzen auf bequemen Inseln, die zuvor vom Leiter im Kreis zurechtgelegt wurden und die jedem Kind ausreichend Platz bieten. Auf einem großen Tuch, das in der Mitte liegt, befindet sich ein Redeholz. Der Leiter ergreift als Erster das Redeholz und begrüßt die Gruppe. Julia nimmt danach das Redeholz an sich und erzählt scheinbar endlos zunächst von ihrer Schule, dann vom Weg zur Gruppe und schließlich versucht sie zu bestimmen, was als Erstes gespielt werden soll. Keines der anderen Kinder geht auf den Vorschlag von Julia ein. Einer sagt: »Ich sage hier nix.« Ein anderer erzählt bedauernd vom Fußballspiel, das er wegen seiner Teilnahme an der Gruppe nicht weiterspielen konnte. Schließlich ergreift Julia erneut das Redeholz und erzählt wieder über ihre Schule. Der Leiter hat das Gefühl: Sie spricht ohne emotionalen

Bezug sowohl zu ihrer Schule als auch zur Gruppe. Sie macht dann Vorschläge, was gespielt wird, jedoch gehen die Kinder nicht auf sie ein. Nach dieser Begrüßungsrunde spielen die Jungen, ohne auf Julia Rücksicht zu nehmen, mit wachsender Begeisterung Schwertkampf, nachdem sie im Verborgenen eine Kiste mit Schwertern entdeckt haben. Die beiden Mädchen sitzen dabei am Rande und langweilen sich. Diese Szenenabfolge wiederholt sich während der kommenden Gruppentreffen. Als Julia wieder einmal zu Beginn der Gruppe bestimmen will, was gespielt werden soll, drohen die Jungen mit Ausschluss. Der Leiter hat den Eindruck, die Gruppe hängt fest, sie kommt aus eigener Kraft nicht voran. Er selbst hat zunächst auch keine Idee, wie es weitergehen kann. Er fühlt sich ohnmächtig, macht sich dabei zunutze, wie er die Gruppe erlebt und was er über die Familien weiß: Der Leiter hat das Gefühl, in den Familien der Kinder geht es um Macht und Ohnmacht, jeweils bezogen auf den Umgang der Eltern miteinander. Das haben die Erstgespräche mit den Familien ergeben. Macht und Ohnmacht findet er auch bei den Kindern in der Gruppe: Die Jungen setzen sich gegen die Mädchen durch und spielen ohne sie, Julia wollen sie gar ganz ausschließen. Es gibt noch keine Worte, denkt der Leiter, die den Kindern einfallen und helfen könnten, einen Schritt als Gruppe weiterzukommen. Also sagt er zur Gruppe: »Julia ist heute die Bestimmerin und die Gruppe hat sicher eine Idee, wie sie damit umgehen kann.« Die Szenenfolge mit dem Festhängen der Gruppe zu Beginn und den Ohnmachtsgefühlen, die offenbar die Gruppe als Ganzes betreffen, wiederholt sich während der kommenden Treffen. Schließlich sagt einer der Jungen in der Begrüßungsrunde, als Julia wieder bestimmen will: »Du bist immer die Bestimmerin. Ich will heute bestimmen!«

Der Grund dafür, dass die Kinder zunächst keine Worte dafür hatten, auf die Bestimmerin anders zu reagieren als mit Ausgrenzung, liegt darin, dass hier jedes Kind bei eigenen, konflikthaften Erfahrungen berührt ist. Diese müssen offenbar mithilfe einer psychosozialen Kompromissbildung (vgl. Heigl-Evers u. Ott, 1995) der Gruppe als Ganzer zunächst abgewehrt werden, indem Julia, die ständig bestimmen will und die dadurch den Gruppenprozess bremst, ausgegrenzt werden soll. Keines der anderen Kinder muss also für sich wahrnehmen, dass in der eigenen Herkunftsfamilie ähnliche Ausgrenzungen häufig passieren. Das wäre in dieser Situation wahrscheinlich zu schmerzlich gewesen. Der Gruppenleiter entwickelt Vorstellungen von diesen Zusammenhängen aufgrund der Erzählungen der Eltern in den Elterngruppentreffen. Deshalb kann er im Sinne des Figur-Grund-Konzeptes (vgl. Haar u. Wenzel, 2019, S. 83) intervenieren und das Verhalten der Gruppe in Beziehung setzen zum Verhalten von Julia. Der Junge, der auf Julias weiteren Versuch, bestimmen zu wollen, nun Worte findet und selbst ohne Ausgrenzung aktiv wird, sitzt nicht mehr fest, so wie die Gruppe als Ganzes nun nicht mehr festsitzt. Denn als die Jungen beginnen, mit ihrem ständig sich wiederholenden Schwertkampf die beiden Mädchen extrem zu langweilen, bittet Lara (Name geändert) den Gruppenleiter um ein Gespräch. Unter vier Augen erzählt sie ihm von ihrer Angst, die sie davon abhalte, die Jungen direkt anzusprechen. Der Leiter sieht diese Rückmeldung von Lara im Zusammenhang mit dem Anmeldegrund, der ihm beim Kennenlerngespräch von den Eltern genannt wurde: Die Mutter hatte Sorge, dass Lara künftig Probleme mit ihrer Selbstdurchsetzung haben könnte. Außerdem hatte die Mutter ähnliche Schwierigkeiten in den Elterngruppentreffen benannt. Dem Leiter erscheint es deshalb einleuchtend, als Lara ihn um ein persönliches Gespräch bittet. Möglicherweise hatte die Aufforderung an die Gruppe, Ideen zu entwickeln, auch bei ihr Eigenaktivität angeregt. Er ermutigt Lara, in der nächsten Sitzung ihre Kritik zu äußern, und versichert, sie zu unterstützen, sofern die Jungen ihr zu nahe treten sollten.

Die Jungen spielen wieder ihren Schwertkampf. Lara sagt laut und für alle gut hörbar, sie wolle ein Hospital bauen und brauche den Leiter, um die verwundeten Schwertkämpfer vom Feld zu tragen. Das Hospital solle in der Ecke errichtet werden, in der bisher die Ruheecke war. Die beiden Mädchen ordnen nun die Kissen und Decken in der Ruheecke des Gruppenraumes so an, dass ein abgegrenzter Bereich entsteht. Aus dem Erste-Hilfe-Kasten nehmen sie Binden, Pflaster und ein Stethoskop. Als ein Kämpfer zu Boden geht, bittet Lara, die selbst ernannte Ärztin, den Leiter um Hilfe beim Transport des Verwundeten zum Hospital. Einer der noch unverletzten Schwertkämpfer greift nun das Hospital an und will es zerstören. Schnell reagiert der Leiter mit dem Ausruf: »Halt! Genfer Konvention. Das Hospital darf nicht zerstört werden!« Der Angreifer und auch die übrigen Schwertkämpfer akzeptieren diese intuitive Über-Ich-Reaktion des Leiters und wollen nun auch verarztet werden. Dem Leiter fällt auf, dass zwischen Julia, der ärztlichen Assistentin, und Christian (Name geändert), einem offenbar leicht verwundeten Kämpfer, näherer Kontakt entsteht: Christian scheint es zu genießen, dass sie ihn mit dem Stethoskop abhört, alles »okay« findet und ihn dann mit einem Armverband versorgt. Auch die anderen beiden Jungen lassen sich einen Verband anlegen und wirken dabei fröhlich. Zum Schluss wollen die Mädchen verarztet werden: Sie bitten die Jungen, ihnen einen Verband anzulegen, was die Jungen mit sichtlicher Freude tun. Julia fragt in der Abschlussrunde, ob sie eine Binde mitnehmen darf. Das Heilsame der Gruppe wird spürbar, denkt sich der Leiter. Die Kinder gehen mit ihren Verbänden zu den Eltern, die sie am Eingang erwarten. Mit großen Augen nehmen sie ihre Kinder in Empfang. Der Leiter wundert sich nicht darüber, dass nach dieser Sitzung keines der Kinder mehr einen Gruppentermin verpasst, was zuvor immer mal wieder der Fall gewesen war. In der nächsten Sitzung erzählt der Leiter den Kindern, dass der Raum aufgegeben werden muss, da er den aktuellen Sicherheitsstandards nicht mehr entspricht. Diese Entscheidung kommt für alle überraschend, auch für den Leiter. Traurig über den Verlust ihres sicheren Ortes fragen die Kinder nach den Hintergründen. Der Leiter erzählt, dass die Fluchtwege, kleine halbrunde Fenster an einer Wandseite des Gruppenraumes, als zu eng bemängelt wurden. Umbaumaßnahmen seien nicht möglich, da das ganze Haus unter Denkmalschutz stehe. Der Leiter berichtet auch, dass er sich auf die Suche nach einem neuen Raum begeben werde und dass die Kinder entscheiden könnten, was sie aus diesem Raum dorthin mitnehmen wollen.

Selbst sehr betroffen vom Verlust des schönen, kindgerecht eingerichteten, durch zwei große Säulen geteilten Raumes mit an den Seiten abfallenden Wänden und viel Platz, um Spielzeug so zu verstauen, dass der Aufforderungscharakter nicht sofort, sondern erst bei näherer Erforschung des Raumes spürbar wird, ist der Leiter zunächst sprachlos.

In dieser Stunde bauen die Kinder zwei einander gegenüberstehende Burgen, bringen auf jeder Burg Kanonen in Position und schießen auf die jeweils gegenüberliegende Burg, bis von der Burgstruktur nichts mehr zu erkennen ist und bis Einzelteile den Boden des mittleren Bereiches im Gruppenraum völlig bedecken. Am Ende sagt Julia zum Gruppenleiter: »Herr Wenzel, du räumst auf!« Aufgrund seiner eigenen Betroffenheit wird dem Leiter erst in der Supervision zu dieser Sitzung klar, was die Kinder da symbolisiert haben: Von den Kindern wurden die Institution in Form der einen Burg und die Gruppe als die andere Burg dargestellt. Die völlige Zerstörung beider Burgen bis zur Unkenntlichkeit und die Aufforderung an den Leiter am Ende, alles aufzuräumen, gehören sehr wahrscheinlich in den Wahrnehmungen der Kinder zusammen: Der Leiter ist als Stellvertreter der Institution dafür verantwortlich, dass die Kinder momentan den Eindruck haben, der Ort des Rückzugs, an dem sie sich gemeinsam sicher und geschützt fühlen, soll ihnen genommen werden. Die Institution, von der etwas Bergendes, Beschützendes, im positiven Sinne Mütterliches sowohl von der Gruppe als auch vom Leiter erwartet wird, nimmt dies alles mit einem Mal weg. Die Traurigkeit darüber kann noch keinen Platz bekommen, die Wut jedoch schon: symbolisch von den Kindern dargestellt in der Zerstörung beider Burgen.

Es stellt sich heraus: Der Umzug kann im selben Haus stattfinden, was auch kurze Zeit später geschieht. Es ergibt sich die Möglichkeit, einen etwas kleineren, hellen Gruppenraum im Untergeschoss zu nutzen. Mitgenommen hätten die Kinder am liebsten die beiden Säulen, die den alten Gruppenraum teilen. Denn die Säulen, an denen sie ihre Beine nach oben ausstrecken und anlehnen können, sind dabei hilfreich, die Welt der Erwachsenen auf den Kopf zu stellen. Mehrere Male beenden die Kinder im alten Gruppenraum auf diese Weise eine Gruppenstunde, wobei sie jeweils in freudiges Gelächter ausbrechen. Der Leiter denkt dabei an die Bedeutung von Spaß und Freude in Bezug auf die Teilnahme der Kinder an der Gruppe: Spaß und Freude helfen den Kindern, sich in der Gruppe zu öffnen. Außerdem verhindern Spaß und Freude, dass der Indexcharakter, den die Kinder als Symptomträger:innen des familiären Systems haben, unnötig verstärkt wird. Wird dieser neue Raum auch wieder ein Sicherheitsgefühl vermitteln können und diese Funktion, Spaß und Freude zu vermitteln, auch übernehmen können? Anders gesagt: Werden die Kinder innerlich an die Entwicklungsschritte, die sie im alten Raum gemacht haben, anknüpfen können?

In der folgenden Gruppensitzung machen die Kinder aus dem neuen Gruppenraum einen Schlafsaal, legen sich in die aus Kissen und Decken errichteten Betten und fordern: »Herr Wenzel, Licht aus!« Der Leiter ist noch einmal sprachlos. Er hätte auch sagen können: »Kann jemand die Rolle der Krankenschwester übernehmen? Hier kann die Aufregung zur Ruhe kommen« (Haar u. Wenzel, 2019, S. 121). Das fällt ihm jedoch erst später ein, als er in der Reflexion seine eigene Betroffenheit analysieren kann. Deshalb geht es nicht nur für die Kinder um die Frage, inwieweit sie einen inneren Raum voller mütterlicher Qualitäten verloren haben. Sein bis dahin unhinterfragtes, naives Gottvertrauen ist erschüttert. So inszenieren die Kinder mit der Errichtung des Schlafsaals auch die Begrenztheit des Leiters, der in den Momenten der Burgzerstörung und der Schlafsaalerrichtung nicht in der Lage ist, die Zusammenhänge mental zu spiegeln. Der Schlafsaal wird von der Gruppe in drei weiteren Sitzungen als Gruppenfantasie inszeniert. Dann spielen die Kinder eine Familie. Julia übernimmt die Rolle der Mutter und Christian die Rolle eines Kindes, das stellvertretend für die Gruppe isst. Christian ahmt mit quietschenden Geräuschen ein quengelndes Kind nach, das nicht genug kriegen kann, und beschimpft dabei die Mutter. Diese Beschimpfungen werden in der folgenden Sitzung von einem Prinzen gegenüber einer Königin geäußert. »Blöde Königin-Mutter« wird sie vom Prinzen beschimpft. Offenbar spielen die Kinder jetzt Hofstaat. Sie haben einen Entwicklungssprung im Rahmen ihrer Individuation vollzogen. Einen weiteren Entwicklungsschritt vollzieht die Gruppe noch. Julia kann zunächst als Königin über alle Prinzen und Prinzessinnen bestimmen. Als sie sich nach einem heftigen Streit mit ihrem Prinzen-Sohn, der ihr mangelnde Zuwendung vorwirft, in ihre Gemächer zurückziehen will, geht der Prinz hinterher und reißt die Wände, die aus den großen Insel-Kissen aufgebaut wurden, mit einem Streich ein. Die Königin, die im Ansatz die Absicht des Prinzen erkennt, ruft dem Leiter noch zu: »Herr Wenzel, du musst mir helfen.« Der Gruppenleiter kommt jedoch zu spät, der Prinz hat die Mauern, mit denen sich die Königin wegen der sich ankündigenden, vermeintlichen Gefahr umgeben will, bereits eingerissen. So wird nicht nur der Schutzraum der Königin eingerissen, sondern auch die autistischen Mauern, mit denen Julia zu Beginn in die Gruppe kam. Julia und Christian erzählen in der abschließenden Runde von heftigen Streitigkeiten: Julia mit ihrer jüngeren Schwester, Christian vom Streit mit seinem etwas älteren Bruder. Auch die anderen Kinder beteiligen sich und erzählen von ihrer Familie und hören einander aufmerksam zu.

Deutlich wird hier die viel größere Bezogenheit der Kinder aufeinander, im Vergleich zu den Macht- und Ohnmachtsinszenierungen zu Beginn des Gruppenprozesses. Da die großen Ferien bevorstehen, in denen die Gruppe nicht stattfindet, veranstaltet die Gruppe ein Fest, zu dem alle Eltern und Geschwister eingeladen sind. Zu Beginn des Festes fragt der Leiter die Kinder, was sie während der Ferien jeweils an den nun freien Donnerstagen tun werden, an denen sonst die Gruppe stattfindet. Damit hilft er den Kindern bei der Überbrückung der Zeit bis zum nächsten Gruppentermin.

3 Mentale Repräsentationen: Die von den Kindern inszenierten Gruppenfantasien und die Verwicklungen des Leiters in das Spiel der Kinder

Aufgrund der minimalen Strukturierung der Gruppe durch den Leiter wird eine Regression ausgelöst, die die Kinder dazu bringt, ihre internalisierten Beziehungskonflikte in die Gruppe zu tragen und zu inszenieren, wobei die Gruppe als Ganzes zunächst versucht, sich mithilfe eines Sündenbockes zu stabilisieren. Die Rolle der machtvollen Bestimmerin kann dann aufgrund der Intervention des Gruppenleiters zu einem anderen Kind wandern, sodass dieser anfängliche Lösungsversuch der Gruppe, der darin besteht, ein Kind auszuschließen, nicht realisiert wird. Inzwischen ist die Gruppe in der Lage, die anfänglich kaum aushaltbare Anspannung zu halten. Im Ritterkampf führen die Jungen einen Kampf um die Herrschaft, mit dem Schwert als Penissymbol. Der Ritter steht dabei für Abenteuerlust, unreife Männlichkeit und Kampf. Die Ritter sind im psychologischen Sinne gepanzert: Sie ziehen sich emotional von der Außenwelt zurück, machen sich unerreichbar. Sehr wahrscheinlich wiederholen die Kinder in dieser Gruppenfantasie ihre familiären Erfahrungen von Macht und Ohnmacht. Die Mädchen werden zunächst ausgeschlossen, so wie zu Hause die Mütter von den Entscheidungen der Väter ausgeschlossen wurden. Das von den Mädchen errichtete Hospital als Muttersymbol und als Ort, an dem man gepflegt wird, bringt die Gruppe einen Schritt weiter. Die Gruppe bewegt sich aus einer regressiven Phase heraus zur Progression. Die Verwundungen von zu Hause können hier behandelt werden. Mit dem Kampf der zwei Burgen nimmt die Gruppe einen erneuten Anlauf. Als Symbole der Macht und Abkapselung, mit bergenden, vereinnahmenden und auch beschützenden Eigenschaften stellen die Kinder per Zerstörung dieser Burgen symbolisch dar, wie sie die Situation gerade erleben: Der Raumverlust bedroht die Gruppe als Ganzes. Deshalb greift die Gruppe das Diakonische Werk als Institution an und zerstört es.

Die Aufforderung »Herr Wenzel, du räumst auf!« unterstreicht das Erleben der Kinder und das Mitagieren des Leiters verhindert zunächst ein Durcharbeiten der Wut und der Trauer der Kinder und auch des Leiters. Mit der Schlafsaalfantasie beschreibt die Gruppe abermals eine regressive Bewegung, wobei sie daraus Kraft schöpft und sich zu einem Hofstaat entwickelt: Verzauberte seelische Würde, neue seelische Selbstständigkeit und Ausdrucksfähigkeit werden deutlich, z. B. indem ödipale Themen unmittelbar in der Gruppe bearbeitet werden: Ein Prinz beschwert sich bei der Königin, die letztendlich aufgrund ihrer emotionalen Abkapselung und ihres mangelnden emotionalen Bezuges zu sich selbst zunächst nicht anders kann, als sich zurückzuziehen. Da die Kinder Vertrauen zueinander gefasst haben, ist es dem Prinzen möglich, diese autistisch wirkenden Mauern der Königin einzureißen, ohne ihr zu schaden, sodass am Ende im reflektierenden Sitzkreis Geschwisterrivalitäten in der Herkunftsfamilie von den Kindern als Hintergründe ansprechbar werden. Der Zirkus als abschließende Fantasie während des Abschlussfestes macht es den Kindern möglich, Gefühle, Triebe und den Körper anders als alltäglich, jedoch in kontrollierter Weise zum Ausdruck zu bringen. So schaffen die Kinder sich einen innerlichen Raum als Gegenbild zum Alltag und zur Normalität. Rückmeldungen, die die Kinder einander in der letzten Sitzung vor den Ferien geben, haben die Form von Mentalisierungen. So sagt eines der Kinder zu einem anderen: »Du kannst gut spielen, auch wenn du manchmal nicht gut drauf bist!« Sobald ein Kind nicht gut gelaunt ist, bricht keine Beziehung mehr ab. Außerdem können sie Eigenes und Fremdes unterscheiden. Die weiterführenden, den Prozess voranbringenden Fantasien der Kinder (Hospital, Schloss, Zirkus) haben gezeigt, dass die Kinder sich auf konstruktive Weise einbringen können. So haben die Kinder zum Teil mithilfe des Leiters und überwiegend mithilfe ihrer eigenen Kreativität rekapitulierende Neuerfahrungen machen können.

Auf welche Weise sich eine Jungengruppe aus belastenden Situationen zunächst mit Unterstützung des Leiters und später aus eigenen Kräften herausholt, indem sie selbst Regeln erfindet, soll im Folgenden beschrieben werden. Diese Jungengruppe bildete sich, nachdem sich die beiden Mädchen von der Gruppe verabschiedet hatten.

Vier Jungen entscheiden zu Beginn einer Sitzung, Kissenschlacht im Dunkeln zu spielen. Nach kurzer Zeit wird deutlich: Sie können nur bedingt Regeln einhalten, die mögliche Grenzüberschreitungen begrenzen sollen. Plötzlich fragt einer der Jungen den Gruppenleiter, ob er als Lavamonster mitspielen könne. In dieser Gruppe übernimmt der Leiter für eine kurze Zeit ganz bewusst diese Rolle. Er wird zum Lavamonster erklärt, das sich in der Mitte des Raumes aufhalten soll. Weitere Regeln werden nicht von den Kindern festgelegt. Der Junge, der den Leiter gebeten hatte, Lavamonster zu spielen, ergreift nun die Hände des Lavamonsters, schaut es aufmerksam an, so als wollte er in dessen Augen erkennen, ob es ihm wohlgesonnen sei, lächelt kurz, macht schließlich einen Purzelbaum, richtet sich vor dem Lavamonster auf, schaut ihm wieder in die Augen, lächelt wieder und wird vom Lavamonster angelächelt.

In der Elterngruppe erhält der Leiter von der Mutter dieses Jungen zuvor Informationen über die väterlichen aggressiven Übergriffe gegenüber dem Sohn. Dieses Wissen hilft dem Leiter, die Übertragung dieses Jungen auf ihn und damit den Sinn dieser Rollenzuweisung zu verstehen. Da Gruppen die Neigung haben, einzelne Mitglieder dazu zu benutzen, dass ein Gruppenthema, das alle angeht, zunächst ausgebrütet werden kann, bis es reif wird, bekommt dieser Junge eine besondere Funktion in dieser Gruppe: Zu einem Zeitpunkt, an dem die Gruppe als Ganzes bereit ist, ist er der Erste, der so mutig ist, mit einer erwachsenen, männlichen Bezugsperson Körperkontakt so aufzunehmen und zu gestalten, dass dieser Kontakt nicht entgleist. Aus der Elterngruppe weiß der Leiter: Alle Jungen haben zu einem bestimmten Zeitpunkt Entgleisungen der Väter erlebt, einige in verbaler Gestalt, andere in körperlicher. Also geht das Thema alle Jungen an.

Deshalb ist der Leiter nicht überrascht, als alle anderen Jungen auch diesen Purzelbaum mit ihm erleben wollen. So rückt der Leiter in eine Position, die nicht nur diesem Jungen, sondern allen eine neue Beziehungserfahrung ermöglicht. In einem nächsten Schritt teilen die Kinder dem Leiter mit, dass er kein Kind mehr sei, und entlassen ihn damit aus dieser Rolle. Danach erlebt die Gruppe einen Entwicklungssprung, da die Jungen nun Regeln erfinden, die dazu beitragen sollen, dass das Spiel der Jungen untereinander lustgewinnfreundlich für alle strukturiert werden kann. Die reflektierenden Runden im Sitzkreis haben diese Erkenntnis herbeigeführt, in dem die Jungen ihrer Meinung nach unpassende und langweilige Verhaltensweisen im Spiel genauer überdenken konnten. Beispielsweise legen sie nun fest, wie lange der Junge, der nun Lavamonster sein soll, einen gefangenen Jungen am Boden festhalten muss, bis der gefangene Junge auch zum Lavamonster wird. Es ist nicht nötig, die symbolische Bedeutung des Lavamonsters näher zu beschreiben, da der Entwicklungssprung der Gruppe als Ganzer mit der Einführung von Regeln, an die sich alle gebunden fühlen, anhand des Verlaufs der kommenden Sitzungen deutlich wird: Alle berücksichtigen diese Regeln. Eigene, positiv konnotierte Über-Ich-Leistungen der Kinder, die aus dem eigenen Erleben stammen, sind möglich geworden.

Nun soll ein Beispiel beschrieben werden, in welchem diese Jungengruppe eine ängstigende Situation mit Paarbildungen beantwortet.

Die Jungen können sich nach einer Begrüßungsrunde nicht darauf einigen, was gespielt werden soll. Stattdessen steht einer der Jungen von den am Boden liegenden Sitzkissen auf und bestimmt: »Kissenschlacht!« Schnell entsteht ein wildes Durcheinander. Sie rennen hintereinander her und zielen mit kleinen Kissen aufeinander. Schließlich fallen sie übereinander und testen, wie viel Druck der unten liegende Junge aushält. Als einer der Jungen sich weigert, unten zu liegen, stagniert das Spiel. Zunächst versuchen die anderen Jungen, ihn davon zu überzeugen, dass es doch Spaß mache und dass er mitmachen solle. Sie können ihn jedoch nicht dazu bewegen, bei diesem Spiel weiter mitzumachen. Der Junge holt sich Zeichenmaterial, setzt sich an den Rand des Gruppenraumes und beginnt zu malen. Ein anderer Junge legt sich direkt neben ihn und beginnt ebenfalls zu malen. Sie unterhalten sich dabei und schauen interessiert auf die Zeichnung des anderen. Immer mal wieder schauen sie auch zu den anderen Jungen, die ihr Spiel fortsetzen und miteinander kämpfen, herüber. Nach kurzer Zeit kämpfen nur noch zwei Jungen weiter. Der dritte setzt sich in die Nähe des Leiters auf den Boden und zeigt ihm Playmobilfiguren. Die beiden zeichnenden Jungen halten durchgängig den Kontakt zu den anderen Jungen aufrecht, indem sie sich immer mal wieder umdrehen und das Geschehen aufmerksam verfolgen. Zum Abschluss der Gruppe präsentieren beide die gemalten Bilder im Kreis, sodass sie jeder sehen kann. Das Bild des Jungen, der als Erster keine Bewegungsspiele mehr spielen wollte und der dann zu malen anfing, zeigt ein Bild mit kämpfenden roten und schwarzen Strichmännchen. Auf der Zeichnung des anderen Jungen befindet sich ein fahrtüchtiges Schiff, das in mehrere Etagen aufgeteilt ist. Auf dem Dach ist ein rauchender Schornstein. Im Oberdeck sind einzelne Figuren, nicht direkt im Kontakt miteinander. Im Unterdeck erscheinen drei Paare, räumlich durch eine Wand voneinander getrennt; eines dieser Strichmännchen ist mit kräftigeren Strichen dargestellt. So sind alle Gruppenmitglieder einschließlich des Leiters im Bild festgehalten.

Der erste Junge, der aus dem Bewegungsspiel ausgestiegen ist, hat in seinem Bild miteinander kämpfende Strichmännchen dargestellt. Das wirkt auf den Leiter, der die familiären und schulischen Hintergründe des Jungen kennt, wie eine Darstellung seiner eigenen Befindlichkeit und auch wie ein Spiegel des Standes der Gruppe aus seiner Sicht: Überall erlebt dieser Junge destruktiven Streit. Das Bild des zweiten Jungen, der sich neben ihn legte, kann wie eine Weiterführung dieser Darstellung verstanden werden: Die Bilder wirken wie Frage und Antwort. Angst und letztendlich destruktive Beziehungen in dem einen Bild werden mit der Möglichkeit, konstruktive Beziehungen eingehen zu können, beantwortet. Drei Paare sitzen im Schiff und zeigen sich prompt auch in der Gruppe selbst. Angst brachte die Jungen zum Aussteigen aus dem Bewegungsspiel und zur Paarbildung. Da das Paar grundsätzlich als Keimzelle für Beziehungsbildungen angesehen werden kann, zeigen die beiden Jungen den anderen Jungen, wie der Gruppenprozess vorangehen kann. Insofern dient die Idee vom Bewegungsspiel zum Zeichnen des Paares, das schließlich ein einendes Schiff hervorbringt, in dem sich alle befinden, der Beziehungsförderung und Kohäsion in der Gruppe. Dem Gruppenleiter wird dabei durch die stärkere Akzentuierung der Zeichnung eine besondere Verantwortung zugesprochen. Vermutlich haben die Kinder beim Aufeinanderliegen die Sorge des Leiters wahrgenommen, der sich mit dem Gedanken beschäftigte, inwiefern durch dieses Spiel sexuelle Fantasien angeregt werden, die dem Gruppenprozess etwas Unkontrollierbares hinzufügen können und mit einer anderen Ausdrucksform, dem Zeichnen, begonnen, die gleichzeitig den Gruppenprozess einen Schritt weiter bringt.

Auf welche Weise eine einzelne Handlung eines Kindes am Ende einer Gruppeninszenierung als ein kreativer Beitrag verstanden werden kann, der die Gruppe voranbringt, soll im folgenden Fallbeispiel gezeigt werden. Deutlich wird darin auch, wie bereits in anderen Beispielen beschrieben, auf welche Weise die Gruppe gewissermaßen etwas ausbrütet, bis es in der scheinbar plötzlichen Interaktion eines Kindes zum Ausdruck kommt:

Vier Kinder einer gemischten Gruppe, die alle bereits miteinander vertraut sind, suchen sich zu Beginn einer Sitzung Playmobilutensilien, mit denen die Jungen eine Stadt und die Mädchen eine nahe gelegene Farm aufbauen. Sie nehmen aufmerksam an der Entwicklung der Aufbauten teil, indem sie einander zeitweise neugierig beobachten. Einer der Jungen bereitet sich mit einem Pferd auf einen Ausflug vor, verabschiedet sich von seinem Spielpartner, stellt einen feuerspeienden Drachen vor die Stadt, reitet an der Farm vorbei, hält noch ein Schwätzchen am Zaun mit einer Farmerin und setzt dann seinen Ausflug fort. In diesem Moment ergreift der andere Junge den Drachen und wirft ihn quer durch den Raum, sodass der Kopf abbricht. Nach der Bedeutung des Drachen vor der Stadt befragt, antwortet der Junge mit einem vorwurfsvollen Unterton, der dem Leiter signalisiert: Das müsste er – der Leiter – eigentlich wissen: »Na, Ehre!«

Die archetypische Bedeutung des feuerspeienden Drachen, die dem Leiter als *böse Mutter* in den Sinn kommt, erzeugt dagegen eine Spannung, die den Sinn des Drachenwurfs enthält: Der Drachenwerfer, der die zeitweise launische und bevormundende Mutter dieses Jungen in den Bringe- und Abholsituationen und auch aufgrund der Erzählungen in der Kindergruppe kennenlernen konnte, gibt diesem Drachen offensichtlich eine ähnliche Bedeutung wie der Leiter. Mit der Tötung der Drachenmutter ermöglicht dieser Junge seinem Spielkameraden, der zuvor noch mit der Identifikation mit entwicklungshemmenden Aspekten seiner Mutter befasst war und diese bis dahin nicht durchschauen konnte, da er im Drachen Ehrenhaftes zu erkennen glaubte, eine Anregung hin zu mehr persönlicher Autonomie. Es ist anzunehmen, dass auch die anderen Kinder, die die Szene miterleben und beobachten, die Symbolik des zerstörten Drachen verstehen und auch für sich als etwas Anregendes nutzen können.

Auf einen Blick:
Gruppenanalyse ermöglicht in der institutionellen Erziehungs- und Familienberatung sowohl den Kindern als auch den Eltern, den Gruppenleiter:innen und auch der Institution einen Wachstumsprozess, wenn alle Beteiligten als Bestandteile der Gruppenmatrix gesehen werden.

Gruppenanalyse gewinnt unter den Bedingungen einer Erziehungs- und Familienberatungsstelle an Bedeutung, sofern sie archetypische Ausdrucksformen hinsichtlich der Gruppenmatrix zur Kommunikationsform erster Ordnung (Foulkes, 1974) erhebt.

Da der Gruppenprozess ein ständiges Eintauchen und entsprechend ein ständiges Auftauchen der Leitung erfordert, ist genügend Reflexionszeit zur Vor- und Nachbereitung der Sitzungen notwendig. Auf diese Weise erhält diese Arbeit eine sichere Basis.

Literatur

Arbeitskreis zur Förderung der Kinder- und Jugendlichengruppenanalyse (2014). Curriculum für Kinder- und Jugendlichengruppenanlyse. Darmstadt: Reyhani Druck & Verlag.

Foulkes, S. H. (1974). Gruppenanalytische Psychotherapie. München: Kindler.

Haar, R., Wenzel, H. (2019). Psychodynamische Gruppentherapie mit Kindern. Stuttgart: Kohlhammer

Heigl-Evers, A., Ott, J. (Hrsg.) (1995). Die psychoanalytisch-interaktionelle Methode. Theorie und Praxis (2. Aufl.). Göttingen/Zürich: Vandenhoeck & Ruprecht.

Lutz, C. (1976). Praxis der Gruppentherapie mit Kindern. Stuttgart: Bonz Verlag.

Meyer, W. (2005). Überlegungen zur Zusammenstellung der analytischen Gruppe. Analytische Psychologie – Zeitschrift für Psychotherapie und Psychoanalyse, 3, 249–262.

Over-Hill Indian Nation (o. D.). The talking stick. https://www.overhillcherokee.com/talking.htm (Zugriff am 29.03.2022).

Rahm, D. (2004). Integrative Gruppentherapie mit Kindern. Göttingen: Vandenhoeck & Ruprecht.

Rogers, C. R., Schmid, P. F. (1991). Person-zentriert. Grundlagen von Theorie und Praxis. Mainz: Matthias-Grünewald-Verlag.

Sandner, D. (2013). Die Gruppe und das Unbewusste. Berlin/Heidelberg: Springer.

Das rhythmisiert-triadische Setting in der Gruppenanalyse

Katrin Stumptner

1 Prolog

Seit vielen Jahren arbeite ich als Gruppenanalytikerin mit Jugendlichen und deren Bezugspersonen im, wie ich es nenne, rhythmisiert-triadischen Setting (Stumptner, 2019). Während einer Reise im Jahre 2010 öffnete sich für mich der Zugang zur Komplexität dieses Settings als einem gruppenanalytischen Wirkfaktor im Ablösungsprozess zwischen den Generationen.

Das rhythmisiert-triadische Setting zeichnet sich dadurch aus, dass ich, parallel zu den wöchentlichen Gruppensitzungen mit den Jugendlichen, deren Bezugspersonen in einer Frequenz von sechs Wochen treffe. Der Hintergrund dieses Modells fußt auf dem Gedanken, dass sich voneinander nur lösen kann, was sich verbunden fühlt. Bevor ich jedoch tiefer in die Auseinandersetzung dieser komplexen gruppenanalytischen Arbeit einsteige, möchte ich hier mit der Schilderung eines Ereignisses auf der erwähnten Reise beginnen. Dieses Erlebnis führte mich zu einem erweiterten Verständnis der inneren, intersubjektiven Verschränkung der parallelen Gruppenprozesse, die ich, als Repräsentantin beider Gruppen in meiner Leitungsrolle, reflexiv durchlebe.

Die bedeutende kleine Szene: Es ist ein lauer Sommerabend in einem kleinen baskischen Städtchen. In jener Zeit, einer Zeit des »Dazwischen«, in der die Helligkeit des Tages sich zunehmend den dunklen Stunden der Nacht anvertraut, genieße ich, frei von allen Verpflichtungen und in einem herrlichen Zustand der Reverie, meinen Aperitif. Ich sitze auf einem Mäuerchen am Rande des Marktplatzes und fühle mich frei. Der noch stille Platz liegt in seiner ganzen Größe vor mir. Die Zeit scheint stillzustehen. Mit Fortschreiten des Abends entwickelt sich der Platz jedoch mehr und mehr zur Bühne und ich zur faszinierten Beobachterin, die sich in das sich entfaltende szenische Spiel hineinziehen lässt.

Grüppchen von Alten sammeln verstreut herumstehende Stühle, setzen sich zusammen und winken nach einem Aperitif. Grüppchen von Paaren, Frauen und Männern finden sich ein, stehen hier und da zusammen, lachen, plaudern, und auch sie genießen beim Aperitif in sichtlich entspannter Atmosphäre das Ende eines langen

Arbeitstages. Jugendliche und junge Erwachsene tauchen mal von der einen, mal von einer anderen Seite des Platzes auf. Sie begrüßen sich laut zurufend, posieren vergnügt voreinander und gesellen sich mal zu dieser, mal zu jener Gruppe ihres Alters.

Zwischen all diesem lebendigen Geschehen sausen Kinder umher: kleine und größere, rennend, hüpfend, auf Rollern und Rädern. Sie nutzen die stehenden und sitzenden Erwachsenen als Strukturierung ihres Spielraums und bereichern diesen Ort mit ihrer Ausgelassenheit, ihrer Spielfreude und der Begeisterung, ihre Stimmen voller Vergnügen über den Platz erklingen zu lassen und wiederum zu hören. Die verschiedenen Generationen wirken in diesem geselligen Beisammensein miteinander verbunden und gleichzeitig jede Gruppe wie unter sich. Beim genaueren Hinschauen sind es der Austausch von Gesten, ein Sich-hin-und-wieder-Umschauen, ein Zunicken, ein kleines Lächeln, die in diesem Unter-sich-Sein eine Verbundenheit über die Grenzen hinweg signalisieren. Ich fühle mich in einem atmosphärischen Konzert, einem Schauspiel der Generationen, vital pulsierend, mit spannungsvollen Momenten und doch wohltemperiert. Die Trennung zwischen den Generationen gestaltet sich vor mir in einer faszinierenden Choreografie mit einer Vielzahl von Protagonist:innen, die zugleich mit fast unsichtbaren Fäden auf eine intergenerative Zugehörigkeit hinweist. Fäden, die sich am deutlichsten im Bewegungsspiel der Kinder zeigen, die diese Zusammenkünfte auf dem Marktplatz sichtlich genießen. Sie bewegen sich ungezwungen zwischen den Gruppen, unbeobachtet, gesehen und behütet zugleich. Die Kinder geraten erstaunlich wenig in Streit und trotz hoher Geschwindigkeit im Spielverlauf scheinen sie wie von Zauberhand vor beunruhigenden Unfällen geschützt zu sein.

Meine stille Teilnahme an dieser komplexen Szenerie löst in mir viel Resonanz aus. Die verspielte Dynamik zwischen Nähe und Distanz, die offensichtliche Trennung zwischen den Generationen in einer gleichzeitigen, atmosphärischen Verbundenheit beleben mich. Szenen aus den Gruppen meiner Praxis im rhythmisiert-triadischen Setting tauchen in mir auf und verschränken sich. Das Bild des Marktplatzes als ein *intersubjektiver Versammlungsort* der Generationen erschafft in mir einen inneren Begegnungsraum als Leiterin beider Gruppen. Auf dem Marktplatz dieses Städtchens inszeniert sich ein Drei-Generationen-Gefüge (von Friesen u. Wilke, 2016) als ein dynamisches Großgruppenereignis ohne erkennbare Großgruppenleitung.

Der Marktplatz bildet die gemeinsam geteilte Bühne. In mir spiegelt sich dieses Ereignis wie ein Sinnbild des imaginären Zwischenraums der Generationen: voneinander getrennt und miteinander verbunden. Getrennt in den unterschiedlichen Perspektiven und verbunden im Respekt gegenüber den Altersgrenzen. Nur die Kinder bewegen sich zwischen all diesen Ebenen. Sie sind es, die noch wie selbstverständlich die Verbindung zwischen den Generationen gestalten. Gestaltungsspielräume, in denen sie auf die offene und wohlwollende Begleitung der Erwachsenen angewiesen sind.

2 Das Setting

Das Öffnen imaginärer Räume im Sinne eines *inneren Marktplatzes* zwischen den Generationen ist bedeutsam in dieser Arbeit. Durch die Verschränkung des intersubjektiven Erlebens der parallelen Gruppenprozesse in der Gruppenleitung öffnen sich in den Teilnehmer:innen der Gruppen erweiterte Zugänge auf der sinnlich-symbolischen Ebene in deutlicher Abgrenzung zwischen den Generationen.

Die intergenerative Zugehörigkeit, verbunden durch unsichtbare Fäden, wird bei Foulkes als »Netzwerk der Interrelationen« bezeichnet (Foulkes, 1992, S. 19). »Dieses Netzwerk von untereinander verbundenen transpersonalen Prozessen ist der eigentliche Bezugsrahmen bzw. die zu beobachtende Einheit« – in Foulkes' Diktion die Matrix: »Sie ist das hypothetische Gewebe von Kommunikation und Beziehung in einer gegebenen Gruppe. Sie ist die Basis, die letzten Endes Sinn und Bedeutung aller Ereignisse bestimmt und auf die alle Kommunikationen, ob verbal oder nicht verbal, zurückgehen« (Foulkes, 1992, S. 33).

Die Protagonist:innen sind, wie eingangs erwähnt:

- eine Jugendlichengruppe (im Stuhlkreis), die sich einmal pro Woche eine Doppelstunde lang trifft. Wenn es sinnvoll erscheint, werden kreative Medien (z. B. Schreiben, Malen, Gestalten, Musik) einbezogen.
- eine Bezugspersonengruppe (im Stuhlkreis), die alle sechs Wochen für eine Doppelstunde zusammenkommt.

Der dynamische Prozess der Jugendlichengruppe steht im Zentrum der psychodynamischen Arbeit. Der dynamische Prozess der Bezugspersonengruppe ist begleitend. Die elterliche Generation öffnet den Blick in die familiären Matrizen eines Drei-Generationen-Gefüges (von Friesen u. Wilke, 2016, S. 46). Das erfordert in der Leitung beider Gruppen die Anerkennung der Generationen in ihrer kulturell-gesellschaftlichen Unterschiedlichkeit von Narrationen, Geschichten, Bedürfnissen, Herausforderungen und Aufgaben.

Es ist die Gleichzeitigkeit der rhythmisierten Gruppenprozesse, die imaginäre Räume im Sinne des inneren Marktplatzes zwischen den Generationen in der Leitung öffnet. Mit dem Wissen aller Protagonist:innen um die parallel laufenden Gruppenprozesse beginnen sich die Teilnehmer:innen beider Gruppen aus ihren jeweiligen Perspektiven den projektiv konflikthaften, dynamischen Prozessen der familiären Matrizen auf der Peerebene[1] zuzuwenden. Die Annäherung und Auseinandersetzung auf der Peerebene führt im Verlauf der Gruppenprozesse zu einer Milderung der Projektionen zwischen den Generationen und zu einem intersubjektiven Erleben von Zugehörigkeit zur jeweiligen Peergroup. Mit wachsender Gruppenkohäsion in beiden Gruppen und dem stabileren Erleben von Verbindung auf der jeweiligen Peerebene verdichten sich die konflikthaft-spannungsvollen Themen in der Übertragungsvielfalt der Gruppen.

Das führt im Verlauf der parallelen Prozesse zu einer Ablösung zwischen den Generationen und eröffnet Zwischenräume im Sinne von Imaginations- und Denkräumen in den einzelnen Teilnehmer:innen. Diese Autonomieprozesse übertragen sich sukzessive in die realen familiären und sozialen Kontexte. Den Bezugspersonen wie den Jugendlichen gelingt es immer häufiger, sich in Ruhe zu lassen, ihre Frustrations- und Enttäuschungsgefühle besser auszuhalten und diese inneren Spannungen in den jeweiligen Gruppen zu verhandeln und Worte dafür zu finden, was sie umtreibt. Vorstellungen voneinander kristallisieren sich deutlicher heraus, indem sie sich projektiv im Kontext der jeweiligen Gruppen zu inszenieren beginnen. In der dynamischen Matrix der jeweiligen Gruppe können diese nun gemeinsam auf dem Hintergrund der familiären Matrizen verhandelt, besser verstanden, sortiert und eingeordnet werden (Stumptner, 2018). Die Grenzen zwischen den Generationen bilden sich aus, werden wiederholt markiert und in dieser sich wiederholenden Markierung zunehmend verstanden und anerkannt. Die Qualität der familiären Kommunikations- und Streitkultur verbessert sich im Verlauf dieser rhythmisierten Auseinandersetzungsprozesse.

3 Ein kurzer Blick in den theoretischen Hintergrund

Die Vorstellungen der Bezugspersonen von sich als Eltern und von ihrem Kind wirken im interaktionellen Geschehen der familiären Matrix modulierend auf die Entwicklung des Selbstempfindens des Kindes als Teil einer Gemeinschaft (Stumptner u. Thomsen, 2005). Entsprechend seinem Alter, den geforderten

1 Peer: Ebenbürtiger, Gleichgestellter oder -altriger (siehe »Peergroup« auf Wikipedia, o. D.), von Salge (2013, S. 123) wie folgt beschrieben: »Die Peergroup ist der Ort, der ab der Pubertät physiologischer Weise aufgesucht wird, um in deren Schutz eine schrittweise Ablösung von den Primärobjekten zu versuchen, Rivalisieren und Konkurrieren zu erproben, gleichzeitig Identitätsstabilisierung vorzunehmen, Experimentierräume für die erwachende Triebwelt zu schaffen, Selbstwirksamkeit zu erleben, Beschämungsgefühle zu bewältigen, Trennungsschmerz auszuhalten. Diese Aufzählung ließe sich fortführen.«

Entwicklungsschritten und -bedürfnissen und den konstitutionellen Kompetenzen erprobt das Kind in weiteren Phasen der Ablösung das ICH im WIR. Die familiären Konstellationen werden wiederholend in diesen Entwicklungsphasen herausgefordert und auf Halt und Kontinuität der Beziehungen hin erprobt. Das Kind sucht in den Beziehungen nach der Anerkennung im eigenständigen, psychosexuellen Sein und Wollen.

Nach M. Buchholz handelt es sich bei diesen Entwicklungsschritten um »›Selbst‹-Behauptung im Wortsinn« (Buchholz, 1990, S. 121). Die Bezugspersonen werden in diesen Phasen unweigerlich mit ihren persönlichen, transgenerational-familiär erfahrenen Beziehungskonstellationen konfrontiert, was im Drei-Generationen-Gefüge (von Friesen u. Wilke, 2016, S. 2, S. 46) zu durchaus notwendigen, aber auch zu langfristig verwirrenden Rollendiffusionen zwischen den elterlichen Positionen und den kindlichen Bedürfnissen und Perspektiven führen kann (Stumptner, 2015).

Sind die Bezugspersonen »in ihrer Elternschaft« (Misselwitz, 2009, S. 42) während dieser Ablösungskrisen mit ihren Jugendlichen selbst mit unbewältigten und »belastenden Trennungs- und Verlassenheitserfahrungen« (Misselwitz, 2009, S. 42) aus der eigenen Geschichte konfrontiert, spitzt sich die familiäre Situation zu. Handlungsdruck wie auch Sprachlosigkeit greifen verstärkt um sich. In geteilter Hilflosigkeit und Verzweiflung sind Liebe und Hassgefühle oft nicht mehr adäquat zu differenzieren und führen zu missverstandenen Interpretationen. Ein Teufelskreis beginnt sich zu perpetuieren, in dem sich Jugendliche und Bezugspersonen gegenseitig in ihren angespannt wirkenden Interaktionen bestärken. Misstrauen zwischen den Generationen wächst und isoliert.

S. H. Foulkes formulierte 1946 in einem Vortrag vor der britischen psychoanalytischen Gesellschaft: Das Konzept Gruppe ist »vielleicht das erste brauchbare Instrument, um das Hauptproblem unserer Zeit in angemessener Weise in den Blick zu bekommen: die gespannte Beziehung des Individuums zu der Gemeinschaft« (zit. nach Kreeger, 1977, S. 27). In den dynamischen Matrizen der parallelen Gruppen im triadischen Setting spiegelt sich die gesamte »mikrokosmische« (Foulkes, 1948, zit. nach Hearst, 1998, S. 35) Welt eines jeden Gruppenteilnehmenden und bildet sich in allen Teilnehmenden ab, auch in der Gruppenleitung, die als Zeugin fungiert. Beide Gruppen weben am »Kommunikationsgeflecht« (Foulkes, 1978, S. 105) des Drei-Generationen-Gefüges. Prozesse des Erinnerns und Erzählens in Resonanz mit ebenfalls Betroffenen der gleichen Generation (Peerebene) werden geteilt. Die Gruppenleitung bewegt sich im triadischen Setting in einem kontinuierlichen Perspektivenwechsel dieses Großgruppenprozesses, wie auf dem inneren Marktplatz als ein teilnehmendes Bindeglied im Spannungsfeld.

Zwischen Skylla und Charybdis bewegt sich die Gruppenleitung immer wieder in den konflikthaften Zonen der Generationen. Teilnehmer:innen beider Gruppen suchen, der Gruppenleitung Geheimnisse der jeweils anderen zu entlocken. Die radikale Anerkennung von Vertraulichkeit im Sinne der Abstinenz, in beiden Gruppen kommuniziert, öffnet in den Peergroup-Prozessen eigenständige Kommunikationsräume. Ziel ist eine dynamische Bewegung »vom Symptom zum dahinterliegenden Konflikt« (Foulkes, 1978, S. 34). Die Förderung einer Auseinandersetzungsbereitschaft, die von einem zunehmenden Zugeständnis und Ausdrücken diverser Perspektiven getragen ist, hilft Generationengrenzen anzuerkennen und bewusster zu respektieren und in der Folge persönlichen wie auch familiären Krisen aufrichtiger zu begegnen.

Mögliche intergenerationale Konfliktlinien inszenieren sich häufig zu Beginn einer Gruppe oder in Übergangsphasen an den Gruppengrenzen, wie z. B. bei Abschieden von alten oder dem Beginn neuer Gruppenmitglieder. Eltern kommen zu spät oder sagen die Bezugspersonen-Gruppensitzung ab. Jugendliche werden von ihren Eltern unerwartet entschuldigt und diese erscheinen dann nicht zur Gruppe. Jugendliche fehlen, ohne sich zu entschuldigen, kommen später oder gehen früher. In der Übertragung wird die Gruppenleitung als Wächterin an und auf den Gruppengrenzen immer wieder verführt und herausgefordert. Diese Inszenierungen als gehandelte Mitteilungen zu übersetzen, indem ihre »unbewusste Natur [...] und die Bedeutsamkeit von symbolischem Ausdruck« (Foulkes, 1978, S. 104) als Botschaften im komplexen dynamischen Großgruppenprozess der zwei parallelen Gruppen verstanden werden, markiert wiederholt die Grenze zwischen den Gruppen. In diesem Übertragungs-Gegenübertragungs-Prozess wird das psychodynamische Spannungsfeld der Lust-Unlust-Erfahrungen in gehandelten Provokationen und Sprachlosigkeit zur Abwehr von Schamgefühlen, von Empfindungen wie Überforderung und Körperspannung, von Gefühlen wie Misstrauen, Wut, Angst und Trauer abgebildet. Im Sinne von Bions Containment-Modell, nach dem sich die Fähigkeit, das bereits Vorhandene zu denken – »to think the already existing thought« (Bion, 1962, S. 83) – durch ein Gegenüber entwickelt, das die bei Bion sogenannte »Alpha-Funktion« gewährleistet, werden die projektiv induzierten »Beta-Elemente« in der Gruppe zu progressiven Prozessen, wenn sie von der Gruppenleitung gehalten, reflektiert und in sinnvoller Weise und entsprechend dem psychodynamischen Prozess zeitlich passend in die jeweilige Gruppe hineinübersetzt werden. Dabei ist mit Beta-Elementen nicht verarbeitetes, »unverdautes« Material gemeint, Eindrücke und Ereignisse, die geistig nicht verarbeitet werden können. Die Alpha-Funktion »verdaut« Beta-Elemente und macht sie auf diese Weise geistig fassbar (»thus made available for thought«; Bion, 1962,

S. 7). Diese mentalisierenden Transformationsprozesse von bisher unbewusst-projektiv wirkenden Themen in der dynamischen Matrix der jeweiligen Gruppe ermöglichen eine Erweiterung der Kommunikation und öffnen bei den Teilnehmer:innen *innere Spielräume,* in denen Körperempfindungen und Gefühle in gegenseitigen Spiegel- und Resonanzphänomenen deutlicher wahrgenommen und mitgeteilt werden. In einem sich bildenden Vorstellungs- und Symbolraum, nach Dietlind Köhncke dem *imaginären Zwischenraum* (Köhncke, 1997, S. 121), entdecken die Gruppenteilnehmer:innen wie auf einer Expedition ins *Reich der Familie* in sich und zu den anderen erweiterte Vorstellungs- und Denkräume. Nach Bion (1962, S. 7): »Alpha-function transforms sense impressions into alpha-elements which resemble, and may in fact be identical with, the visual images with which we are familiar in dreams«[2] Eigenständige Kommunikationskulturen entwickeln sich in beiden Gruppen. Auseinandersetzungsprozesse von »Selbst-Behauptung« werden in beiden Gruppen erprobt. WIR-Repräsentanzen im ICH und ICH-Vorstellungen im WIR beginnen lustvoller und gegenseitig herausfordernder zu interagieren. Dieses erweiterte Selbst-Bewusstsein überträgt sich zunehmend außerhalb der Gruppen, in die Herkunftsfamilien und erweiterten Sozialräume. Bezugspersonen beginnen, sich selbstsicherer in der Rolle ihrer elterlichen Autorität zu bewegen, und halten zunehmend die projektiven Affekt- und Spannungszustände der Jugendlichen in Identitäts- und Autonomiekrisen aus, ohne diese in ihre eigenen Affektzustände zu verwickeln. Sie übernehmen damit bewusster die Alpha-Funktion entsprechend dem Containment-Modell von Bion. Diese Akzeptanz der Generationengrenze ermöglicht den ebenfalls selbstbewusster werdenden Jugendlichen, sich auf der Peerebene mehr Selbstverantwortung im fortgesetzten Selbstfindungsprozess entsprechend der notwendigen Ablösungskrise zuzumuten. Frustrationserleben transformiert sich mehr und mehr in lustvollen Entdeckerdrang. Das macht die Herausforderungen zwischen den Generationen nicht leichter, aber die Perpetuierung schmerzvoll-hemmender, transgenerationaler Themen tritt in den Hintergrund und die Generationen beginnen sich, entsprechend dem imaginierten Bild des Marktplatzes, nicht aus den Augen zu verlieren bei gleichzeitigem Respekt und der Anerkennung der Diversität von Perspektiven.

Zusammenfassend formuliert: Im triadischen Setting öffnet sich über die zwei parallel, rhythmisiert arbeitenden Gruppen mit gleicher Gruppenleitung ein Spannungsfeld auf der Suche zum ICH im WIR, in deren Verlauf sich im

2 »Die Alpha-Funktion wandelt Sinneseindrücke in Alpha-Elemente um, die den visuellen Bildern ähneln oder tatsächlich mit ihnen identisch sein mögen, mit denen wir in Träumen vertraut sind« (Bion, 1990, S. 53).

intersubjektiven Feld der Gruppen die Verbindung zwischen den Generationen wiederherstellt. Zu Beginn der Gruppenprozesse zeigt sich die Vielfalt der Perspektiven in den eigenständig voneinander arbeitenden Gruppen im Auseinandersetzungsprozess der jeweiligen dynamischen Matrizen. »Das gelingt durch das radikale Anerkennen von Nichtwissen, von Fremdheit und einer gemeinsamen Suche nach Orientierung« (S. Alder, mündliche Mitteilung, 27.12.2021). Im Prozess der Gleichzeitigkeit einer Verbindung in den Peergroups und einer Trennung der Generationen in zwei Gruppen werden aktuelle Dissonanzen zwischen den Generationen im dynamischen Prozess der jeweiligen Peergroup einer differenzierteren Reflexion zugänglich. Im Suchen, Finden und Erzählen von miteinander in der Geschichte geteilten Bildern, Symbolen und Worten, im Anerkennen der Diversität von Narrationen in den Peergroups öffnet sich ein imaginärer Zwischenraum (Köhncke, 1997, S. 121) in der Gruppenleitung und allen Teilnehmenden beider Gruppen, in dem das Ringen um das ICH im WIR einen Sinn erfährt und anerkannt werden kann. Phantasmen im Generationengefüge sortieren sich und finden in Zeit und Raum der Systeme ihren Platz, werden betrauert und abgelegt.

4 Beispiel

In einer Gruppe mit vier transidenten Jugendlichen im Alter von etwa 16 Jahren erlebe ich als Leiterin in den ersten Sitzungen ein befremdendes, körperlos unverbundenes Wirgefühl. Die Verhüllung des Körpers der Jugendlichen drückt Beklommenheit aus, sich selbst im Bezug zu anderen nicht verortet zu fühlen. Die Suche nach einem transidenten Selbstempfinden im »falschen Körper« (so ein Teilnehmer) führt die Teilnehmer in dieser Gruppe zusammen. Die vier Jugendlichen bewegen sich kommunikativ auf einer Ebene gegenseitiger Selbstbestätigung einer angenommenen Identität, die weder im Äußeren noch im Inneren im geschichtlichen Zusammenhang und im Hier und Jetzt verortet werden kann. Alles wirkt unsicher konstruiert, sowohl auf der Peerebene, der horizontalen Ebene, als auch auf der vertikalen, elterlichen Übertragungsebene zu mir. Ihre selbst gewählten Namen sind noch taufrisch. Sie erzählen, dass ihre Eltern sich häufig verhaspeln oder vermeiden, sie beim Namen zu rufen und »das falsche weibliche Pronomen« verwenden. In der Gegenübertragung spüre ich ein tiefes, körperliches Verwirrt-Sein und ein Bedürfnis nach Orientierung. Sie wirken wie aus dem Kontext gefallen. Wie junge Vögel, die sich beim Fliegenlernen verirrt haben und den Weg nach Hause nicht mehr finden. Als sie von ihrem schulischen Kontext erzählen, wirkt ihre Verortung sicherer. Schüler sein ist eine Identität und viele Lehrer:innen an den Berliner Schulen sind mit transidenten Wandlungen in der Institution Schule bereits vertraut. Sie machen es den Jugendlichen verhältnismäßig leicht, sich im institutionellen Rahmen als transident zu outen und zu bewegen. Doch gibt es auf der Peerebene kein Gefühl von Zugehörigkeit, weder in der männlichen noch in der weiblichen Welt der Sinne und dem sexuellen Erwachen körperlicher Signale. Sie befinden sich aktuell dazwischen, im Transitraum, sind weder Fisch noch Fleisch. In der Gruppe beginnen sie sich wie Schauspieler auszutauschen, so als ob sie sich körperlich-habituell in die männliche Rolle einzufinden versuchen. Sie bejubeln die Erzählung eines Teilnehmers, an der Dönerbude als Junge angesprochen worden zu sein, wie einen Etappensieg einer beschwerlichen Bergbesteigung. Gleichzeitig erzählt er, dass er seine Freundinnen an der Dönerbude vorschickt, für ihn zu bestellen, um nicht durch seine feminin klingende Stimme verraten zu werden. Sie wirken kreativ und gleichzeitig angespannt-kontrolliert in allem, was sie von sich zeigen. Der ursprüngliche Vorname wird als »dead name« vorgestellt und darf im Gruppenraum nicht erklingen. Alles dreht sich in der ersten Gruppenphase darum, sich im Blick der anderen wie in einem Spiegel im transidenten Selbst rückzuversichern. Die Suche nach einer psychosexuellen Identität drückt sich zwischen den Teilnehmern in der Gruppe in fiktionalen Vorstellungen eines anderen Körpers und einer tieferen Stimme aus. Die Verbindung zur Vergangenheit wirkt vorerst wie ein Tabu. Sie kommunizieren im Hier und Jetzt in einer Fachsprache, »deren Sinn durch Designerbedeutungen entleert« (Wilke, 2015, S. 276) erscheint und mir signalisiert, dass ich nicht dazugehöre. Ich ertrage in der Gegenübertragung das Ver-rückte im aktuellen Identitätskonflikt. In der elterlichen Übertragung erlebe ich den notwendigen Ausschluss und die gleichzeitige Zeugenschaft im Ringen der vier Jugendlichen um eine Häutung im Sinne einer Selbst-Behauptung. Die transidente Sprache wirkt in der frühen Gruppenphase substanzlos. Die neuen Worte suchen nach einer sinnlich-körperlichen Füllung von geteilten Beziehungserfahrungen. Diese spürbar verzweifelte Suche nach dem ICH im Blick der anderen berührt mich und lässt mich das Bedürfnis nach Verbindung im Selbst und der Zugehörigkeit im WIR erspüren. Ihr Mut, sich im geschützten Raum der Gruppe vorsichtig zu ent-decken, der tiefe Wunsch nach dem Erkannt- und Anerkannt-Werden und sich endlich leiblich ident mit dem seit Langem Empfundenen im eigenen Körper zu fühlen, stehen nebeneinander im Zentrum unserer Gruppensitzungen.

Die parallel dazu stattfindende Bezugspersonengruppe öffnet den Blick in die familiären Geschichten und in die schmerzvolle Welt der abgewehrten Gefühle der Jugendlichen von Angst, Wut, Trauer und Isolation. Die Eltern der transidenten Jugendlichen beginnen, sich über ihre Suche nach ihren verschwundenen Kindern zu verbinden. Sie formulieren Gefühle von Hilflosigkeit, Traurigkeit und ein schmerzvolles Trennungsempfinden von einer bislang körperlich-geistig geteilten Vertrautheit und Intimität, von miteinander und voneinander geteilten Vorstellungen. Fragen zur Transsexualität, zu geschichtlichen, gesellschaftlichen und kulturellen Bezügen werden gestellt und führen die Bezugspersonen zur eigenen Geschichte und zu ihren Geschichten mit ihren Kindern. Sie erzählen von der Geburt und der Namensgebung ihrer Kinder. Dem Namen, der aktuell im Beisein ihrer Kinder nicht mehr ausgesprochen werden darf. Kindheitsszenen werden ausgetauscht wie auf einer Trauerfeier und gleichzeitig aktuelle Szenen von Sprachlosigkeit und wiederum schmerzvoll-unsicheren Auseinandersetzungen zwischen den Generationen. Die Scheu in der Begegnung mit ihren fremden Kindern, mit denen sie den habituell vertrauten Common Ground (Alder u. Alder, 2021, S. 396) nicht mehr unbeschwert teilen, sondern danach suchen, die bisherige Selbstverständlichkeit von Verbundenheit und Intimität in einer veränderten Tonalität wiederzubeleben. Alle arbeiten daran, den Zugang zu dem bisher Vertrauten im Transformationsprozess neu zu erschaffen. Die Bezugspersonen finden sich als Peergroup und weben einen Teppich mit Leib und Seele, worüber sich der innere Marktplatz im triadischen Setting zwischen den Generationen zu beleben beginnt.

Bei den gehäuften Anfragen transidenter Jugendlicher in meiner Praxis habe ich mich anfangs gefragt, was ich ihnen bieten kann. Ich, als erwachsene, leibhaftige Therapeutin, ohne Erfahrung in einem körperlichen Transitraum. Das Narrativ zu Foulkes' Beginn als Gruppenanalytiker in seiner Praxis[3] ermutigte mich, die transidenten Jugendlichen in einer Gruppe zusammenzuführen. Das bedeutete für mich gleichzeitig, auch die Bezugspersonen in einer parallelen Gruppe zusammenzuführen. Ich ließ mich als Gruppenanalytikerin auf diese Erfahrung ein und meine Haltung – nicht wissen und nicht verstehen zu müssen – half mir dabei: »Ich denke auch nicht, dass wir versuchen sollten, alles zu verstehen. Das würde doch einschließen: gutheißen, vergeben, sanktionieren, es würde festlegen. In der Anlehnung an Bertold Brechts Lehre von der Bedeutung der Verfremdung können wir sagen, was Nichtverstehen gerade im Gegenteil bedeuten kann: Freiheit der Wahl, die Möglichkeit, sich zu wandeln und anders zu handeln […] Das ertragen zu können, ist für den erfahrenen Therapeuten ebenso wichtig« (Foulkes, 1992, S. 28). Alle Eindrücke, Mitteilungen, gesellschaftlichen Strömungen, gegenseitigen Botschaften, trans-

3 Foulkes beobachtete, dass seine Patienten im Wartezimmer seiner Praxis in lebendigen Austausch kamen und begannen, ihre persönlichen Anliegen miteinander zu teilen. Das veranlasste ihn, eine ambulante Gruppe mit diesen Patienten zu etablieren. Zusätzlich erlaubte ihm diese Intervention, mehrere Patienten in demselben Zeitraum zu behandeln.

generationalen Informationen und Ereignisse in der Übertragungsvielfalt beider Gruppenprozesse »beziehen das Netzwerk der Interrelationen mit ein« (Foulkes, 1992, S. 29).

Dieser parallel stattfindende Prozess der Jugendlichen- und Bezugspersonen-Gruppen öffnet über den imaginierten Zwischenraum in dem:der Therapeut:in den Zugang zum inneren Marktplatz der Begegnung zwischen den Generationen, in deren Spannungsfeld sowohl gleichzeitig und doch voneinander getrennt eine Sprache für das gefunden werden kann, was bisher in Sprachlosigkeit miteinander erlebt wurde. Eltern wie Kinder durchlaufen einen gewaltigen Transformationsprozess.

Die Angst vor dem Fremden steht nicht mehr im Zentrum. In beiden Gruppen treten die ödipalen, altersentsprechenden Ablösungsprozesse in den Vordergrund. Die Bezugspersonen beginnen, sich mitfühlender und selbstbewusster in ihrer elterlichen Verantwortung zu begegnen und auf die geteilten Nöte und Ängste in diesem herausfordernden Transformationsprozess mit ihren Kindern anerkennend einzugehen. Die Jugendlichen zeigen sich offener und voneinander differenzierter in ihrer Ambivalenz. Der anfängliche, notwendige Gleichschritt der transidenten Jugendlichen wirkt aufgelockert. Lustvolle, altersentsprechende Themen wie Musik, Schule, Partys, aber auch angstvolle Zukunftsthemen tauchen in ihrer erlebten Gleichzeitigkeit stärker auf. Das Thema der sexuellen Identität wird zwar scheu verhandelt, ist aber der bestimmende Grundton der Auseinandersetzungen in den dynamischen Matrizen. Ein jugendlicher Teilnehmer drückt es treffend aus: »Ich vermeide es, mich nackt im Spiegel zu sehen.« Das aktuelle, äußere weibliche Körperbild entspricht nicht dem inneren Empfinden von dem seit Langem gefühlten Ich-bin-ein-Junge. Das Ziel ist die Passung zwischen Innen und Außen. Das Thema führt die Generationen an gegenseitig erschütternde Grenzen von Autonomie und Verantwortung. Die Hormonbehandlung und weiterführende Operationen stehen im Raum. Eine mögliche Entscheidung provoziert das Wollen und Hemmen, Ängste vor der Wirkung der gewünschten Konsequenzen und das Bedürfnis nach endlicher Umsetzung. In den dynamischen Matrizen beider Gruppen führen die möglichen, realen körperlichen Eingriffe aus ganz unterschiedlichen Perspektiven und Hintergründen zu schmerzvollen Auseinandersetzungen in diesen komplexen Ablösungsprozessen. Als Gruppenleiterin befinde ich mich im Zwischenraum der Perspektivenvielfalt der aktuellen, dynamischen Auseinandersetzung gesellschaftlicher Transformationsprozesse und entdecke immer wieder von Neuem mein Vertrauen in die Gruppenprozesse und die Notwendigkeit der Haltung im zitierten Foulkes'schen Sinne der Freiheit durch Nichtverstehen (Foulkes, 1992, S. 28).

Im geschützten Rahmen der Gruppe beginnen die Jugendlichen, ihre Bedürfnisse zu formulieren und für ihre Gefühlswelten Bilder, Worte und Metaphern zu finden. Die Sinn-Suche der transidenten Jugendlichen nach einer leiblich stimmigen Verortung und einem stimmigen Körper-Selbst-Erleben in Verbindung zu ihrem Ursprung im sozialen Hier und Jetzt verdichtet sich im Setting der parallelen Gruppen. Im intersubjektiven Erleben der Therapeutin, in Erweiterung als imaginierten Marktplatz der Generationen, öffnet sich für die Bezugspersonen wie für die Jugendlichen ein triangulierender, transgenerationaler Such- und Abgrenzungsprozess im transidenten Wandlungsprozess. In beiden Gruppen trägt die Begegnung mit Gleichgesinnten zu einer tragenden und Halt gebenden Kohäsion auf der Peerebene bei. Als Gruppenleiterin beider Gruppen bewege ich mich als Zeugin und Übersetzerin auf dem inneren Marktplatz wie im Transitraum zwischen den Geschlechtern und den Generationen auf der Suche nach einer Rückversicherung im Loslassen.

Auf einen Blick:

Gruppenanalyse im rhythmisiert triadischen Setting

- bezieht die Bezugspersonen in einem parallelen Gruppenprozess zur Kinder-/Jugendlichengruppe (zwei parallel arbeitende Peergruppen) ein.
- öffnet den Blick in das Spannungsfeld und die Komplexität der Perspektivenvielfalt im Generationengefüge.
- bringt ungelöste, projektiv-transgenerationale Rollen ans Licht – Verwicklungen »inszenieren« sich in den dynamischen Matrizen der jeweiligen Peergruppe.
- erweitert die Mentalisierungsfähigkeit; jede Generation findet im weiteren Reflexionsprozess der jeweiligen Peergruppe einen Zugang zu »ihrer Sprache«.
- eröffnet in den parallelen Gruppenprozessen »imaginäre Zwischenräume«, in denen die Generationen beginnen, sich zu differenzieren und anzuerkennen.
- fördert die Zunahme der Empfindung von Verbundenheit und Zugehörigkeit im intersubjektiven Erleben der jeweiligen Gruppe, dadurch beginnen die Ablösungsprozesse des ICH-im-WIR-Erleben zwischen den Generationen.

Methodische Erweiterung der Gruppenanalyse

- beinhaltet die bewusste Einbeziehung der Bezugspersonengruppe in den gruppenanalytischen Prozess in der Arbeit mit Kinder-/Jugendlichengruppen.
- erfordert aufgrund der komplexen, dynamischen Prozesse in der Leitung dieses Settings eine fundierte gruppenanalytische Haltung.
- integriert die parallele Gruppenarbeit mit Kindern/Jugendlichen und Bezugspersonen in die gruppenanalytische Weiterbildung.

Literatur

Alder, M.-L., Alder, S. (2021). Analytische Perspektiven auf Großgruppenprozesse während der psychohistorischen Trialog-Konferenzen 2015 und 2017. Zeitschrift für Gruppenpsychotherapie und Gruppendynamik, 57 (4), 387–408.

Bion, W. R. (1962). Learning from experience. London: William Heinemann.

Bion, W. R. (1990). Lernen durch Erfahrung. Übersetzt und eingeleitet von Erika Krejci. Frankfurt a. M.: Suhrkamp.

Buchholz, M. B. (1990). Die Rotation der Triade. Forum der Psychoanalyse, 6 (2), 116–134.

Foulkes, S. H. (1978). Praxis der gruppenanalytischen Psychotherapie. München: Ernst Reinhardt.

Foulkes, S. H. (1992). Gruppenanalytische Psychotherapie – Mit einem Nachwort von Georg R. Gfäller. München: Pfeiffer.

Friesen, A. von, Wilke, G. (2016). Generationenwechsel: Normalität, Chance oder Konflikt? Für Familien, Therapeuten, Manager und Politiker. Berlin: LIT Verlag.

Hearst, L. (1998). Der Wandel unseres historischen und kulturellen Erbes in der Gruppenanalyse. Luzifer-Amor, 11 (21), 30–47.

Köhncke, D. (1997). Die Gruppe als Möglichkeitsraum. Gedanken zur Kreativität des therapeutischen Prozesses. Gruppenanalyse – Zeitschrift für gruppenanalytische Psychotherapie, Beratung und Supervision, 7 (2), 103–127.

Kreeger, L. (Hrsg.) (1977). Die Großgruppe. Stuttgart: Klett.

Misselwitz, I. (2009). Krippenerziehung in der DDR – Kindheitserfahrung und eigene Elternschaft. Psychosozial, 115 (1), 31–48.

Salge, H. (2013). Analytische Psychotherapie zwischen 18 und 25. Besonderheiten in der Behandlung von Spätadoleszenten. Berlin/Heidelberg: Springer Medizin.

Stumptner, K. (2015). Wir tragen unsere Wurzeln in uns. Ambulante Gruppenarbeit mit Jugendlichen und Eltern. Gruppenanalyse – Zeitschrift für gruppenanalytische Psychotherapie, Beratung und Supervision, 25 (2), 149–169.

Stumptner, K. (2018). Immer wenn ich getötet werde. In S. Reck, C. Reck (Hrsg.), Worte und Bilder (S. 135–141). Heidelberg: Universitätsverlag Winter.

Stumptner, K. (2019). Ohne Verbindung keine Entwicklung: Gruppenanalyse mit Kindern, Jugendlichen und Bezugspersonen – Ein institutsübergreifender und transgenerationaler Entwicklungsprozess. In C. Seidler, K. Albert, K. Husemann, K. Stumptner (Hrsg.), Berliner Gruppenanalyse. Geschichte – Theorie – Praxis (S. 231–246). Gießen: Psychosozial.

Stumptner, K., Thomsen, C. (2005). MusikSpielTherapie®(MST). Eine Eltern-Kind-Psychotherapie für Kinder im Alter bis zu vier Jahren. Praxis der Kinderpsychologie und Kinderpsychiatrie, 54 (8), 684–699.

Wikipedia (o. D.). Peergroup. https://de.wikipedia.org/wiki/Peergroup (Zugriff am 05.04.2022).

Wilke, G. (2015). Konflikt und Potenz innerhalb und zwischen Gruppen. Gruppenpsychotherapie und Gruppendynamik – Zeitschrift für Theorie und Praxis der Gruppenanalyse, 51 (4), 270–287.

Das dynamische Netz im institutionellen Kontext von Schule, Jugendhilfe und Klinik

Die Bedeutung von Scham im Kontext schulischer Gruppen

Ursula Proebsting

Die Scham ist ein universeller Affekt. Jeder Mensch erlebt sie, es gibt sie in allen Kulturen, auch wenn Schamauslöser kulturell durchaus variieren können (Hilgers, 1996, S. 26). Die Scham gehört zum Menschsein dazu (Marks, 2007, S. 11). Im schulischen Kontext begegnet uns die Scham in offener und versteckter Form täglich. Weil sie sich so gut tarnen kann, bemerken wir sie selten. Der Wunsch, sich zu verbergen, ist ein wesentlicher Bestandteil der Scham (Wurmser, 1990, S. 42). Betrachten wir als Lehrende schulische Situationen unter dem Aspekt der Scham, können wir viel über die Motivation von Menschen lernen, Situationen besser verstehen und im besten Fall auch handlungsfähiger werden. Die Scham kann Entwicklung behindern und zu falschen Selbstannahmen, zu Rückzug und Kontaktabbruch führen. Sie kann aber auch in gemäßigtem Umfang entwicklungsfördernd sein. Scham kann bewirken, dass wir unser Verhalten an die Gemeinschaft anpassen und unsere Zugehörigkeit zu ihr sichern.

1 Formen von Scham

Die Auslöser von Scham sind sehr vielfältig, ebenso die Formen von Scham. Der Sozialwissenschaftler Stephan Marks zählt sechs Formen auf (Marks, 2007, S. 13 f.):

Die *Anpassungsscham* tritt auf, wenn man den allgemein herrschenden Erwartungen und Normen nicht entspricht.

Die *Gruppenscham* bezieht sich auf die Scham über die Zugehörigkeit zu einer Gruppe, z. B. zu einer Nationalität oder einer politischen Gruppierung.

Die *emphatische Scham* fühlt die Beschämung mit anderen mit. Zum Beispiel verteidigen Kinder ihre Klassenkamerad:innen, während die Lehrerin vor der Gruppe mit ihnen schimpft.

Die *Intimitätsscham* hat eine Schutzfunktion. Sie bewahrt uns davor, uns vor anderen zu entblößen, sie schützt unsere Privatsphäre.

Die *traumatische Scham* entsteht durch massive Verletzung der Person, durch psychische oder physische Gewalterfahrungen. So kann durch dauerhafte Zurückweisung und Erniedrigung das Gefühl entstehen, nicht liebenswert und somit existenziell bedroht zu sein. Hilgers nennt diese Form der Scham »existenzielle Scham« (Hilgers, 1996, S. 26). Es ist das Gefühl, das entsteht, wenn man nicht wahrgenommen wird, als sei man nicht existent (Hilgers, 1996, S. 26). Die existenzielle, pathologische Scham vermittelt das dauerhafte Gefühl, grundsätzlich falsch zu sein (Schnee, 2014, S. 4).

Schließlich nennt Marks die *Gewissensscham,* die durch falsche oder kriminelle Handlungen ausgelöst wird. Die Scham ist hier nicht zu verwechseln mit Schuld: Scham ist ein Gefühl, während Schuld eher eine Tatsache darstellt. Das Schuldgefühl als Folge der Scham bedeutet die Fähigkeit, Verantwortung für das falsche Handeln zu übernehmen.

2 Auswirkungen von Scham

Scham ist ein äußerst unangenehmer Affekt, der körperlich intensiv erlebt wird. Dieser Affekt wird begleitet durch Erröten, emotionale Erstarrung und löst den Wunsch aus, im Boden zu versinken. Der Blick wird abgewendet, man friert regelrecht ein. Es werden Flucht- oder Kampfimpulse ausgelöst. Nach Wurmser ist ein zentraler Bestandteil des Schamaffektes die Angst, die »von leiser Ahnung bis zu überwältigender Panik« reichen kann (Wurmser, 1990, S. 78).

Scham unterbricht den Kontakt zu anderen Menschen. Im Zustand der Scham kann man sich nicht mehr in die andere Person hineinversetzen (Schnee, 2014, S. 5). Der Schamaffekt wird abgewehrt durch Projektion, Aggression gegen andere Menschen, durch Überheblichkeit oder Verachtung anderer (Marks, 2007, S. 71 ff.). Wenn Kinder in der Schule häufig durch aggressives oder störendes Verhalten auffallen, kann es sich hier demnach um eine Abwehr der Scham handeln. Aggressionen und Provokationen lenken von ihrer Angst ab, zu versagen, und von dem Gefühl, nicht mithalten zu können und dann in letzter Konsequenz kein Teil der Gemeinschaft mehr zu sein.

3 Scham in der Schule

Menschen bringen ihre unbewussten Schamgeschichten in die Schule mit, sowohl die Schüler:innen als auch die Eltern und die Lehrer:innen (Marks, 2007, S. 182). Die traumatische Scham wird in die Schule hineingetragen und dort abwehrend ausagiert. Hinter coolem, betont gelangweiltem oder provozierendem Verhalten »verbirgt sich ein traumatisierter junger Mensch, der psychisch um sein Überleben kämpft« (Marks, 2007, S. 183). Um diesen Teufelskreis zu durchbrechen, brauchen Lehrer:innen professionelle Distanz, um hinter der Maske der Schamabwehr den Menschen erkennen zu können. Bringt aber die Lehrerin auch eine existenzielle Schamerfahrung mit in die Schule, dann besteht die Gefahr, dass sie in schamauslösenden Situationen die professionelle Distanz und damit den Kontakt zu den Schüler:innen verliert.

Oftmals übernimmt auch eine ganze Gruppe oder sogar eine ganze Schulklasse das störende, beschämende Verhaltensmuster. Der gesamte Unterricht wird von der Klasse boykottiert, der Lehrer fühlt sich erniedrigt, vorgeführt und beschämt. Eine solche dysfunktionale Gruppe wird von der Anpassungs- und Gruppenscham angetrieben. Wer nicht mitmacht, wird ausgeschlossen (Marks, 2007, S. 183). Diese Dynamik kann sich schnell verselbstständigen und ist durch bloße Sanktionierungen nicht in den Griff zu bekommen, da diese die Erniedrigung und Beschämung perpetuieren und die Situation eher verschlimmern. Verbindende, gemeinschaftsstiftende Maßnahmen, die Kindern Erfolgserlebnisse vermitteln, können diese Dynamiken besser abmildern, da sie das Selbstwertgefühl Einzelner stärken. Die Scham tritt auf, wenn es um die Gefährdung der Zugehörigkeit zu einer Gruppe oder zu einer Gemeinschaft geht. Wenn ein Schüler spürt, dass er mit seinen Lernfortschritten hinter anderen zurückbleibt, befürchtet er, dass er im schlimmsten Fall die Klasse verlassen muss, z. B. um sie zu wiederholen. Eine Lehrerin, die ihre Schwächen vor den Kolleg:innen verbergen muss, fürchtet vielleicht, dass sie sonst bei deren Sichtbarwerden kein vollwertiges Mitglied des Kollegiums mehr ist.

4 Positive Aspekte von Scham und ihre Chancen

Scham kann auch genutzt und überwunden werden. Sie ist ja auch ein natürlicher, die Entwicklung begleitender Affekt. »Scham ist ein Stachel, der zur Realitätsbewältigung auffordert, solange der Betreffende ausreichende Möglichkeiten zur Bewältigung und zum Erwerb neuer Kompetenzen sieht« (Hilgers, 1996, S. 309). Hilgers zeigt dies an einem Beispiel auf: Beim Lernen des Fahrradfahrens passieren zwangsläufig Stürze und Missgeschicke. Diese sind schmerzhafte Erfahrungen, die aber zu neuen Anstrengungen anstacheln. Im Moment des Sturzes steht der seelische Schmerz dem körperlichen gleich. Es ist die Erniedrigung, beim Scheitern gesehen zu werden, in der Autonomieentwicklung unterbrochen worden zu sein. In einer Atmosphäre der Verwöhnung, die einer Verwahrlosung gleichkommt, werden diese Missgeschicke vermieden und falsche Größenfantasien gefördert, z. B.: »Fahrrad fahren ist eh langweilig, ich mache gleich den Führerschein!« (Hilgers, 1996, S. 309). In einer stabilen Schüler-Lehrer-Beziehung ist das Scheitern jedoch kein Unglück, es kann die Motivationssysteme auch aktivieren. Unter dem ermutigenden, wohlwollenden

Blick der Lehrerin kann man unzählige neue Versuche starten, bis man die nächste Kompetenz erreicht hat.

Gelingende Lernprozesse setzen gelungene Beziehungen voraus, die von Anerkennung gespeist wird. Wenn keine Aussicht auf Anerkennung besteht, schalten die Motivationssysteme ab (Marks, 2007, S. 189).

5 Fallbeispiel: Baran im Teufelskreis aus Schamabwehr

Baran (Name geändert) ist ein Junge von zehn Jahren. Seine Eltern sind russischer Herkunft. Er besucht das vierte Schuljahr. Er fiel im ersten Schuljahr schon sofort durch sein Verhalten auf. Er rief ständig in die Klasse, ärgerte seine Mitschüler:innen, versteckte sich unter dem Tisch, verweigerte die Mitarbeit und krönte dies alles noch mit einem maskenhaften Grinsen. Dabei konnte er nie Blickkontakt zur Lehrkraft aufnehmen. Er trieb seine Lehrer:innen regelmäßig zur Weißglut. Auch fand er in seiner Klasse schnell Nachahmer:innen, sodass manche Unterrichtsstunde nicht durchgeführt werden konnte.

Barans Bruder hatte auch unsere Schule besucht und ähnliche auffällige Verhaltensweisen gezeigt. Seine Mutter fühlte sich stets überfordert und war oft verzweifelt. Der Vater war als Soldat immer wieder für längere Zeit in Jordanien gewesen und erwartete bei seinen Heimaturlauben, dass seine Söhne funktionierten - dies vergrößerte den Druck nur. Meist gaben die Eltern dann den Druck und das Gefühl, zu versagen, an die Schule weiter. Die Elterngespräche mit ihnen waren immer sehr aggressiv und es war schwer, den Rahmen zu halten und Vereinbarungen zu treffen. Die Mutter versuchte, die Probleme mit Baran durch Engagement in der Elternarbeit zu kompensieren, ein Teil der schulischen Gemeinschaft zu werden. Dies gelang gut, hier konnte sie auf einer anderen Ebene dazugehören und guten Kontakt zu anderen Eltern und den Lehrer:innen aufbauen.

Baran hatte in den ersten Schuljahren eine einfühlsame, geduldige Lehrerin, Frau Weber (Name geändert), die ihn nahm, wie er war. Wenn er am Tag nur zehn Minuten mitarbeiten konnte, freute sie sich darüber, lobte ihn und drängte ihn ansonsten nicht. Schließlich gab es auch längere Phasen, in denen er sich konzentrieren konnte, sodass Baran an manchen Tagen sogar den ganzen Vormittag recht gut mitarbeitete.

Frau Weber schien zu erkennen, dass hinter dem abwehrenden Verhalten ein sehr netter Junge steckte. Denn vermutlich brachte Baran eine tiefe, existenzielle Scham schon mit in die Schule, die ihn zu seinem auffälligen Verhalten veranlasste. Bei Frau Weber fühlte er sich jedoch offenbar als vollwertiger Teil der Klassengemeinschaft. Frau Weber ging dann aber in Erziehungszeit, er bekam eine neue Lehrerin und zu alldem kam die pandemiebedingte Schulschließung.

Barans neue Lehrerin, Frau Schulz (Name geändert), wurde an unsere Schule abgeordnet und kam von einer anderen Schulform, der Hauptschule. Sie kannte sich in der Grundschulpädagogik nicht gut aus. Ihre Unsicherheit und Fremdheit im neuen System wehrte sie durch betonte Lockerheit und scheinbare Selbstsicherheit ab.

In ihrem Jahrgangsteam arbeitete sie eher isoliert von ihren Kolleginnen. Sie verschloss sich deren Tipps und Hilfestellungen und entwickelte ihr eigenes Konzept, das die Kinder ihrer Klasse bald überforderte. Aufgaben, die sie als leicht empfand, waren nach den Maßstäben der Grundschule noch zu schwer. Beratungen von Kolleg:innen und Schulleitung wehrte sie meist ab mit der unausgesprochenen Botschaft: »Macht euch keine Sorgen, ich werde es schon hinbekommen. Aber lasst mich dabei bloß in Ruhe!« Die Scham, nicht dazuzugehören, und der Kampf, in der neuen Schule zu überleben, prägten auch ihre Beziehung zu Baran.

Baran schien schnell zu spüren, dass Frau Schulz ihm gegenüber sehr unsicher war. In der Anfangszeit provozierte er wieder in gewohnter Weise im Unterricht. Für ihn begann die anstrengende Beziehungsarbeit auch wieder bei null. Frau Schulz schien den Angriffen von Baran kaum gewachsen zu sein. Dennoch versuchte sie mit allen Mitteln und Tricks, Vertrauen zu Baran aufzubauen. Aber die Erfolge hielten nur kurz, weil bei Frau Schulz die Angst überwog, Baran könne letztendlich doch siegen. Und dann schaltete sich Barans Mutter ein, die Frau Schulz wegen jeder Kleinigkeit kritisierte. Sie schrieb immer wieder sehr aggressive, beleidigende Mails. Ob Frau Schulz Baran forderte oder schonte, alles war aus Sicht der Mutter falsch. Frau Schulz geriet in einen Kreislauf aus Rechtfertigung, Angst und Scham. Mir als Schulleiterin gegenüber präsentierte sie häufig Dinge, die sie gut gemacht hatte, als sollte ich mich immer davon überzeugen, dass sie eine gute Lehrerin sei. Es schien, als wollte sie dahinter ihre Schwierigkeiten verstecken,

In der Zeit der Schulschließung setzte sich das Thema fort. Baran hatte nun, wie andere Kinder auch, Unterricht zu Hause. Er verbrachte alle Tage mit seiner Mutter, die sich bald mit der Lernsituation überfordert fühlte. Wahrscheinlich entwickelte Baran auch dort die Verhaltensauffälligkeiten wie in der Schule. Frau Schulz stellte den Kindern einen umfangreichen Lernplan für vier Wochen zusammen. Da sie den Anspruch hatte, allen Kindern gerecht zu werden, fertigte sie differenzierte Pläne an. Das brachte ihr auch wieder Kritik von Barans Mutter ein, die die Aufgaben noch zu schwer, zu viel und überfordernd fand – denn Baran verweigerte sich auch zu Hause. Außerdem fand Barans Mutter weitere Eltern, die sie in ihre Unzufriedenheit hineinzog.

Frau Schulz erkrankte in der Zeit der Schulschließung schwer und war wochenlang nicht persönlich zu erreichen – sicher neben einer körperlichen Disposition auch eine Folge der inneren Überforderung. In dieser Zeit führte ich einmal ein Telefongespräch mit Barans Mutter. Sie rief mich als Schulleiterin an, da die Lehrerin krankheitsbedingt nicht zu erreichen war. Sie hatte Baran diagnostizieren lassen. Es wurde eine Lese-Rechtschreib-Schwäche festgestellt. Mir schien diese Diagnostik wie ein Ausweg aus dem Dilemma, immer wieder zu versagen. Die Mutter wünschte sich, dass Baran aus diesem Grund die Klasse wechseln sollte, am liebsten hätte sie ihn die Klasse wiederholen lassen. Sie hoffte, dass ich ihr zustimmen würde. Aber ich lehnte ab: Eine Teilleistungsschwäche ist kein Grund für einen Klassenwechsel, und ich fand auch: Flucht ist kein Ausweg.

Ein Satz der Mutter bei diesem Telefonat blieb mir im Gedächtnis: »Baran fühlt sich total verloren.« Diese Aussage fasste zusammen, wie es allen Beteiligten gehen musste: Sowohl die Mutter, Frau Schulz als auch Baran fühlten sich »verloren« in einem scheinbar ausweglosen Kreislauf aus Schamabwehr. Die Mutter warf der Lehrerin Versagen vor, die Lehrerin hatte Angst, zu versagen, und gab es an Baran und seine Mutter zurück. Die Mutter hatte gegenüber ihrem Mann Versagensängste und rettete sich durch die Diagnostik. So konnte die Diagnose »Lese-Rechtschreib-Schwäche« die Ursache des Versagens sein und nicht sie selbst als Mutter.

Um Baran zu helfen, braucht Frau Schulz die Möglichkeit, Distanz zu der Situation zu schaffen. Nur durch Selbstreflexion käme sie aus dem Kreislauf »Vorwurf-Scham-Schuld-Rechtfertigung« heraus und könnte Baran und seiner Mutter anders begegnen.

Wie kann es weitergehen? Meine Haltung als gruppenanalytisch denkende Schulleiterin ist: Um sich weiterzuentwickeln, muss man in der bestehenden Gruppe bleiben und die Konflikte aushalten. Frau Schulz, Baran und seine Mutter sind Teil unseres Schulsystems, und vielleicht kann die Schule als Großgruppe ihnen helfen, die Scham auszuhalten und sich weiterzuentwickeln.

Ich habe Baran bei unseren »Respekttagen« beobachtet. Das ist eine Projektwoche, die mit vielfältigen Aktionen die Schulgemeinschaft stärken soll. Dort hatte Baran etwas zu sagen! Er war hilfsbereit und war auch ein Anführer seiner kleinen Gruppe, die gemeinsam eine Aufgabe erfüllen musste. Er holte andere Kinder mit dazu und behielt den Überblick. Er war vollkommen akzeptiert. Und seine Lehrerin Frau Schulz erzählte mir kürzlich, dass sie es endlich geschafft hatte, sich durch ein klares »Nein« gegenüber Barans Mutter abzugrenzen. Diese wollte, dass sie täglich ein Mitteilungsheft über Baran führen sollte. Frau Schulz begründete ihr entschiedenes Nein damit, dass sie Baran aus der »Schusslinie« nehmen wollte. Die Beziehungsarbeit zu ihm sollte nicht durch tägliches Berichten und Angst vor Strafen zu Hause immer wieder zerstört werden. Offenbar ist es Frau Schulz schon gelungen, etwas Distanz zu der Situation zu bekommen.

6 Ein Beispiel überwundener und integrierter Scham: Prince[1]

Eine Grundschulkollegin aus einer anderen Stadt berichtete mir einen Fall aus ihrer Klasse, der ein gutes Beispiel für den konstruktiven Umgang mit Schamgefühlen für die persönliche Weiterentwicklung darstellt.

Der Schüler Prince, auch zehn Jahre alt, besuchte ein drittes Schuljahr. Er kam aus dem Kongo und wohnte mit seiner Mutter in einer Unterkunft für Zugewanderte und Geflüchtete. Durch seine Hautfarbe und die Zuwanderungsgeschichte brachte er die Themen der Zugehörigkeit, Identitäts- und Gruppenscham sicher schon mit in die Schule. Er war als schwieriger Schüler aus der Parallelklasse neu in die Klasse meiner Kollegin gekommen und sollte hier noch einmal eine neue Chance erhalten. Seiner neuen Lehrerin stellte er sich einmal mit dem Namen »Deutsch« vor. Er wollte dazugehören! Später bestand er auf der deutschen Schreibweise seines Namens, »Prinz«. Die Lehrerin akzeptierte seine Namensänderungen stets interessiert und wohlwollend.

Seine Lehrerin hatte ihn von Anfang an ins Herz geschlossen. Er war fröhlich, freundlich und körperlich sehr kräftig. Sein Lachen war auffallend, vor allem durch seine weit auseinanderstehenden Zähne. Die Kinder der Klasse nahmen ihn in ihre Gemeinschaft sehr schnell auf. Aber Prince war nach wie vor impulsiv, sodass er immer wieder mit anderen Kindern Streit bekam.

Einmal wöchentlich fand in der Klasse der Klassenrat statt. Die Kinder notierten während der Woche Vorfälle und Beschwerden und warfen sie in den Klassenbriefkasten. Im Klassenrat wurden dann die Notizen vorgelesen, besprochen und Lösungen für Probleme gesucht.

Bei einer Sitzung des Klassenrates zeigte Prince seine Verzweiflung darüber, dass er immer wieder das Thema von Beschwerden war. Kopfschüttelnd saß er an seinem Platz und sprach vor sich hin: »Immer nur Prinz, Prinz, Prinz! Ich kann es nicht mehr hören! Am besten komme ich gar nicht mehr!«

Die Kinder gaben Prince im darauffolgenden Gespräch eine ehrliche Rückmeldung: »Du musst dich eben mehr zusammenreißen! Dann klappt es auch.« Prince konnte das akzeptieren. Als jedoch ein Kind den Vorschlag machte, zur Verstärkung auch immer aufzuschreiben, wenn Prince sich gut verhalten hatte, protestierte er empört. Er wollte nichts geschenkt haben! Sein positives Verhalten sollte genauso normal sein wie das der anderen Kinder.

1 Dieser Name konnte nicht geändert werden, da er inhaltlich alternativlos zu der Person und zum Fallbeispiel passt.

Der wichtigste Punkt, warum Prince seine Scham überwinden konnte ist, dass ihm grundsätzlich das Gefühl vermittelt wurde, dazuzugehören. Dies wird vorbildhaft von der Lehrerin gezeigt und überträgt sich auf die Klassenatmosphäre und das Verhalten der Kinder gegenüber Prince. So kann das Gefühl, grundsätzlich falsch zu sein, keine Chance bekommen. In der Klasse ist es möglich, Fehler offen anzusprechen und störendes Verhalten zu benennen. Wie beim Fahrradfahren bekommt hier jedes Kind viele Chancen, es immer wieder zu probieren – aber es werden auch Grenzen aufgezeigt. Die Kinder dürfen auch sagen, wenn es ihnen reicht. Prince muss sich nicht existenziell schämen, denn die Lehrerin und die Kinder vermitteln ihm: »Du musst kein anderer Mensch werden, du bleibst immer Teil unserer Gemeinschaft, aber du musst eben versuchen, dich anders zu verhalten.«

Betrachten wir die hier auftretenden Formen von Scham, dann stehen in diesem Fall vor allem die Anpassungsscham und die Gewissensscham im Vordergrund. Offenbar bringt Prince kein existenzielles Schamthema mit in die Schule. Aber Prince spürt, dass er mit seinem Verhalten nicht den Normen der Gruppe entspricht, und er leidet darunter. Diese Scham wird entwicklungsfördernd genutzt, indem sie erst einmal von der Klasse und der Lehrerin ausgehalten und nicht sofort abgewehrt wird. Prince äußert seinen Wunsch, sich zurückzuziehen, sich vor der Welt zu verstecken. Aber die Gruppe hilft ihm, indem sie Auswege aufzeigt. So empfinden die Kinder in diesem Moment weitgehend emphatische Scham mit Prince und können mit ihm fühlen, anstatt ihn zusätzlich durch Vorwürfe noch mehr zu beschämen. Existenzielle Scham kann zu einem Teufelskreis gegenseitiger Erniedrigung und Beschämung führen. Der Ausweg kann darin bestehen, dass eine beteiligte Person für sich selbst den Kreis durchbricht. Die Selbstreflexion macht den Weg frei, wieder in Kontakt zu den anderen zu treten. Dazu gehört der schmerzhafte Erkenntnisprozess über die eigenen Anteile an der Situation. Gelingt dies nicht, verharren alle Beteiligten in den Projektionen. Scham kann nur überwunden werden, wenn man in Kontakt bleibt.

7 Gruppenanalytische Aspekte und praktische Überlegungen

Gruppenanalyse ermöglicht den Handelnden im Arbeitsfeld Schule, Vertrauen in die Kraft der Gruppe zu gewinnen und diese entwicklungsfördernd zu nutzen. Grundlegend für die gruppenanalytische Sichtweise ist die soziale Natur des Menschen: Das Individuum wird als Ergebnis von Gemeinschaftsentwicklungen angesehen (Foulkes, 1992, S. 164). Folglich können sich Einzelne auch in schulischen Gruppen verändern, wenn die Bedingungen dafür geschaffen werden. Daraus ergeben sich folgende Gedanken für die praktische Umsetzung im schulischen Arbeitsfeld.

Eine gruppenanalytische Haltung der Schulleiterin kann das schulische Geschehen prägen und gute Gruppenprozesse in Gang bringen. Sie kann Lehrer:innen Raum für die Selbstreflexion schaffen. Die Leitung muss dazu die Ressourcen und den Zeitrahmen bereitstellen und auch selbst als kompetente Person zur Verfügung stehen. Indem die Schulleiterin einen sicheren Rahmen für die Lehrer:innen schafft, können diese wiederum den Schüler:innen einen Rahmen bieten, um ihre Schamaffekte auszuhalten und in ihren Klassengruppen zu verarbeiten.

Weitere Möglichkeiten, um innezuhalten und mit anderen kritische Schamsituationen zu reflektieren und zu verstehen, bieten Supervision oder kollegiale Beratung. Jedoch kann in solchen beruflichen Settings die Scham vor den Kollegen der Selbstreflexion auch hinderlich sein. In diesem Fall ist es ratsamer, außerschulische Settings zu nutzen.

Eine Lehrerin kann in der Klasse durch eine partizipative Gesprächskultur und eine grundsätzlich akzeptierende Haltung den Kindern helfen, Schamgefühle auszuhalten und sich weiterzuentwickeln. Kooperative Arbeitsformen sind geeignet, um Kindern erfahrbar zu machen, dass jede:r eine wichtige Funktion für die anderen übernehmen kann. Sie können das Selbstwertgefühl aufbauen (Green u. Green, 2007, S. 64).

Die Elternarbeit spielt zur Überwindung der Scham ebenfalls eine große Rolle. Grundsätzlich sollten Schulleitung und Lehrer:innen den Eltern vermitteln, dass sie ein Teil der Schulgemeinschaft sind und einen wichtigen Beitrag zum Lernerfolg der Kinder leisten. Die Schule darf nicht in Konkurrenz zu den Eltern treten, als sei die Schule das bessere Elternhaus. Dann besteht die Gefahr, dass Eltern ihre Scham vernichtend und anklagend auf die Schule projizieren. Bekommen die Eltern jedoch das Gefühl vermittelt, wichtige Expert:innen ihrer Kinder zu sein, dann besteht auch hier die Chance, einen guten Kontakt im Sinne der Kinder herzustellen. Auch Eltern profitieren von dem Gefühl der Selbstwirksamkeit. So können sie in schulischen Gremien und Festkomitees produktiv zusammenarbeiten und an den schulischen Rahmenbedingungen mitarbeiten, innerhalb derer das Schulleben stattfindet.

Auf einen Blick:

Gruppenanalyse ermöglicht im schulischen Arbeitsfeld:

- den Lehrer:innen, konflikthafte Prozesse auszuhalten und zu verstehen.
- den Lehrer:innen, denk- und handlungsfähig zu werden.
- den Schüler:innen einen Raum für individuelle Entwicklung und Reifung.

Gruppenanalyse gewinnt im schulischen Arbeitsfeld die Bestätigung ihrer Wirksamkeit, da Schüler:innen und Lehrer:innen sich durch die »Erlaubnis«, Konflikte durchzuarbeiten, positiv weiterentwickeln. Die Kohärenz des Schulteams, der Klassengruppen und der Schulgemeinschaft als Ganzes wird deutlich gefördert.

Folgende methodische Überlegungen bieten sich für das Arbeitsfeld Schule an:

- regelmäßige schulexterne Supervision für Lehrer:innen und pädagogische Führungskräfte,
- Reflexionsangebote für Schüler:innen, z. B. ein regelmäßiger Klassenrat,
- niedrigschwellige Reflexionsangebote im Lehrer-/Pädagog:innenteam, z. B. kollegiale Fallberatung.

Literatur

Behr, H., Hearst, L. (2009). Gruppenanalytische Psychotherapie – Menschen begegnen sich. Eschborn: Dietmar Klotz.

Finger-Trescher, U. (1991). Wirkfaktoren der Einzel- und Gruppenanalyse. Stuttgart-Bad Cannstatt: Frommann-Holzboog.

Foulkes, S. H. (1992). Gruppenanalytische Psychotherapie. München: Pfeiffer.

Green, N., Green, K. (2005). Kooperatives Lernen im Klassenraum und im Kollegium. Velber: Kallmeyer bei Friedrich.

Hilgers, M. (1996). Scham – Gesichter eines Affekts. Göttingen: Vandenhoeck & Ruprecht.

Marks, S. (2007). Scham – die tabuisierte Emotion. Düsseldorf: Patmos.

Schnee, M. (2014). Scham und Beschämung in der Schule. Gestalttherapie – Forum für Gestaltperspektiven, 28 (1), 58–80.

Wurmser, L. (1990). Die Maske der Scham. Die Psychoanalyse von Schamaffekten und Schamkonflikten. Heidelberg u. a.: Springer.

Gruppenanalytisches Herangehen in der stationären Erziehungshilfe

Tilman Sprondel

Wozu Gruppenanalyse in der stationären Erziehungshilfe? Diese Frage wendet sich an zwei traditionell wenig miteinander verbundene Zielgruppen gleichzeitig: an Sozialpädagog:innen, vor allem solche, die in der stationären Erziehungshilfe (vulgo Heimerziehung) tätig sind, und an Gruppenanalytiker:innen. Die Frage stellt sich aber auf unterschiedliche Weise. Für Sozialpädagog:innen: soll hier der Versuch einer – kurzlebigen – Lancierung eines weiteren methodischen Ansatzes unternommen werden?

1 Der Blick auf die Gruppe

Erst einmal geht es um etwas ganz Elementares: Wir sozialpädagogischen Profis sollten der Lebensform gewahr werden, in der sich die Jugendlichen in der stationären Einrichtung befinden: die Wohngruppe. Wir haben gelernt, jede:n Jugendliche:n als Teil des Systems seiner beziehungsweise ihrer Herkunftsfamilie zu verstehen, nach individuell »passenden« Lösungen zu suchen und jeden Fall nach Kriterien von Effizienz und Transparenz zu handhaben. Wir haben uns bemüht – nicht zuletzt aus Gründen der Rechtfertigung gegenüber Kostenträgern –, dem allen gerecht zu werden, und haben leider oft dabei vergessen, in welcher organisierten Form wir mit den Jugendlichen arbeiten: eben in der Gruppe. Nicht in einer psychotherapeutischen Gruppe, die im Wochenabstand für jeweils neunzig Minuten zusammenkommt, sondern in einer Wohngruppe, die einen sehr großen Teil des Tages und die ganze Nacht unter einem Dach lebt. Es geht also um eine *Lebens*form, das ist für jedes einzelne Mitglied etwas qualitativ ganz anderes als eine *Therapie*form. Warum ist dieser Umstand so sehr aus dem Blick geraten (es war nicht immer so)?

Einige Vermutungen dazu: Sozialpädagogik folgt dem gesellschaftlichen Vereinzelungsdruck. Wenn Lebensschwierigkeiten und Leid nicht als individuelles Versagen erlebt werden, dann gerät das gesellschaftliche System in Legitimationsprobleme. Das betrifft auch die Jugendhilfe-Klientel und ihre Angehörigen. Subjektiv: Auf der Seite der Profis gibt es den Schrecken der Gruppe, die Furcht vor dem »puer robustus sed malitiosus«. Sehen wir nicht, wie machtvoll destruktiv sich die vom Rande der Gesellschaft zusammenschließen können –

Asylbewerberhäuser anzünden, das Capitol stürmen, vor achtzig Jahren landesweite Pogrome durchführen usw.? Immer wieder gelingt es Rechtspopulist:innen, Gruppen von gesellschaftlich Randständigen gegen ihre eigenen Interessen zu mobilisieren und Angst und Schrecken in der Mehrheitsgesellschaft zu verbreiten – und deshalb sind uns solche Gruppen unheimlich, und wir betrachten diese Menschen lieber nur als Einzelfälle.

Andererseits: Ohne die Gruppe kommen wir nicht aus. Stationäre Hilfen lassen sich (von Ausnahmen abgesehen) nicht sinnvoll im Einzelsetting realisieren. Dies nicht nur wegen der Kosten, sondern auch aus zwei gewichtigen anderen Gründen: erstens, weil im Einzelsetting ein hoher Widerstand spürbar wird, der ein pädagogisches Bündnis durchaus torpedieren kann. Ernst Federn beschreibt das Problem aus der Sicht des Therapeuten: »Wenn Sie einen Adoleszenten behandeln, müssen Sie eines wissen: Entweder hat er einen Termin, dann kommt er nicht; oder wenn er kommt, dann redet er nicht; und meistens will er irgendetwas Drittes. Wer bereit ist, sich darauf einzulassen, der kann Adoleszente behandeln« (zit. nach Becker, 1995, S. 15), und zweitens deshalb, weil schon hier, in der Frage des Settings, die Gruppe ihre Macht und Attraktivität entfaltet: Das initiale Einverständnis der Klientel ist oftmals nur über die Aussicht erreichbar, mit einer Gruppe von Schicksalsgenossen zu leben. Ich habe immer wieder Jugendliche erlebt, die nur unter spürbarem Druck des Sozialarbeiters zur Vorstellung kamen, dann aber durch ihre Wahrnehmung der real existierenden Gruppe so neugierig und »angefixt« wurden, dass sie sich auf diesen Schritt einlassen konnten. Wann immer das möglich war, haben wir[1] bei Vorstellungen von zur Aufnahme Angefragten die anstehende Führung durchs Haus von oder zumindest mit einem der Bewohner durchführen lassen.

2 Der Reiz der Adoleszentengruppe

Was sind die Ursachen für diese Attraktion? Eine Annahme liegt nahe: Es geht um die »Universalität des Leidens«, wie das bei Yalom heißt, also das Erleben dessen, dass man mit seinem Elend nicht allein auf der Welt ist, sondern dass es Leidensgenossen gibt. Dieser Faktor, den Yalom als besonders wirksam am Anfang des Gruppenprozesses beschreibt (Yalom, 1996, S. 25 f.), wird für Jugendliche in der Jugendhilfe nicht erst mit der Aufnahme in das Haus wirksam, sondern schon bei der Vorstellung – bereits hier beginnt also der Gruppenprozess.

1 Gemeint ist das Team der von mir geleiteten und getragenen Kleineinrichtung der stationären Erziehungshilfe (1998–2015).

Die Attraktion der Gruppe wird dabei noch durch ein anderes Moment aufgeladen: Bis zur Vorstellung in der Jugendhilfe-Einrichtung sah sich der:die Jugendliche nicht nur allein und quasi einzigartig in seinem:ihrem Elend (oder seiner:ihrer Großartigkeit), sondern auch sozusagen aus der Welt gefallen. Die Kindheitswelt, wie positiv oder negativ besetzt auch immer sie war, ist verloren, die Erwachsenenwelt wird als zumindest fremd, wenn nicht feindlich erlebt. Hierzu gehört selbstverständlich auch die bis dahin stattgefundene Kommunikation mit der staatlichen Behörde, dem Jugendamt. Das ist eine Macht aus der Erwachsenenwelt, der man aufgrund der eigenen Notlage und – gefühlt – als deren Steigerung ausgeliefert ist. Nur sehr wenige Jugendliche empfinden sich selbst als rechtlich anspruchsberechtigt und als Verhandlungspartner:innen mit eigenen Vorstellungen und Rechten. Eine Jugendhilfe-Einrichtung ist in den Augen der meisten diesbezüglich unerfahrenen Jugendlichen kein konkret fassbarer Lebensraum, sondern Inhalt einer gesellschaftlichen Drohung (vermittelt durch Eltern, Lehrer:innen, Medien, Bekannte): Wenn du nicht gut tust, kommst du ins Heim! Auch aus diesem Grunde ist es vonseiten der Einrichtung sehr wichtig, darauf zu bestehen, dass eine Aufnahmeentscheidung nicht im Vorstellungsgespräch, sondern erst danach (im Einvernehmen mit dem:der Jugendlichen, gegebenenfalls nach längerer Kommunikation) getroffen wird. Die in der Vorstellungssituation sinnlich erlebte Existenz nicht nur eines konkreten Hauses mit allen nötigen Versorgungseinrichtungen, sondern vor allem auch von Jugendlichen, die bereits dort leben, stellt oft einen Umschlagpunkt im Leben der Jugendlichen und vor allem in ihrem Erleben dar. Man ist nicht mehr allein. Bereits diese Erfahrung erzeugt meist ausreichend Attraktion, um die Jugendlichen zur Einwilligung in die Aufnahme zu bewegen. Natürlich kann auch das destruktiv gewendet werden, im Sinne von »Wir taugen alle nichts«; eine Jugendliche, die bereits mehrere Monate im Hause lebte, äußerte in einer Gruppensitzung, mit verächtlich herabgezogenen Mundwinkeln: »Wir reden doch hier alle nur Schrott!« Häufiger allerdings findet sich die interessierte, neugierige, also konstruktive Verarbeitung der Erfahrung von Schicksalsgemeinschaft. Mehr als einmal habe ich Bündnisse zwischen Jugendlichen völlig unterschiedlicher Herkunft erlebt – ohne die gemeinsame Erfahrung in der Wohngruppe wären sie sich wahrscheinlich nie begegnet –, die sich gegenseitig beim Erkunden neuer Lebensbereiche oder beim Bewältigen ihrer jeweiligen Entwicklungsaufgaben unterstützten, und zwar – das ist wichtig –, in einem Bündnis, das den Erwachsenen zwar nicht feindlich gegenüberstand, sie aber deutlich ausschloss, den Peercharakter betonend.

An dieser Stelle scheint ein Blick auf die lebensgeschichtliche Bedeutung der Adoleszenz sinnvoll. »Nach Erdheim heißt ›adoleszent zu sein und zu bleiben‹, ›von der Ordnung der Familie zur Ordnung der Kultur überzugehen.‹ Deswegen sei der ›soziale Ort, an dem sich Adoleszenz‹ abspiele, ›wichtig für die Bewältigung der auftauchenden Probleme‹« (Erdheim, zit. nach Rudnitzki, 1996, S. 363). Dies gilt wohlgemerkt für alle Jugendlichen. Der ernste Hintergrund für die beschriebene Attraktivität der Wohngruppe liegt gerade in der prekären Lebenssituation der hier betroffenen Jugendlichen: Sie sind in ihrer jeweiligen Herkunftsfamilie, aus welchen Gründen auch immer, nicht mehr gehalten worden und sind deshalb auf die Wohngruppe angewiesen. Ilse Seglow äußerte sich über ihre therapeutische Arbeit so: »My main talent is to see a patient's potential – their ability to develop into a different person from the way they are. In order to do that they have to be re-born. I always experience with patients a re-birth and that I become an alternative mother. That's my strength. My success as an analyst is that I can give patients a second chance of birth« (Seglow, zit. nach Rohr u. Cogoy, 2020, S. 169). Auch ohne den etwas pathetischen Ton (»Wiedergeburt«) trifft diese Beschreibung auf den Weg der Wohngruppenbewohner:innen zu. Allerdings mit dem Unterschied, dass sie zur Bewältigung ihrer anstehenden Entwicklungsaufgaben auf die Unterstützung nicht nur einer Person, sondern der Peergroup, in der sie leben, zählen können müssen. Dieser Schritt ist für sie auch deshalb naheliegend, weil sie in ihrer Zuwendung nicht von der realen zur »alternativen« Mutter umschwenken und damit einen empfundenen Verrat begehen müssen, was naturgemäß hoch schambesetzt wäre, sondern eine diesbezüglich neutrale Alternative zur Verfügung haben, verbunden mit dem Charme des Aufbruchs in eine neue Entwicklungsstufe. »Man zieht Liebesenergie von den Eltern ab und verlagert sie auf die Gleichaltrigengruppe« (Schröder, 2000, S. 163) – dieser für die Adoleszenz charakteristische Schritt wird für die Bewohner:innen der Jugendwohngruppe zwingend notwendig.

Adrian,[2] 15 Jahre, kam aus einer weit entfernten Großstadt auf Vermittlung seines Psychotherapeuten – dass dieser auch Gruppenanalytiker war, erfuhr ich erst Jahre später. Er reiste zum Erstkontakt zusammen mit seiner Mutter an – der Vater war verstorben –, und die ganze Körperhaltung, Mimik und Sprache machte klar, dass er sich äußerst unbehaglich fühlte und am liebsten sofort wieder abgereist wäre. Zu Hause pflegte er seinen Tag vor dem PC zu verbringen, Schule war für ihn »gestorben«, nur zum Hund-Ausführen verließ er das Haus. Mit Mühe gelang es, ihn zur gemeinsamen Übernachtung mit der Mutter in einem nahegelegenen Gasthof zu überreden. Nach der Rückkehr teilte mir die Mutter resigniert mit, er

2 Alle Namen wurden geändert.

wolle auf keinen Fall kommen. In einem etwa dreimonatigen Prozess gelang es dann der Mutter – und mir vermittels ganz altmodischer Briefe –, ihn doch zum Kommen zu überreden; ich packte ihn bei seinem Stolz und seinen Fähigkeiten und erzählte »nebenbei« etwas über die Gruppe. Alles zusammen – die Neugier auf die Gruppe, die Erkenntnis der eigenen Perspektivlosigkeit, die Unterstützung durch die Mutter und nicht zuletzt die tief verborgene Lebenslust – erwirkte schließlich die Zustimmung. Entgegen meinen Befürchtungen erwies sich das »Ankommen« in der Schule als nahezu problemlos. Schnell fand er einen ebenso computerbegeisterten Freund, und in der Folge fanden in verschiedenen Häusern, auch bei uns, »LAN-Partys« statt (wir waren am Ende der 1990er Jahre): Am Freitagnachmittag fuhren diverse Familienkombis vor, ihnen entstieg jeweils ein Jugendlicher nebst einer PC-Ausrüstung, man versammelte sich in Adrians Zimmer (das ziemlich groß war) mit bis zu fünf Teilnehmern und spielte dann das ganze Wochenende durch PC-Spiele. Die PCs heizten das Zimmer auf, bald stank es nach Schweiß, gegessen wurde eher nebenbei, und das blieb so bis Sonntagnachmittag, wo dann alle hochzufrieden die Veranstaltung auf dem gleichen Weg wie beim Kommen beendeten. In der Schule lief es ganz gut. Anlass zur Sorge gab die Situation zu Hause: Dort hatte sich inzwischen Adrians älterer Bruder eingenistet – nach absolvierter Ausbildung und abgebrochenem Studium – und lebte ähnlich wie zuvor Adrian. Hier war Elternarbeit zu leisten. In zum Teil eher hochfrequenten Telefonaten (bis zu dreimal wöchentlich) gelang es innerhalb von mehr als einem Jahr, die Mutter davon zu überzeugen, dass sie diesen großen Bruder an die Luft setzen müsse, wenn aus Adrian etwas werden solle. Schließlich, nachdem sie noch mehrfach für einige Tage angereist war und persönliche Gespräche geführt werden konnten, schaffte sie es nach gut einem Jahr, sich selbst eine etwas kleinere Wohnung zu organisieren, in der für den großen Bruder nun »leider« kein Platz mehr war. Adrian tat das sehr gut, die Unsicherheit, ob denn nicht doch der ausschließlich regressive Lebensweg besser wäre, schwand. Er machte seinen Schulabschluss, schrammte ganz knapp an einem Schulpreis vorbei, versuchte sich vergeblich an einem Aufbaugymnasium, absolvierte schließlich erfolgreich eine Ausbildung und lernte bei uns auch seine künftige Partnerin kennen. Zu guter Letzt zog er in eine eigene Wohnung, später mit Partnerin, und nach einiger Zeit zog seine Mutter hinterher in die Nachbarschaft. Der Weg »von der Ordnung der Familie zur Ordnung der Kultur« war, soweit im Rahmen der Wohngruppe möglich, erfolgreich gegangen. Entscheidend waren dabei vor allem drei Faktoren: 1. das Erlebnis der Wohngruppe, also von Gleichaltrigen mit ähnlichen Lebensschwierigkeiten und Kämpfen, 2. die »zweigleisige« Arbeit mit dem Jugendlichen und gleichzeitig mit der Mutter, 3. ein Jugendamt, das unserer Arbeit vertraute und uns, auch bei zeitweisem »Misserfolg«, machen ließ – der Prozess dauerte immerhin circa viereinhalb Jahre!

3 Perspektivenwechsel der Jugendlichen

Mit der beschriebenen Attraktivität dieses Schrittes zum Wechsel in die Wohn- und Lebensform der Peergroup geht die Chance einher, dass diese Gruppe von ihren Mitgliedern als lohnender Lebensort und nicht mehr (nur) als Zwangsgemeinschaft betrachtet wird. Die letztere Anschauung liegt zunächst nahe – die Jugendlichen sind in der Regel nicht von sich aus zur Vorstellung gekommen, sondern vom Jugendamt gebracht worden, sie haben letztlich keinen Einfluss auf die Zusammensetzung der Gruppe oder auf die Personalbesetzung, und die gesellschaftliche Zuschreibung, bei der immer noch Etiketten wie »schwer erziehbar« und »verwahrlost« eine Rolle spielen, tut das ihre. Noch fataler wirkt häufig der mehr oder weniger subtile Druck auf die Profis, in Entwicklungsberichten und Hilfeplangesprächen Jugendliche zu stigmatisieren, weil nur so eine Aussicht auf (weitere) Hilfegewährung (= Kostenübernahme) besteht. Voraussetzung dafür, dass eine Einrichtung für ihre Bewohner:innen vom Aufbewahrungsort zum Lebens- und Entwicklungsort werden kann, ist aber das Entstehen neuer Bindungen professioneller, temporärer Art (also nicht quasi »neue gegen alte Mutter«), und das geht nur dann, wenn gleichzeitig ein Perspektivenwechsel bei den Jugendlichen selbst erfolgt, eine Verlagerung der Selbstdefinition vom Maßnahmenobjekt zum lebenden und sich entwickelnden Subjekt. Die professionelle Diskussion über diesen Punkt lief in der Sozialpädagogik unter den Stichworten der Alltagswende und der Lebensweltorientierung. »Die Frage an eine alltagsorientierte Sozialpädagogik kann also nur die sein, ob es gelingt, die institutionellen und professionellen Ressourcen zu nutzen, um mit ihrer Hilfe Adressaten zu einem gelingenden Alltag zu helfen und dabei die in der Form moderner Sozialarbeit angelegten Gefahren zu unterlaufen, die dieses Ziel immer wieder desavouieren« (Thiersch, 1986, S. 42). Mit Lebensweltorientierung ist unter anderem gemeint, dass die Pädagog:innen anzuknüpfen haben an der subjektiven Lebenswelt der Klient:innen, um sie erreichen und ihnen die notwendigen Bindungen anbieten zu können (also nicht: sie in ihren oft prekären Lebensverhältnissen festzuhalten!). Diese Lebenswelt wird in der Wohngruppe von jedem neu Hinzugekommenen bereits vorgefunden: Sie ist, konstruktivistisch gedacht, als »work in progress« das Ergebnis von Konstruktions- und Aushandlungsprozessen in der Gruppe – oder, gruppenanalytisch gesprochen, Bestandteil der Gruppenmatrix. Genau darin liegt die Stärke der Wohngruppe.

Katja, 15 Jahre, kam auf sehr untypische Weise zu uns: Die Anfrage kam nicht vom Jugendamt, sondern von der Drogenberatungsstelle. Diese war von den Inhabern einer nahe gelegenen Szene-Musikkneipe informiert worden; dorthin hatte sich Katja geflüchtet und lebte dort ohne Wissen von Eltern und Jugendamt. Das Erstgespräch fand also unter quasi klandestinen Bedingungen statt: In den Räumen der Drogenberatung, ohne Eltern und Jugendamt. In dieser Inszenierung drückte sich bereits der enorme Drang Katjas nach Unabhängigkeit und Selbstständigkeit aus. Sie war dem hochpathogenen Milieu ihres Elternhauses zunächst unter dramatischen Umständen in die Drogenszene entflohen, dann vom Jugendamt in größerer Entfernung in einer Drogen-Spezialeinrichtung untergebracht worden, hatte sich dort von Mitbewohner:innen zu einem Einbruchsdiebstahl überreden lassen und war, erschrocken über diese Entwicklung, in besagte Kneipe entwichen. In der Folge gelang es, die Akteure Katja, Eltern, Jugendamt zusammenzuführen und Katja – die sich sofort angezogen fühlte – aufzunehmen. Hoch belastend wirkte sich die Erwartung des Jugendamtes aus: Katja sei so selbstständig, dass fünf Monate Aufenthalt ausreichen müssten. Diese unrealistische Vorstellung fand natürlich den Beifall der Unabhängigkeitskämpferin Katja, und wir hatten noch nicht in dem Ausmaß ihr Vertrauen, dass wir dagegen hätten argumentieren können. Wir mussten ihr Vertrauen erwerben; die Gelegenheit bot sich sofort: Sie war noch schulpflichtig, aber unter keinen Umständen bereit, dem nachzukommen. Wir ließen uns darauf ein, besorgten ihr zunächst einen Praktikumsplatz, dann den nächsten und pirschten uns mit ihr allmählich an eine zu ihren ausgeprägten handwerklich-kreativen Fähigkeiten passende Ausbildung heran. Das gelang. Beim Gespräch im Betrieb am Ende des zweiten Praktikums äußerte die Chefin, sie biete Katja einen Ausbildungsplatz an, »aber nur, wenn du noch ein Jahr in Juvita bleibst«. Katja sprang sofort auf und verließ heulend und türenschlagend den Raum – die Verletzung überdeckte zunächst die Zugehörigkeit. Sie blieb tatsächlich weitere circa drei Jahre, absolvierte diese anspruchsvolle – und seltene! – Ausbildung erfolgreich, verstrickte sich immer wieder in Beziehungsdramen und ging schließlich mit Gesellenbrief auf Weltreise. Ihre Kompromisslosigkeit und ihr Kampf um Anerkennung und Selbstständigkeit prägten die ganze Gruppe und zeigten besonders bei Mädchen, die eher geneigt waren, sich über ihren weiblichen »Marktwert« zu definieren, günstige Wirkung.

Für die in der Einrichtung tätigen Pädagog:innen ist es von entscheidender Bedeutung, diesen Wert der Gruppe zu erkennen und zu fördern. Das setzt einige professionelle Qualitäten voraus, die leider im Zuge der neoliberalen Bemächtigung der Sozialpädagogik ins Hintertreffen zu geraten drohen und deswegen an dieser Stelle ein wenig Darstellungsplatz benötigen: Die Anerkennung der Bedeutung der Lebenswelt der Klient:innen ist weder vereinbar mit einer einseitigen Ausrichtung auf die für die Bewährung in der Arbeitswelt bedeutsamen Sekundärtugenden noch mit einer dominanten Orientierung an den stark individualisierenden »Hausnummern« etwa der ICD-10. Darauf werden

Sozialpädagog:innen bestehen müssen, um ihre eigene professionelle Perspektive zu erhalten und ein Abrutschen in eine (noch dazu schlechter bezahlte) quasimedizinische Hilfstätigkeit zu vermeiden. Wir können keinen Erfolg haben, wenn wir die Klient:innen *behandeln,* sondern wir können nur *mit ihnen handeln* – was nicht Agieren, aber oft Aushandeln beinhaltet. Daraus ergibt sich allerdings eine weitere professionelle Anforderung an Sozialpädagog:innen – nämlich die Parteilichkeit im Sinne der Klient:innen. Jenseits der in den 1970er Jahren modischen »Randgruppenstrategien« (die im Kern einen Missbrauch der Klientel darstellten) ist Parteilichkeit eine notwendige Qualität von Sozialpädagogik, auch und gerade in der Arbeit mit Jugendlichen, und ohne sie kommt die erforderliche professionelle Bindung nicht zustande, da die meisten Jugendlichen aufgrund ihrer Verletzlichkeit hier ein sehr feines Gespür haben. Die derzeit dominante Orientierung an Slogans wie »Fordern und Fördern« geht völlig an der Lebenswelt der Klient:innen vorbei und erzeugt einen kontraproduktiven Stigmatisierungsdruck. Daher ist es z. B. sehr zu begrüßen, dass die Internationale Gesellschaft für Erzieherische Hilfen (IGfH) erst kürzlich ein ganzes Heft ihrer Monatszeitschrift dem Thema Parteilichkeit gewidmet hat (IGfH, 2020). Fazit: Aus den genannten Gründen geht es beim gruppenanalytischen Blick auf die Erziehungshilfe nicht um eine mögliche Modeerscheinung, sondern erst einmal um eine Rückbesinnung auf den Kern sozialpädagogischer Professionalität.

4 Gruppenleitung als Team

Für Gruppenanalytiker:innen sei nun Folgendes ausgeführt: In der praktischen, alltäglichen Umsetzung von sozialpädagogischer und gruppenanalytischer Professionalität in der Jugendwohngruppe stoßen wir auf ein spezifisches Merkmal des Arbeitsfeldes, mit dem es sich von der psychotherapeutischen Arbeit deutlich unterscheidet: Eine Paar- oder Co-Leitung als Standard in der Gruppenarbeit mit Jugendlichen, wie sie etwa der »Leitfaden« der GaKiJu empfiehlt (Arbeitsgemeinschaft Gruppenanalyse mit Kindern und Jugendlichen, 2021, S. 52 ff.), stellt sich hier ganz anders dar. Aufgrund der Aufgabenstellung und der daraus resultierenden Zeitstruktur (sieben Tage à circa achtzehn Stunden pro Woche) haben wir es hier nicht mit einem Leiterpaar, sondern mit einer ganzen weiteren Gruppe zu tun, nämlich derjenigen der Pädagog:innen. Pro Wohngruppe braucht es mindestens vier Vollzeitkräfte (das heißt eher fünf bis sechs Personen), und diese sind nur selten (und wenn, dann nur zu zweit) gleichzeitig im Dienst. Für die pädagogische Potenz und Wirksamkeit einer (Einrichtung mit) Jugendwohngruppe sind Grundhaltung und Kommunikationsstil dieser Gruppe auch untereinander von entscheidender Bedeutung – nicht umsonst betont z. B. Makarenko die Wichtigkeit des Umgangstones und der Gemeinschaft und Qualität der Pädagog:innen (vgl. Marenko, 1980, bes. S. 427 ff.).[3] Bietet bereits ein Leitungspaar in der psychotherapeutischen Gruppe ein reiches Feld für die Entwicklung von bewussten und unbewussten Fantasien der Gruppe (etwa Elternpaar, Chef und Sekretärin, Ehemann und Geliebte usw.; vgl. Neumann u. Zimmermann, 2010, S. 199), so gilt dies umso mehr für ein so umfangreiches Personal. Gleichzeitig bieten die Mitglieder dieser Gruppe auch ein Modell- und Identifikationsangebot für die Jugendlichen, ebenso wie die ganze Gruppe vor allem in ihrem Umgangsstil für diejenige der Bewohner:innen. Es handelt sich also um *zwei ineinander verschränkte Gruppen,* zwischen denen ein Reifungs-, Alters-, Ausbildungs- und Verantwortungsgefälle besteht.

Das hat erhebliche Konsequenzen bereits für die Zusammensetzung der Pädagog:innengruppe. Gelten grundsätzlich ähnliche Voraussetzungen wie bei einer Co-Therapie, also »Grundsympathie, keine antizipierte Ablehnung, kein Zweifel an der Kompetenz des Anderen« (Neumann u. Zimmermann, 2010, S. 197), so sollte in einer koedukativ angelegten Einrichtung auch im Pädagog:innenteam das Geschlechterverhältnis (und möglichst auch das Altersgefälle) zahlenmäßig etwa ausgeglichen sein. Bei den Sozialpädagog:innen – mit welcher Vorausbildung auch immer sie kommen – ist besonders darauf zu achten, dass die Grundvoraussetzungen der Parteilichkeit (siehe oben) und einer damit verbundenen professionellen Neugier vorliegen – eine ängstlich-rigide, eine (versteckt) stigmatisierende Haltung oder eine Methodengläubigkeit (häufige Formen der Abwehr) sind nicht nur für die Arbeit der Betreffenden kontraproduktiv, sondern können das ganze Team lähmen. In der pädagogischen Arbeit sind das bedeutsame, fordernde und Neulinge überraschende Themen: Kaum ein:e Sozialpädagog:in verfügt über therapeutische beziehungsweise gruppendynamische Selbsterfahrung oder entsprechendes Grundwissen. Jede:r ist im Dienst in der Regel allein mit Jugendlichen konfrontiert, zu deren persönlicher Grundausstattung aufgrund ihrer wenig förderlichen Vorerfahrung ein hohes Maß an Sensibilität für die Schwächen anderer, an Grundmisstrauen und an Manipulativität gehört. Das löst selbst bei stabilen Persönlichkeiten schnell Angst aus und führt unweigerlich auch zu Fehlern in der Arbeit.

3 So berichtet Makarenko, für den Betrieb seiner Einrichtung seien ihm vierzig Planstellen für Erzieher:innen angeboten worden, die jeweils 40 Rubel verdienen sollten; er habe aber darauf bestanden, mit nur 15 Erzieher:innen zu arbeiten, die aber 80 Rubel verdienen sollten (Makarenko, 1980, S. 430).

5 Verschränkung der Gruppen

Entscheidend wird dann die Frage, wie damit im Team umgegangen wird. Sind latente Aggressionen, etwa Konkurrenzbestrebungen dominant, so entsteht eine gestörte Kommunikation, die sich unmittelbar auf die Arbeit mit den Jugendlichen auswirkt und schnell gefährlich werden kann. Statt für die Jugendlichen zu einem Modell für konstruktiven und solidarischen Umgang mit Lebensschwierigkeiten zu werden, geraten die Pädagog:innen dann, gefangen in den Fallstricken der eigenen Abwehr, faktisch in den Sog destruktiver Impulse, die von den Jugendlichen hereingetragen werden, und handeln im Sinne des gesellschaftlichen Unbewussten, ohne zu bemerken, dass sie Opfer eines manipulativen Mechanismus wurden. Die sich dabei entfaltenden Zentrifugalkräfte bewirken am Ende meist, dass jemand das Haus verlassen muss – eine Bewohnerin oder ein Mitarbeiter. Da damit das Problem nicht gelöst, sondern, gruppenanalytisch gesprochen, nur ein Knoten aus dem Netzwerk entfernt (und symbolisch der Zerstörung preisgegeben) ist, kann die Destruktion weiter wirken, die Bion'schen Grundannahmen (»Dependence, Fight-Flight, Pairing«, zit. nach Finger-Trescher, 1991, S. 109) sind weiter wirkmächtig, und oft fordern sie dann noch ein weiteres Opfer, das dem Druck erliegt, »auf der Walstatt bleibt« beziehungsweise als gemeinsame »Leiche im Keller« die Gruppe nachhaltig mit Scham- und Schuldgefühl sowie verborgener Aggression belastet. Aufgrund der hohen biografischen »Altlasten« der jugendlichen Gruppenmitglieder, der meist mangelnden Selbsterfahrung und geringen psychologischen Schulung der Sozialpädagog:innen sind solche Entwicklungen in Jugendhilfe-Wohngruppen keine Seltenheit – die bekannten »Heimkarrieren« sind trauriges Ergebnis. Daher besteht eine entscheidend wichtige Leitungsaufgabe darin, in den Teamsitzungen eine für wirklichen (möglichst konkurrenzarmen) kollegialen Austausch günstige Atmosphäre zu schaffen und zu nutzen.

Denn in der konkreten Situation der Praxis ist jede:r Pädagog:in in der Regel allein. Den Jugendlichen begegnet sie oder er als *Person*, nicht als *Fachkraft*, das ist schon für den Aufbau der notwendigen (temporären) Bindung erforderlich. Daraus ergibt sich aber ein für viele Pädagog:innen beängstigendes Charakteristikum: die Unplanbarkeit der Arbeit im Sinne eines Input-Output-Mechanismus. Vielmehr »sollte man eine Technik der Beobachtung von Gelegenheiten, die sich ergeben oder nicht ergeben, aneignen und diese Gelegenheiten dann ausnutzen« (N. Luhmann, zit. nach Feuling, 2017, S. 53). Andernfalls ist damit zu rechnen, dass die Jugendlichen sich »verwaltet« fühlen und entsprechend reagieren. Das kann unterschiedliche Formen haben – von Obstruktion, Feindseligkeit, offenem Desinteresse usw. bis zu einer ausbeuterisch fordernden Haltung – »Was du hier für mich tust, ist selbstverständlich – dafür wirst du ja bezahlt. Wenn ich dir wirklich etwas bedeute, dann sei auch in deiner Freizeit für mich da«, äußerte eine Jugendliche. Dieses Auf-sich-selbst-Geworfen-Sein ist vor allem für junge, idealistische und unsichere Pädagog:innen schwer aushaltbar. Sie sind darauf psychisch nicht vorbereitet und neigen in der Folge entweder zu selbstausbeuterischem Verhalten, teils bis hin zum Burn-out, oder zur Abstumpfung und Gleichgültigkeit gegenüber ihrer Klientel. Bettelheim sagt, »dass zwar alle Mitarbeiter über die Anschauungen, die unseren Behandlungsbemühungen zugrunde liegen, einig sind; eben diese Anschauungen machen es aber notwendig, dass jeder einzelne Mitarbeiter sie ganz und gar nach Maßgabe seiner eigenen Persönlichkeit in die Tat umsetzt« (Bettelheim, 1971, S. 32), und weiter: »Auch sie [die Mitarbeiter, T. S.] müssen lernen, Teil einer zielstrebigen Einheit zu werden, und darüber hinaus, was noch schwieriger erscheinen mag, zugleich ihre persönliche Eigenart zu bewahren. Mit einem Wort: sie müssen lernen, *mehr* sie selbst zu werden, und nicht weniger« (Bettelheim, 1971, S. 32; Hervorhebung im Original). Diesen anspruchsvollen Weg zu ermöglichen, ist Aufgabe des pädagogischen Teams und seiner Leitung.

Ein wichtiger Hinweis darauf, dass wir als Team auf dem richtigen Weg – und deshalb für die Jugendlichen wirksam – waren, lag für mich in dem Ausmaß unserer Fähigkeit, während der Teamsitzungen auch über unsere Gegenübertragungen und die empfundenen Zugangsmöglichkeiten – oder deren Fehlen – im Umgang mit den Jugendlichen zu sprechen; gegebenenfalls auch über immer wieder auftretende Empfindungen von Selbstentfremdung und eigenen fremdartigen Gefühlsregungen, wie sie bei »Empfänger:innen« projektiver Identifikationen auftreten. Das ist schwieriger, als es vielleicht klingt: Es muss eine in unserer Gesellschaft, besonders in der Arbeitswelt, hochwirksame Schranke von Scham und Misstrauen überwunden werden. Wenn es aber gelang – das war keineswegs immer so –, dann bestand für das Team die Chance der »psychotischen Angst und [den] Mechanismen der Abspaltung und der projektiven Identifikation« (Bion, zit. nach Finger-Trescher, 1991, S. 110), die hier wirksam zu werden drohten, auf die Spur zu kommen. Meist blieb nach solchen Teamgesprächen ein Gefühl von Ambiguität, von Nichteindeutigkeit der gewonnenen Erkenntnis (beziehungsweise Deutung). Allein das stellte aber einen großen Fortschritt dar gegenüber der Standard-Kampf-Flucht-Grundannahme pädagogischer Teams, die da lautet: »Wenn wir nur dies eine Kind loswerden könnten, dann wäre alles gut« (Winnicott, 1988, S. 289). Wir wurden wieder handlungsfähig und auch neugierig, und somit konnten wir vorerst dem Idealweg folgen, den Ogden für den Mechanismus der projektiven Identifikation zeichnet: »It may be that the essence of what is therapeutic for the patient lies in the therapist's ability to receive the patient's projections, utilize facets of his own more mature personality system to process the projection, and then make the digested projection available for reinternalization through the therapeutic interaction« (Ogden, 1998, S. 20). Keine leichte Aufgabe, aber es spricht nichts gegen die Annahme, dass sie in pädagogischen Beziehungen genauso häufig vorkommt und auch bewältigt werden kann wie in psychotherapeutischen. Ein funktionierendes pädagogisches Team (das, im Bion'schen Terminus, den Modus der Arbeitsgruppe immer wieder erreicht), ist dabei enorm hilfreich und im Grunde unverzichtbar.

6 Wert der Gruppen-Selbstbildung

Darin liegt schließlich auch eine wesentliche Voraussetzung für das Zustandekommen und den Erfolg der Gruppen-Selbstbildung. In dem heute in der Jugendhilfe üblichen Denken in Einzelfällen und Maßnahmen werden ja nicht nur Erkenntnisse aus Beziehungs- und Bindungsforschung vernachlässigt, sondern auch der sozialisierende und persönlichkeitsbildende Wert der Gruppen-Selbstbildung – im System des »Qualitätsmanagements« kommt er nicht in den Blick. Außer der beschriebenen altersgemäßen Attraktivität spielt die Peergroup auch als quasi Übungsgelände für neue Ansätze der Lebensbewältigung eine Rolle. Zunächst beschnuppert man sich gegenseitig, und es werden tiefsinnige Gespräche zu zweit oder zu dritt geführt, es bilden sich Untergruppierungen für gemeinsame Unternehmungen usw. Die Pädagog:innen sollten hier nur dann regelnd eingreifen, wenn klar erkennbar ist, dass die Jugendlichen sich festgefahren haben oder einen Konflikt in destruktiver Weise zu lösen versuchen (z. B. gemeinsame Unternehmungen mit dem Ziel des »Türken-Klatschens« usw.). Wir hatten immer so wenige Regeln wie möglich, und auch über diese konnte gegebenenfalls verhandelt werden. Das betraf z. B. die Ausgangsregelung: Am Wochenende wurden immer wieder Jugendliche, die im Haus bereits beheimatet waren, auf Wunsch nachts beurlaubt, zwecks Besuches von Treffpunkten ihrer jeweiligen »Szene« oder Ähnlichem, mit der Auflage, bei Rückkehr (oft nachts) sich der diensthabenden Pädagogin bemerkbar zu machen. Klappte das – was meist der Fall war –, so hatte sich die Grenzerweiterung bewährt; außerdem war der nächtliche Ausflug vom Odium der Grenzverletzung (heimliches Abhauen) befreit, und es konnte offen über die Erlebnisse und ihre Bedeutung gesprochen werden, sie wurden damit Bestandteil des Gruppenerlebens, statt im Geheimen eine mehr oder weniger destruktive Macht zu erlangen. Ebenso suchten Jugendliche immer wieder die Grenzen der Belastbarkeit der Pädagog:innen zu bestimmen. Vor allem spielte dabei oft die Frage eine Rolle, ob es wirklich sinnvoll sei, sich den Mühen von Schule oder Ausbildung zu unterziehen; spitzfindige »Liebhaber ethischer Probleme« (Makarenko, 1980, S. 481), deren es nicht wenige gab, stilisierten dies zu der Frage, ob die Gesellschaft einem Jugendlichen etwas schulde oder von ihm (der doch so sehr geschädigt war) am Ende gar etwas verlangen könne. Battegay sagt über jugendliche Drogenabhängige: »Sie haben unbewusst die Einstellung, dass die sie Umgebenden alles verstehen und sie bedingungslos annehmen sollten, wie immer sie sich auch verhalten mögen. Diese jungen Menschen erwarten von den Verantwortlichen in der Gesellschaft, dass sie das Getriebe in Gang halten, während sie selbst – süchtig – ein immerdauerndes Verständnis verlangen« (Battegay, 1987, S. 70). War die Sache ausdiskutiert, so konnte es immer noch vorkommen, dass ein:e Jugendliche:r sich einfach bockig querstellte – dass dies nie in einer Eins-zu-eins-Konstellation geschah, machte schon deutlich, dass es hier um ein Gruppenphänomen ging.

So kam es z. B. nach langer Gruppendiskussion in unserem Büro zu einer kleinen Szene:
ANGELIKA (zum Erzieher): »Sie können viel erzählen, ich hab aber trotzdem keinen Bock und gehe morgen nicht zur Schule!«
ERZIEHER (zu einem dabeistehenden Mädchen): »Alina, mach mal das Fenster auf!«
ALINA: ???
ERZIEHER: »Ich will die Angelika rausschmeißen.«
Gelächter.
Es ist allen klar, dass niemand rausgeschmissen wird. Aber auch, dass die Grenze des pädagogischen Redens erreicht ist. Ob Angelika morgen zur Schule geht, das wird sich zeigen. Der Ausgang bleibt offen, und der Einzug des Humors bedeutet die Kapitulation jeder Allmachtsfantasie (der des Pädagogen wie der der Jugendlichen) und stellt die reale Verteilung der Verantwortlichkeiten her.

Eine Vielzahl solcher alltäglichen Szenen konstituiert die Wirksamkeit der Gruppe, man sieht es auch daran, dass sie gelegentlich von den Jugendlichen selbst quasi spielerisch kopiert – und damit zu Elementen der Wirklichkeitskonstruktion – werden. Erwachsenwerden wird nur dann klappen, wenn es auch lustvoll ist. Dabei werden solche Schritte ins Erwachsenendasein, in die Gesellschaft oft als verwirrend, widersprüchlich und überfordernd erlebt, und hier kann die Gruppe helfen – sie hält Komplexität besser aus als der Einzelne. Das erfordert aber Pädagog:innen, die sich dessen bewusst sind und sich auf die Gruppe und auf ihren Platz »auf dem Rand der Gruppe« einlassen.

Ein unschätzbar wertvolles Mittel, um dem Ziel von Selbstfindung, Selbstreflexion und Selbstbehauptung von Jugendlichen wie von Mitarbeiter:innen näherzukommen, sind erlebnispädagogische Unternehmungen mit der Gruppe. Das müssen nicht unbedingt Highlights wie Rafting, Canyoning, Hochgebirgstouren oder Ähnliches sein. Wir haben praktisch jedes Jahr eine Zeltfreizeit mit möglichst allen Bewohner:innen durchgeführt, meist auf einer kroatischen Insel (Entfernung über eintausend Kilometer). Die Erfahrung, weit jenseits der gewohnten Umgebung in einem fremden Land mit fremder Sprache unter eher einfachen Bedingungen, aber in schöner Landschaft und mit attraktiven Betätigungsmöglichkeiten – Schwimmen, Schnorcheln, Steineklopfen, Boot fahren, Kontakte knüpfen (es gab auch andere Jugendliche), manchmal abends Disco … – eine gemeinsame Zeit (zwei Wochen) ohne die üblichen Alltagsanforderungen zu verbringen, machte die Bedeutung der Gruppe für alle erkennbarer und führte ebenso zu einem Schub an Autonomie, Selbstreflexion, Kenntnis der anderen und der ganzen Gruppe – das galt für Jugendliche wie für Erwachsene, man kann von einer mentalisierenden Wirkung sprechen.

David, ein 15-Jähriger mit ausgeprägt dissozialem Beziehungsmuster, fand nur schwer in die Gruppe. Florian, 18 Jahre, hatte schon über zwei Jahre hier gelebt und gut profitiert. Er war aus derselben Vorgängereinrichtung wie David gekommen und fühlte sich ihm gegenüber verantwortlich. Auf dem Weg in die Freizeit und auf dem Heimweg besetzten die beiden die letzte Bank im Bus und unterhielten den Rest mit originellen Kommentaren, teils extemporierten Dialogen à la »Waldorf und Statler« aus der Muppet Show. Auf dem Zeltplatz nahm Florian den David ebenfalls unter seine Fittiche und zog immer wieder mit ihm los, um, bewaffnet mit zwei Hämmern, irgendwo in der Nähe auf Felsen herumzuklopfen und vermeintliche Schätze freizulegen. Überhaupt haben wir immer wieder erlebt, dass Gruppenmitglieder, die schon länger dabei waren, viel taten, um später gekommenen den Einstieg zu erleichtern.

Nach der Rückkehr war regelmäßig festzustellen: Kohärenz und Bindungen waren gestärkt worden, die Matrix reicher und feiner geworden. Die Mitarbeiter:innen, die mitgefahren waren, gingen danach selbstbewusster, respektvoller und weniger ängstlich-vermeidend mit den Jugendlichen um.

Beim szenischen Verstehen in der Arbeit mit biografisch schwer belasteten Jugendlichen, wie wir sie in der Erziehungshilfe vorfinden, ist es besonders wichtig, sich von monokausalen, dichotomischen oder linearen Denkmustern zu verabschieden und Komplexität zuzulassen. Das heißt: Dinge und Konflikte dialogisch zu betrachten – sie können gleichzeitig komplementär und antagonistisch sein; sie als rekursiv zu begreifen – Ursache und Wirkung können die Plätze tauschen; schließlich sie als hologrammatisch zu sehen – in einem Element der Gruppe ist das Ganze gespiegelt und umgekehrt (vgl. Najmanovich, 2012, S. 174). Die gruppenanalytische Vorstellung vom Netzwerk mit vielen Knoten, von der sozialen Genese und Funktion psychischer Strukturen und Störungen und von der dynamischen Gruppenmatrix kommt diesen erkenntnistheoretischen Prinzipien sehr entgegen und hilft beim Verständnis auch verworrener biografischer, psychischer und sozialer Zusammenhänge.

Fazit: Für die sozialpädagogische Arbeit im Kontext der stationären Erziehungshilfe sind gruppendynamische Selbsterfahrung und gruppenanalytisches Wissen von erheblicher Bedeutung. So kann auch in der Jugendwohngruppe »für Helligkeit zu sorgen, dauernde Adoleszenz zu ermöglichen, [...] eine wichtige Funktion der Gruppenanalyse sein« (Rudnitzki, 1996, S. 369). Dafür ist zu werben.

Auf einen Blick:
Gruppenanalyse ermöglicht im sozialpädagogischen Arbeitsfeld Jugendwohngruppen:
- eine Rückbesinnung auf sozialpädagogische Grundkompetenzen wie professionelle Parteilichkeit und Solidarität in der Teamarbeit;
- einen Erkenntnisgewinn im Blick auf die soziale Genese von psychischen Verarbeitungsproblemen der Klientel sowie auf deren Wirksamwerden im Netzwerk der Gruppe, damit auch einen Zugewinn an Handlungsspielraum;
- einen erweiterten Blick auf die Wirksamkeit der Gruppe insgesamt sowie im Besonderen der Gruppe der Pädagog:innen.

Gruppenanalyse gewinnt in diesem Arbeitsfeld:
- eine Erweiterung ihrer Anwendung über den psychotherapeutischen beziehungsweise supervisorischen Bereich hinaus;
- einen möglichen Erkenntnisgewinn in der Betrachtung von ineinander verschränkten Gruppen (Klient:innen- und Pädagog:innengruppe);
- eine Wirksamkeitserweiterung im Blick auf solche Gruppenzusammenhänge, in denen der gemeinsame gelingende Alltag ein wesentliches Erfolgskriterium darstellt.

Beide – Gruppenanalyse und Sozialpädagogik – können einen Erkenntnis- und Handlungsgewinn im Sinne der Durchdringung und Bewältigung von gesellschaftlicher Komplexität erreichen.

In diesem Sinne sind eine Erweiterung und Vertiefung von gemeinsamer gruppenanalytischer und sozialpädagogischer Arbeit, bei gegenseitigem Respekt, dringend geboten und wünschenswert.

Literatur

Arbeitsgemeinschaft Gruppenanalyse mit Kindern und Jugendlichen (Hrsg.) (2021). Gruppenanalyse mit Kindern und Jugendlichen. Ein Leidfaden zur Kompetenzentwicklung. Göttingen: Vandenhoeck & Ruprecht.

Battegay, R. (1987). Die Hungerkrankheiten. Unersättlichkeit als krankhaftes Phänomen. Frankfurt a. M.: Fischer.

Becker, S. (Hrsg.) (1995). Helfen statt Heilen. Ernst Federn zum 80. Geburtstag. Gießen: Psychosozial.

Bettelheim, B. (1971). Liebe allein genügt nicht. Die Erziehung emotional gestörter Kinder. Stuttgart: Klett-Cotta.

Feuling, M. (2017). Verwahrlosung (in) der Jugendhilfe. Kinderanalyse – Psychoanalyse im Kindes- und Jugendalter und ihre Anwendungen, 25 (1), 42–61.

Finger-Trescher, U. (1991). Wirkfaktoren der Einzel- und Gruppenanalyse. Stuttgart-Bad Cannstatt: Frommann-Holzboog.

Goffman, E. (1996). Stigma. Über Techniken der Bewältigung beschädigter Identität (12. Aufl.). Frankfurt a. M.: Suhrkamp.

IGfH – Internationale Gesellschaft für Erzieherische Hilfen (2020). Parteilichkeit heute. Forum Erziehungshilfen, 26 (3).

Makarenko, A. (1980). Ein pädagogisches Poem. Der Weg ins Leben. Frankfurt a. M.: Ullstein.

Najmanovich, D., Lucano, M. (2012). Epistemología para principiantes. Buenos Aires: Era Naciente.

Neumann, H., Zimmermann, S. (2010). Leitung als Paar in der analytischen Gruppentherapie. In C. Seidler, I. Misselwitz, S. Heyne, H. Küster (Hrsg.), Das Spiel der Geschlechter und der Kampf der Generationen. Gruppenanalyse in Ost und West (S. 197–202). Göttingen: Vandenhoeck & Ruprecht.

Ogden, T. (1998). Projective identification and psychotherapeutic technique. Northvale u. a.: Jason Aronson.

Rohr, E., Cogoy, R. (2020). »Wollt ihr einen VW-Käfer oder einen Mercedes-Benz?«. Gruppenanalyse – Zeitschrift für gruppenanalytische Psychotherapie, Beratung und Supervision, 30 (2), 166–183.

Rudnitzki, G. (1996). Gruppenbilder der Adoleszenz. Praxis der Kinderpsychologie und Kinderpsychiatrie, 45 (10), 362–370.

Schröder, A. (2000). Fremdverstehende Zugänge und Jugendarbeit – Gruppendiskussionen mit Jugendlichen. In V. King, B. Müller (Hrsg.), Adoleszenz und pädagogische Praxis. Bedeutungen von Geschlecht, Generation und Herkunft in der Jugendarbeit (S. 157–174). Freiburg: Lambertus.

Thiersch, H. (1986). Die Erfahrung der Wirklichkeit. Perspektiven einer alltagsorientierten Sozialpädagogik. Weinheim: Juventa.

Winnicott, D. (1988). Heimfürsorge als Therapie. In D. Winnicott, Aggression. Versagen der Umwelt als antisoziale Tendenz (S. 280–290). Stuttgart: Klett-Cotta.

Yalom, I. (1996). Theorie und Praxis der Gruppenpsychotherapie. Ein Lehrbuch (4., völlig überarb. und erw. Aufl.). München: Pfeiffer.

Die Gruppenanalyse in der Kinder- und Jugendpsychiatrie – Erfahrung und Bedeutung

Andreas Opitz

1 Die Psychiatrie – ein besonderer Ort

Was bedeutet dieser Ort für Menschen in Not? Wie ist er besetzt? Es ist sehr schwer für Menschen, Helfersysteme in Anspruch zu nehmen, die per se angstbesetzt sind oder aber ein gewisses Stigma verleihen: Klapse, Irrenanstalt, Mackebude. Gedanken wie Zwangsmedikation, Gummizelle, Zwangsjacken oder Fixierungen sind präsent und machen Angst. Außerdem bedeutet es für viele Patient:innen sowie deren Angehörige, dass diese Institution der letzte Ort ist, der noch helfen kann oder muss, z. B. gesetzlich angeordnet. All das macht etwas mit den Betroffenen und beeinflusst innerpsychisch z. B. die Motivation und das eigene Selbstwerterleben. Die Matrix des Systems Psychiatrie mit aktueller Geschichte sowie gesellschaftlich, politisch und aber auch geschichtlich wirkt auf die Behandlung und den Verlauf ein. Meine Tätigkeit in dem Bereich der Arbeit mit Kindern und Jugendlichen mit besonderen Anforderungen begann vor 39 Jahren. Somit bin ich ein Teil dieser Matrix und bringe dies in die Arbeit mit ein. Als Sozialpädagoge, Gestalt- und Heilpädagoge und seit 2010 auch als Gruppenanalytiker arbeite ich in diesem Bereich. Mein Arbeitgeber ist in Berlin. Es handelt sich um das Vivantes Netzwerk für Gesundheit GmbH.

Die Kliniken für Kinder- und Jugendpsychiatrie, Psychotherapie und Psychosomatik des Vivantes Netzwerks für Gesundheit Berlin GmbH befinden sich an zwei Standorten: im Klinikum im Friedrichshain (KFH) und im Klinikum Neukölln (KNK). Die Kliniken übernehmen die psychiatrische Versorgung von Minderjährigen in den Berliner Versorgungsregionen Mitte (Mitte, Wedding, Tiergarten), Kreuzberg-Friedrichshain, Treptow-Köpenick und Neukölln. Auf sechzig vollstationären (vier Stationen) einschließlich einer fakultativ geschützten Intensivbehandlungsstation, 52 teilstationären Behandlungsplätzen (fünf Stationen) und zwei Institutsambulanzen werden alle kinder- und jugendpsychiatrischen Störungen behandelt. Zugleich bestehen überregionale Versorgungsaufträge für die Behandlung von Substanzmissbrauch und Abhängigkeitserkrankungen bei Jugendlichen sowie für Psychotherapie. Hinzu kommen die Schwerpunktbildung Kleinkindpsychiatrie im KNK sowie die aufsuchende Betreuung von Jugendhilfeeinrichtungen.

Mein Tätigkeitsgebiet ist im Vivantes Klinikum Neukölln verortet. Dort betreue ich eine Gruppe von Kindern und Jugendlichen im Alter von 13 bis 18 Jahren. Gleichzeitig leite ich in der dortigen Institutionsambulanz eine ambulante Gruppe von jugendlichen Patient:innen.

2 Die tagesklinische Gruppe

Im Gegensatz zum stationären Setting findet die Behandlung in der Tagesklinik von 7:45 Uhr bis 15:45 Uhr statt. Danach gehen die Patient:innen wieder in ihr häusliches Umfeld oder in ihre betreuenden Einrichtungen. Sie haben in der Klinik kein Zimmer und leben nicht rund um die Uhr miteinander. Es handelt sich um acht junge Menschen, die in die Gruppe verschiedenste Themen mitbringen. Diese sind auch durch die Altersspanne der Jugendlichen von 13 bis 18 Jahren bestimmt. In der Gruppe entstehen Konflikte und Themen reinszenieren sich. Im Gegensatz zum stationären Setting gibt es in der Tagesklinik eine Konstanz des Betreuungspersonals. Dies ermöglicht eine Beziehungskonstanz, die für die Arbeit mit der tagesklinischen Gruppe hilfreich ist.

3 Der Rahmen trägt das Bild

Je nach Kontext gibt es die Frage nach dem passenden Setting/Rahmen. Der richtige Rahmen, der sichere Rahmen hat unter anderem die Funktion der Entängstigung. Die Angst des Einzelnen in der Gruppe vor Ausgrenzung oder Auflösung ist groß. Erlebte Erfahrungen sind aktiv und die Gruppe ist noch unberechenbar und fremd. Meiner Erfahrung nach ist es wichtig, einen stabilen äußeren Rahmen zu schaffen. Dieser beinhaltet zum einen möglichst feste und unveränderte Räume, Rituale, klare Absprachen und das sichere und regelmäßige Stattfinden von Gruppenangeboten. Der ständige Wechsel von Räumen, in denen Gruppen stattfinden sollen, sowie Unklarheiten bei Absprachen und Regeln führen sehr häufig zu starken Verunsicherungen und Angst. In der Klinik gibt es ein regelmäßiges Angebot von Gruppen und strukturierenden Ritualen, wie z. B. montags die Wochenausblick-Gruppe und freitags die Wochenrückblick-Gruppe. Bei dem Wochenausblick geht es darum, dass sich jede:r Patient:in für die anstehende Woche ein persönliches Wochenziel sucht. An diesem Ziel arbeitet sie:er dann innerhalb der Woche. Am Freitag, während des Wochenrückblicks, wertet sie:er dann ein Ziel gemeinsam mit der Gruppe aus. Jede:r Teilnehmer:in gibt ihr:ihm eine persönliche Rückmeldung zu ihrem:seinem Wochenziel. Deswegen findet einmal wöchentlich eine Skillgruppe und ebenfalls einmal wöchentlich eine Soziale-Kompetenz-Gruppe statt. In diesen Gruppen finden sich emotional instabile Patient:innen wieder, die Wahrnehmungen trainieren und Skills zur Emotionsregulation kennenlernen. Musiktherapie, kommunikative Bewegungstherapie, Ergotherapie, Sport und die gesamte Millieutherapie des Pflege- und Erziehungsdienstes sind weitere Behandlungswerkzeuge. Die Beschulung findet in der internen Klinikschule statt. Der Unterricht wird in kleinen Gruppen und reduzierter Stundenzahl durchgeführt und wird von Lehrer:innen mit spezieller sonderpädagogischer Ausbildung geleitet.

4 Die Gesprächstherapiegruppe: »Platz für Inneres«

Ein wichtiger Bestandteil in der Woche ist die Gesprächstherapiegruppe. Diese Gruppe findet einmal wöchentlich statt und wird von mir zusammen mit einer psychologischen Kollegin geleitet. Diese Gruppe ist den Jugendlichen extrem wichtig und ein Ausfall oder Verschieben der Gruppe wird schwer akzeptiert. Es gab eine Situation, in der ich krankheitsbedingt nicht anwesend und eine Vertretung nicht möglich war. Nach meiner Rückkehr berichteten mir die Patient:innen stolz, dass sie den Gruppentermin ohne mich abgehalten hätten. In dieser Gruppe gibt es kein Modul oder keine Themenvorgabe. Das Thema entwickelt sich aus der Gruppe und sucht sich seinen Weg. Es ist für viele immer wieder verblüffend und schön festzustellen, dass eigene, mitunter sehr persönliche, Themen das Thema der Gruppe und oft aller sind. Eigene schwere Themen wie Gewalterfahrung, Ängste, Ausgrenzung, Ablösungskonflikte, Depressionen usw. werden durch die Gruppe reinszeniert und bearbeitet. Durch das entstehende Gefühl der Resonanz durch die anderen und den zusammengetragenen Facetten, in denen sich der Einzelne wiederfindet, werden Probleme versprachlicht und die Jugendlichen machen oftmals erstmalig eine positive Gruppenerfahrung.

Diese Gruppe trägt die Jugendlichen durch den Klinikalltag und wirkt ein. Die gemeinsame Leitung mit der Psychologin, die auch einzelfallführend ist, stellt sich als sinnvoll dar. Es ist mir auch hier wichtig, dass es eine Kontinuität in der Besetzung gibt.

5 Was sagt uns die Gruppe?

Im gruppenanalytischen Alltag ist es immer faszinierend, wie sich die Themen der einzelnen Patient:innen in einem Gruppenthema darstellen. Ist man offen, dieses Thema mit der Gruppe zu sehen und zu benennen, gibt es allen Beteiligten die Chance, das Wesentliche zu erkennen und gemeinsam, und auch in der Einzeltherapie, daran zu arbeiten. Das Gruppenthema entsteht aus der persönlichen Matrix jedes einzelnen Patienten und jede:r Patient:in, der betreuenden Personen und auch der verschiedenen Institutionen. Es handelt sich dabei z. B. um Themen wie den Wunsch nach Autonomie, Ängste, Wut, den Wunsch nach Beziehung, Sexualität, Spaltung, Konkurrenz.

Bearbeitet man diese entstehenden Gruppenthemen offen und direkt, entsteht meist eine Resonanz und das Gefühl, dass sich die Gruppe gehört und ernst genommen fühlt. Außerdem erklärt es einem, warum sich die Gruppenstimmung »plötzlich« verändert oder bestimmte Themen, wie z. B. Mobbing, in der Gruppe auf einmal aktuell sind.

6 Das Team als Spiegel der Gruppe/ die Gruppe als Spiegel des Teams

Einen starken Einfluss in der Arbeit mit den Kindern und Jugendlichen haben meiner Erfahrung nach die Haltung und die bestehende Dynamik innerhalb des Betreuungsteams. Unausgesprochene Konflikte im Team, gehemmte Aggressionen, spiegeln sich in der Gruppe wider. Diese treten plötzlich in der Patient:innengruppe auf, die vorher so harmonisch war. Ebenso habe ich erlebt, wie langfristige Erkrankungen von Mitarbeiter:innen in der Gruppe Verhalten ausgelöst haben, das Kindern von Trennungseltern entsprach. Schuldthemen und regressives Verhalten nahmen zu, ebenso somatisierendes Verhalten. Veränderungen im Betreuungsteam, wie Schwangerschaft einer Kollegin, lösen starke Verunsicherungen und Ängste aus, obwohl diese der Gruppe offiziell noch nicht bekannt ist. Die Ängste der Gruppe vor Auflösung werden aktiviert. Ebenso übertragen sich oft Themen der Gruppe auf das Betreuungsteam. Ein gutes Beispiel hierfür sind die zunehmenden Spaltungen und Kommunikationsprobleme innerhalb des Teams bei Betreuung einer Gruppe mit mehreren Borderline-Patient:innen. Für mich ist es sehr hilfreich, die Dynamik des Teams und die der Patient:innengruppe gemeinsam im Blick zu behalten. Dies hilft mir sehr, Prozesse besser zu verstehen, und erspart oft, Dynamiken hinterherzulaufen.

7 Leiten und begleiten

Im Alltag mit der Gruppe spüre ich oft, wie wichtig es ist, mich selbst zu hinterfragen und zu überprüfen, wie es mir mit jedem einzelnen Patienten, jede:r einzelnen Patient:in geht. Was fühle ich in dessen:deren Gegenwart? Wann werde ich ärgerlich oder bekomme starkes Mitgefühl oder auch ein Gefühl von Gleichgültigkeit?

Die Gefühle verändern sich, wie sich auch die Gefühle der Patient:innengruppe mir gegenüber situativ verändern. Es hilft mir sehr, mich ständig zu verorten, um authentisch zu sein. Ich habe erfahren, dass Authentizität von den Patient:innen geschätzt wird. Ansonsten wird schnell gespürt, dass es nicht um Beziehung geht, und die Kinder und Jugendlichen erfahren wie so oft Distanz und Abwehr. Es ist erstaunlich, wie durch Authentizität und Transparenz Resonanz entsteht oder aber auch eine gesunde Streitkultur mit den Leitenden ermöglicht wird.

Ich halte mich während der Gruppentermine in der Regel zurück und lasse die Gruppe arbeiten. Es ist mir wichtig zu intervenieren, wenn es zu destruktiven Situationen kommt oder der Einzelne oder die Gruppe geschützt werden muss. Für das Team ist es hilfreich, sich supervidieren zu lassen und möglichst einen Rahmen zu finden, sich in einem bestimmten geschützten Setting über einzelne Patient:innen wertschätzend auszutauschen. Dabei sollte es vor allem um Übertragungsphänomene und entstehende Gefühle gehen. Dieser Austausch und ein anschließendes Brainstorming erweitern die Räume im Umgang mit den Patient:innen und sind hilfreich für die Leitung. In der Klinik, in der ich tätig bin, benutzen wir das Medium des »in Team«, in dem wir in regelmäßigen Abständen über einzelne Patient:innen sprechen.

8 Leitung und Übertragungen

Sowohl im Gruppenalltag als auch in den analytischen Gesprächsgruppen biete ich mich allein oder zusammen mit Kolleg:innen als Übertragungsfläche an. Dies geschieht ständig und mit unterschiedlichen Inhalten. Das ist oft sehr spannend und manchmal auch anstrengend. Je nach Setting und Thema sieht man viele Facetten eines zerbrochenen Spiegels und wird oft mit heftigen Gefühlen der Patient:innen konfrontiert. Es ist jedoch immer wieder erstaunlich, wie sich die Übertragungssituation mit der Gruppe und von der Gruppe bearbeiten lässt, wenn man sie mit der Gruppe teilt. Das Ergebnis ist oft sehr verblüffend und wird von den Patient:innen verinnerlicht, da es von ihnen mit Unterstützung der Leitung erarbeitet wurde.

Die Paarleitung erweitert den Übertragungsraum für die Patient:innen. Gruppenfantasien über die Beziehung des Leitungspaares zueinander, Spaltungs- und Regressionswünsche der Gruppe können sich unter anderem reinszenieren und dann bearbeitet werden.

9 Gruppe und Sexualität

Der Umgang mit dem Thema Sexualität in der Patient:innengruppe ist herausfordernd. Die jungen Patient:innen provozieren durch ihr häufig ungefiltertes oder grenzüberschreitendes Verhalten *(oft)* bewusste und auch unbewusste eigene Themen des Behandlungsteams.

Eigene Tabugrenzen, Abwehrmechanismen oder auch massive Unsicherheit im Umgang mit dieser Thematik werden aktiviert. In der Gruppenmatrix sammeln sich vor allem traumatisierende, grenzüberschreitende Erfahrungen libidinöser Wünsche, Fragen nach der sexuellen Präferenz und vieles mehr. Dies alles ist schambesetzt und führt zu Verunsicherung und Verängstigung. Als Leiter:in beziehungsweise als Leitungspaar ist man Teil der Gruppe und der Dynamik. Auch hier erlebe ich die Notwendigkeit, sich nicht nur über den pädagogischen Umgang mit diesem Thema auseinanderzusetzen. Vielmehr ist es hilfreich, sich die eigenen Reaktionen und Haltungen im Umgang mit den Patient:innen zu dieser Thematik bewusst zu machen. Geschieht dies, verändert sich die Beziehung zur Gruppe. Erfahrungsgemäß wirkt die Bereitschaft der Leitung und auch des gesamten Teams, sich dieser sensiblen Thematik offen und zugewandt zu stellen, auf die Gruppe haltend und entängstigend. Die oft moralisierende und strafende tabuisierende Haltung der Gesellschaft, wie z. B. der Eltern, entfällt. Viele Patient:innen erleben dann das erste Mal in ihrem Leben eine positive Beziehungserfahrung im Umgang mit Erwachsenen zu diesem Thema.

Es ist notwendig, wachsam zu sein, da sich gerade auch in dem Bereich der Sexualität individuell erlebte Situationen einzelner Patient:innen reinszenieren. Dies sind häufig erlebter Missbrauch, Gewalterfahrungen und Demütigungen, Promiskuität usw. Körpergrenzen können überschritten werden oder Patient:innen bieten sich im Rahmen der Reinszenierung unbewusst als verfügbares Opfer an. Daher ist es wichtig, die Zeichen der Gruppe wahrzunehmen und auf eigene Übertragungs-Gegenübertragungs-Gefühle zu achten, um destruktives Retraumatisieren einzelner Patient:innen zu verhindern und die Gruppe zu schützen. Im Rahmen der Gruppentherapie ist es möglich, sich dieser Thematik begrenzt zu stellen, da eine Notwendigkeit besteht, darauf zu achten und zu entscheiden, wann es zum Schutz einzelner Patient:innen besser ist, Themen in der Einzeltherapie zu besprechen. Hierbei ist das Werkzeugkisten-Prinzip der Klinik sehr hilfreich. In Absprache mit den Kolleg:innen gibt es auch die Möglichkeit, Thematiken z. B. in nonverbalen Therapien zu bearbeiten.

10 Schokolade macht glücklich

Ich möchte Ihnen gern eine Fallvignette präsentieren. Es handelt sich dabei um ein Erinnerungsprotokoll einer gruppenanalytischen Sitzung mit einer Gruppe von Jugendlichen, die ich vor einigen Jahren im Rahmen eines stationären Settings erlebt habe. Die Namen der Patienten sind erfunden.

Theo, 18 Jahre	Soziale Phobie und Depression
Kai, 16 Jahre	Depression und Trauma
Jörg, 17 Jahre	Selbstverletzendes Verhalten und Depression
Bernd, 19 Jahre	Somatisierungsstörung

Bernd kommt mit einer Packung Pralinen in den Gruppenraum. Kai setzt sich, hat ebenfalls einen Bonbon in der Hand und steckt ihn in den Mund. Theo und Jörg nehmen in der Runde Platz. Kai zeigt dem Therapeuten seine Hand, die zittert. Der Therapeut begrüßt die Gruppe. Bernd steckt sich einen Schokobonbon in den Mund und stellt die Packung weg.
(Schweigen.)
Der Therapeut teilt der Gruppe mit, dass ihm aufgefallen ist, dass zwei Teilnehmer Schokobonbons essen.

THEO: »Na ja, Herr Opitz, Sie wissen doch, dass wissenschaftlich bewiesen ist, dass Schokolade glücklich macht.«

BERND: »So viel Schokolade gibt's gar nicht, außerdem bleibt die sowieso nicht drin. Es ist hier so stinklangweilig, ich halt' s kaum noch aus.«

JÖRG: »Ich find's gar nicht so schlimm, manchmal liegt's ja auch an einem selbst, ob es langweilig ist oder nicht.«

BERND: »Sei du erst mal vier Monate hier, dann können wir weiterreden.«

Der THERAPEUT spricht Kais Schweigen an: »Kai, du hast mir vor Gruppenbeginn deine Hand gezeigt. Möchtest du etwas mitteilen?«

KAI: »Mir geht's nicht gut. Das Wochenende war okay, aber dann ist was passiert, was mich tierisch wütend macht. Darüber möchte ich aber nicht reden.«

Die anderen wenden sich Kai zu.

KAI: »Ich hab die Schnauze voll, immer über alles zu reden, möchte jetzt heute alles in mich reinfressen.«

JÖRG an Kai: »Haben wir was mit deinem Stress zu tun?«

KAI: »Nee, bin nur einfach sauer und wütend auf mich selbst.«

BERND: »Geht mir auch so, ich komm von der Zockerei nicht weg, obwohl es schon so gut geklappt hat. Macht aber auch Spaß! Aber nachher geht's mir wieder schlecht und der Darm meldet sich wieder.«

JÖRG: »Und dann geht's wieder in die Schüssel.«

THEO etwas ärgerlich zu Jörg: »Ja, ja, Mister Vernünftig.«

KAI: »Ich glaube nicht, dass der so vernünftig ist.«

JÖRG: »Ich konnte nichts dafür, dass ich eine reingekriegt habe, war nicht meine Schuld *(er hat ein blaues Auge)*. Aber ich kann auch anders, meistens trau ich mich aber nicht.«

BERND: »Angst habe ich keine, aber ich kann's nicht sagen, wenn mich was nervt, und dann krieg ich's wieder im Bauch. Blöde Trickserei.«

THEO: »Mit meinem Vater kannst du dich nicht streiten. Aber wenn ich sein Passwort hacke, da kommt Freude auf!« *(Sein Vater ist Administrator.)*

Die Gruppenstimmung wird lebendiger.

BERND: »Mann, ich bin 19 Jahre und kann nicht mal meiner Mutter sagen, wenn sie mich nervt.«

JÖRG: »Manchmal muss man aber auch bei sich gucken, was man zu der Situation beiträgt.«

KAI laut: »Irgendwann reicht's aber auch, Jörg.«

Schweigen.

THERAPEUT: »Mir fällt auf, dass ihr sehr aktiv im Austausch seid. Ich habe gerade überlegt, um welches Thema es heute geht?«

THEO fragt Kai: »Zittert deine Hand noch?«

KAI: »Nein, ist schon besser.«

BERND: »Der Ärger muss irgendwie raus, irgendwie braucht man ein Ventil. Ich habe keinen Bock mehr auf Bauchschmerzen und den Mist.«

JÖRG nachdenklich: »Ich glaube, wenn ihr meine andere Seite kennen würdet, könntet ihr mich vielleicht nicht mehr so leiden können.«

THEO: »Kann ich mir gut vorstellen.«

KAI zu Bernd: »Hast du noch einen Bonbon?«

BERND laut: »Man muss sich ja auch mal was Gutes tun.«

THEO zu allen: »Und wenn es Schokolade ist.«

Die Gruppe, die ich durch dieses Sitzungsprotokoll erneut zu Wort kommen lasse, kannte sich durch eine längere gemeinsame stationäre Behandlungszeit schon sehr gut. Ich habe diese Beschreibung der Gruppensitzung gewählt, da sie verdeutlicht, wie viel Potenzial und Fähigkeiten jedes einzelnen Gruppenmitgliedes durch das gruppenanalytische Setting wirksam werden können. Meine Rolle als (Dirigent) Leiter finde ich hier gut erkennbar. Es ist kaum nötig, zu intervenieren. Das Orchester (Gruppe) spielt zusammen und jedes Instrument ist hörbar und findet seinen Platz. Es geht um Selbstversorgung, Aufmerksamkeit und Zuwendung. Körperliche Symptome zeigen sich und werden benannt. Verhaltensmuster reinszenieren sich. Es wird über traumatische und belastende Situationen gesprochen. Diese schamhaften Themen können geäußert werden, ohne Angst vor Ausgrenzung oder Bewertung haben zu müssen. Es geht um Themen wie Wut, Wunsch nach Autonomie, Angst und Scham. Spiegelungen durch die anderen Gruppenmitglieder ermöglichen es, eigene Muster zu erkennen oder aber auch Neues an sich zu entdecken. Das Gefühl von Resonanz trägt die Gruppe und ermöglicht, den Mut zu finden, neue Räume zu öffnen. Jede Gruppe wählt ihr Tempo. Oft ist es nötig, geduldig zu sein. Im Lauf der Zeit erfährt man, wie wertvoll es ist, Themen in der Gruppe entstehen zu lassen und damit zu arbeiten. Manchmal versteht man zuerst nicht, was in einer Gruppe geschieht. Man ist frustriert oder ratlos. Dieses Gefühl spiegelt oft das Gefühl der Gruppe wieder. Erkennt man dies, kann man damit arbeiten. Trust your group.

11 Die Gruppe – ein Durchlauferhitzer

»Herr Opitz, ich finde, die Gruppe ist wie ein Durchlauferhitzer. Erst passiert eine Weile gar nichts und irgendwann wird's heiß und dann kocht es richtig hoch.« Dieses Zitat stammt von einer ehemaligen Patientin, die sich geraume Zeit weigerte, an der Gruppentherapie teilzunehmen. Sie benötigte lange, um Vertrauen zu fassen. Irgendwann öffneten die anderen Gruppenteilnehmenden ihr den Raum und brachten stellvertretend ihr Thema ein. Danach wurde es für sie in der Gruppe sehr dynamisch und sie erreichte für sich in der Gruppe große Fortschritte.

Ich finde, dass dies in der Fallvignette *(schön)* sichtbar wird. Vorsichtiges Mitteilen von Erfahrungen miteinander im Gruppenalltag, das Erzählen von erlebten schwierigen Situationen außerhalb der Gruppe, das Mitfühlen und Teilen und die Erkenntnis von Neuem, Positivem, das man gemeinsam erkennt. All das ist sehr wirksam. Diese Erfahrung habe ich gemacht und erlebe sie weiterhin in der klinischen gruppenanalytischen Arbeit.

12 Gruppenanalyse und Psychiatrie

Das Arbeiten in der Kinder- und Jugendpsychiatrie erlangt meiner Meinung nach immer mehr Belastung in seiner Komplexität. Das multiprofessionelle Arbeiten von Therapeut:innen und Pädagog:innen verschiedener gemeinsamer Ausrichtungen und das Zusammenspiel und der Austausch von Einzel- und Gruppentherapien ermöglichen eine große und bedeutsame Bandbreite von Hilfsmöglichkeiten. Ebenso die Vernetzung mit anderen Hilfssystemen wie z. B. dem Jugendamt. Auch dort wird in den Einrichtungen in Gruppen gearbeitet und ehemalige Patient:innen der Kinder- und Jugendpsychiatrie bringen positiv Erlebtes aus der Klinikgruppe ein. Ich erlebe eine größere Wertschätzung der Gruppentherapie und eine Anerkennung der Wirksamkeit dieser Methodik.

Es gibt eine immer größere Anzahl von gut ausgebildeten Gruppentherapeut:innen. Der Anteil an Gruppenausbildung in der fachärztlichen Ausbildung nimmt ebenfalls zu. Das macht Hoffnung. Viel Spaß mit Ihrer Gruppe!

13 Einige Gedanken zum Abschluss

Das gruppenanalytische Arbeiten im klinischen Bereich der Kinder- und Jugendpsychiatrie ermöglicht in meinem Erleben eine Öffnung und Erweiterung des Gedanken- und Erlebensraumes der Patient:innen. Das gemeinsame Erfahren voneinander und die Erfahrung, Schwächen und Stärken der einzelnen Gruppenmitglieder kennenzulernen und sich in dem Erlebten der anderen wiederzufinden, stärkt die Individualität und die Entwicklung der Ich-Stärke und erzeugt ein Vertrauen, das bei den meisten Patient:innen verloren gegangen ist. Die Wiederherstellung der Kommunikationsfähigkeit macht gesund. Diese Erfahrungen werden von den Einzelnen mitgenommen und bleiben bestehen.

Der gruppenanalytische Ansatz, Themen, die in der Gruppe entstehen, zu entdecken und damit zu arbeiten, ist anders als viele andere Therapieformen und oft für viele Therapeut:innen verunsichernder, als z. B. mit Modulen zu arbeiten. Dennoch bin ich zuversichtlich, weil ich die Erfahrung mache, dass diese Methode auch im klinischen Bereich immer mehr an Anerkennung und Bedeutung gewinnt.

Gleichzeitig finde ich es bedeutsam und wichtig, dass Menschen, die mit Gruppen arbeiten möchten, gut darauf vorbereitet werden. Die Dynamiken in Gruppen sind komplex und oft schwer zu verstehen und teilweise auch überwältigend. Die Sicherheit in der Leitung solcher Gruppen wächst mit der Erfahrung und dem Erleben, wie spannend und bereichernd gruppenanalytisches Arbeiten sein kann.

Auf einen Blick:
Gruppenanalyse ermöglicht in der Kinder- und Jugendpsychiatrie:
- eine Öffnung und Erweiterung des Gedanken- und Erlebensraumes der Patient:innen,
- das gemeinsame Erfahren voneinander und die Erfahrung, Schwächen und Stärken der einzelnen Gruppenmitglieder kennenzulernen und sich in dem Erlebten der anderen wiederzufinden;
- die Stärkung der Individualität und die Entwicklung der eigenen Ich-Stärke.

Gruppenanalyse gewinnt im psychiatrischen Kontext an Bestätigung ihrer Wirksamkeit durch die sichtbare und spürbare positive Entwicklung der Patient:innen im Gesamtgruppenkontext außerhalb der Gruppentherapie.

Folgende methodische Überlegungen bieten sich für das Arbeitsfeld je nach Altersstruktur und Kontext:
- Einsatz von Medien wie Musik oder Spiel,
- gemeinsame Eltern-/Bezugspersonengruppen.

Zugehörigkeit in einer Vielfalt von Identitäten

Wie geht Ankommen in Deutschland? Gruppenanalytische Erfahrungen mit unbegleiteten minderjährigen Geflüchteten

Gerhild Ohrnberger

1 Einleitung

In meinem Beitrag möchte ich meine gruppenanalytische Arbeit mit unbegleiteten minderjährigen Geflüchteten (umF) aus Afghanistan beschreiben und reflektieren. Seit Frühjahr 2012 leiten B.[1] als Dolmetscher, Sozialberater und Kulturvermittler und ich als Gruppenanalytikerin therapeutische Gruppen mit afghanischen Geflüchteten. Es nehmen nur junge Männer teil, da junge Frauen aus Afghanistan so gut wie nicht fliehen.

Die Gruppengespräche finden in der Muttersprache der Teilnehmer statt, in Dari, Paschtu, Farsi und auch in Urdu. Das lässt die Jugendlichen sich genuiner und freier äußern. Durch die Übersetzung nur sekundär unterrichtet rücken für mich die emotionalen Schwingungen des Gesprächs in den Vordergrund. In meiner Resonanz spiegelt sich das Emotionale deutlicher als im Gesprochenen und, davon gehe ich aus, auch das unausgesprochen Mitschwingende. Das spüre ich und es nimmt durch mich hindurch Einfluss auf mein Handeln. Die Auswirkungen dieser ungewöhnlichen, »sprachfreien« Beziehung auf das Setting stelle ich in den Fokus meiner Betrachtung, geleitet von dem Lehrsatz »Unbewusst zu unbewusst versteht sich umstandslos«.

Zu meiner Person: Seit 2001 bin ich Mitarbeiterin in einer kinder- und jugendpsychiatrischen Praxis in Frankfurt. In dieser Praxis begann ich meine Expedition in den Bereich der gruppenanalytischen Arbeit mit Kindern und Jugendlichen – im Team oder allein führe ich gruppenanalytisch orientierte Gruppen mit Kindern und Jugendlichen durch. Dem verdanke ich es, dass ich seit 2010 bei GaKiJu (Arbeitsgemeinschaft Gruppenanalyse mit Kindern und Jugendlichen) mitwirken kann.

1 Zum Schutz der Daten anonymisiere ich die Namen aller in dem Text vorkommenden Personen mit einem Großbuchstaben.

Zu der Geflüchtetengruppe verspüre ich eine lebensgeschichtliche Verbindung. Meine Großeltern stammen aus Haifa, damals Palästina, auch meine Mutter ist dort geboren. Mit der arabischen Sprache, arabischem Essen und den arabischen Alltagssitten bin ich als Kind aufgewachsen. Die Zuneigung zu der orientalischen Kultur und die Vertrautheit mit ihr habe ich mein Leben lang behalten.

2 Die kinder- und jugendpsychiatrische Praxis als Initiator der Geflüchtetengruppe

Ein Schwerpunkt der Praxis war und ist die kinder- und jugendpsychiatrische und kinder- und jugendpsychotherapeutische Behandlung von umF aus Afghanistan. B., mit dem ich die Flüchtlingsgruppe leite, ist dafür seit Langem als Dolmetscher und Kulturvermittler assoziiert.

Im Frühjahr 2012 kam die Überlegung auf, mit den umF in der Gruppe zu arbeiten. Auf meine Nachfrage nach ihren Gründen sagte die Psychiaterin: »Meine Hauptmotivation war der Gedanke der Versorgungsgerechtigkeit. Da wir seit Jahren eine Flut von Anfragen aus Einrichtungen für unbegleitete minderjährige Geflüchtete und aus dem Stadtgesundheitsamt bekamen mit der Frage der Behandlung von (fraglich) traumatisierten Geflüchteten, war ich davon überzeugt, dass Gruppentherapie eine Beheimatung bedeutet und Identität und Zugehörigkeit fördert. Die Einsamkeit der meisten Geflüchteten, das gemeinsame Wissen von Vergangenheit, was es heißt, auf einem Schlauchboot gewesen zu sein, ohne schwimmen zu können, fand ich in einer Gruppe viel besser aufgehoben als in Einzeltherapien.«

Die Idee der Gruppe für die Geflüchteten hat mich begeistert, aber auch verunsichert; begeistert, da ich solch eine Gruppe sozialpolitisch so sinnvoll finde und da ich etwas Neues ausprobieren, eine Eroberung machen konnte; verunsichert, da es eine Reise ins Ungewisse war. Es war eine rein männliche, muttersprachliche Jugendlichengruppe geplant, die B. und ich als Team durchführen sollten. Meine Befürchtung bestand darin, wie es gehen würde, auf einmal mit jemandem, den ich nicht kenne und der keine gruppenanalytische Erfahrung hat, gemeinsam eine Gruppe zu leiten. Nur männliche Teilnehmer waren für mich unproblematisch, aber eine Gruppe ausschließlich in einer fremden Sprache? Wer würde ich darin sein, welche Rolle würde mir zukommen, wie fremd und überflüssig würde ich mich fühlen? Wie würde ich einen Zugang zu den Jugendlichen und meinen Platz in der Gruppe finden? Diese Fragen und Gefühle lesen sich durchaus als Gegenübertragungsreaktionen im Vorfeld.

Das Experiment ist geglückt und die Gruppe gibt es nun kontinuierlich seit März 2012. Sie ist in dem Netzwerk der Einrichtungen für umF etabliert und nachgefragt. 2015 haben B. und ich z. B. drei Geflüchtetengruppen mit je acht bis neun Teilnehmern gleichzeitig in der Praxis durchgeführt. Dass die Gruppe muttersprachlich ist, ist ein Alleinstellungsmerkmal.

3 Die Gruppenleitung im Team

B. ist ein schon etwas älterer Mann. Er strahlt die Freundlichkeit und Würde seiner Herkunftskultur aus. 1983 kam er als politischer Flüchtling aus Kabul, Afghanistan, nach Frankfurt. Er studierte und baute sich eine selbstständige Existenz auf als vereidigter Dolmetscher und Sozialberater mit dem Schwerpunkt des Kulturvermittlers für afghanische Geflüchtete. Er ist eingeführt bei den mit den umF befassten Institutionen (Gericht, Jugendämtern, stationären Einrichtungen) im Rhein-Main-Gebiet. Er hat einen Namen in diesen Feldern.

Gruppenerfahrung bringt B. mit aus der Zusammenarbeit mit FATRA (Frankfurter Arbeitskreis Trauma und Exil) und aus den Einrichtungen. Dort wird er immer wieder angefragt für pädagogische Gruppengespräche, in denen er die Jugendlichen differenziert über das soziokulturelle Zusammenleben in Deutschland aufklärt und die Erwartungen, die an sie gerichtet werden. An die Gründung unserer Geflüchtetengruppe erinnert sich B. so:

> »Mir war die gruppenanalytische Methode kein Begriff, aber ich war begeistert, denn ich sah in der Gruppe eine große Chance für die ›Kinder‹. Von den Einrichtungen werde ich öfters gerufen, um einen eskalierten Konflikt oder sogar einen Ausnahmezustand zu beruhigen. Dabei werden dann viele Fragen der Jugendlichen nicht ausreichend genug beantwortet, bleiben einfach so stehen. Jetzt, wenn die Gruppentreffen kontinuierlich stattfinden und auch viel intensiver sind, wird es voraussichtlich mehr darum gehen, sich persönlich zu begegnen und auszutauschen. Aufgrund meiner eigenen Flucht- und Migrationsgeschichte habe ich immer gleich einen Zugang zu den Erfahrungen der Geflüchteten, kann mich in sie hineinversetzen und ich habe das als meinen Beitrag für die Gruppengespräche gesehen und als einen Teil dafür, dass sie erfolgreich sind.«

Das Thema – Verstehen und Bewältigen der äußeren Realität – ist durch B. als Gruppenleiter in der Matrix der Gruppe präsent.

4 Wie kommen die Geflüchteten in die Gruppe?

Die Geflüchteten werden von ihren Einrichtungen zur psychiatrischen Abklärung und Behandlung in der Praxis angemeldet. Hauptsächlich leiden sie an massiven Schlafstörungen, Gedankenkreisen und haben schwere Albträume. Im Alltag führt das zu somatischen Konsequenzen wie anhaltenden Kopfschmerzen, Konzentrationsproblemen und Appetitlosigkeit. Diese Belastungen zeigen sich sehr häufig in Verhaltensauffälligkeiten wie emotionalen Impulsdurchbrüchen oder depressivem Rückzug. Immer wieder werden auch Flashbacks und dissoziative Zustände beschrieben, gelegentlich auch suizidale Gedanken.

Die Psychiaterin führt die Erstanamnese durch mit B. als Dolmetscher, diagnostiziert die Jugendlichen und stellt sie medikamentös ein, fast immer auf ein den Schlaf anstoßendes Mittel; aber auch die Verabreichung von Antidepressiva ist nicht selten. Die vorrangigen Diagnosen sind Anpassungsstörungen, Albträume, nicht organische Schlafstörungen, depressive Episoden, PTBS – alles ICD-10-Diagnosen.

Den Jugendlichen, bei denen es die Ärztin für indiziert hält, empfiehlt sie die Gruppe. Für mich als Gruppenleiterin bedeutet das, dass mir die Teilnehmer zugewiesen werden. Im Allgemeinen treffe ich sie erstmalig in der Gruppe. Sollte sich im Laufe des Gruppenprozesses herausstellen, dass jemand nicht gruppenfähig ist, dann ist es meine Verantwortung, seine Teilnahme zu beenden. Aber das ist in all den Jahren kein einziges Mal notwendig gewesen.

Bei B. ist das anders. Ihm sind die Gruppenteilnehmer vertraut aus den Erstvorstellungen bei der Psychiaterin, gegebenenfalls aus den Einrichtungen, vom Jugendamt oder Ähnlichem.

In diesen szenischen Elementen, die meine Situation mit der Geflüchtetengruppe charakterisieren – einer sozial fremden Situation zugewiesen werden, mich in ihr zurechtfinden müssen, den Fremden in ihrer Zusammengehörigkeit einzeln gegenüber stehen –, erlebe ich, als ob sich die Situation der Geflüchteten seitenverkehrt darin widerspiegelt. Ob darin eine Chance steckt, sich unbewusst mit mir zu identifizieren?

B. hat auf unsere Teilnehmer eine lebenswirkliche Sicht:

> »Die afghanischen Jugendlichen werden von ihren Familien auf die Flucht geschickt, im Allgemeinen nach der Ermordung des Familienoberhaupts durch die Taliban, gefolgt von der Drohung, dass als Nächstes die Söhne dran seien. Um die Schlepper zu bezahlen, verschulden sich die Familien oft hoch. Die Flucht sowohl über Land als auch übers Meer ist lebensgefährlich. Bis zur Ankunft in Deutschland vergehen nicht selten Jahre. Auf den

Fluchtwegen ist die menschenverachtende Gewalt durch Schlepper, durch Grenzschützer und Polizei einfach nur das Übliche. So geprägt treffen die Jugendlichen in Deutschland ein. Dann ist es noch so, dass in Afghanistan paradiesische Vorstellungen kursieren, wie es in Deutschland ist. Mit solchen Fantasien treffen die Jugendlichen ein und sind von dem, was ist, schockiert.«

In der Gruppe treffen wir also auf Jugendliche, die gezeichnet sind von dem Tod des Vaters und der Angst um das eigene Leben, die bedrückt sind, weil die Mutter und Geschwister in schlimmen Verhältnissen zurückgeblieben sind, die beschädigt sind von der Brutalität und den Demütigungen auf dem Fluchtweg, und die dann letztlich desillusioniert von ihrem Hoffnungsort Deutschland mutterseelenallein hier sind. Wie wird das in der Gruppe Gestalt annehmen?

5 Bedeutung der Praxis als Rahmen für die Gruppe und ihren Prozess

Die ärztliche Erstkonsultation dient nicht nur der Diagnose, Medikation und als Voraussetzung für die Gruppenteilnahme, sondern in der Erstvorstellung vertrauen die Geflüchteten der Psychiaterin die Ereignisse und Probleme an, wegen derer sie geflohen sind. Sie erleben, dass ihre Geschichte und Nöte bei der Psychiaterin gut aufgehoben sind, und so bleibt sie für die Gruppenteilnehmer eine wichtige, konstante und schützende Instanz im Hintergrund, an die sie sich für Einzelgespräche mit Dolmetscher bei Bedarf wenden können. Ich erfahre die dramatischen individuellen Schicksale in der Regel aus zweiter Hand. Direkt in die Gruppe bringen die Jugendlichen ihre Fluchtgründe nur gelegentlich. Aufgrund meiner Rolle in der Praxis und durch B. gehen sie jedoch unausgesprochen in die Matrix der Gruppe ein.

Patient in der Praxis zu sein, hat für die Geflüchteten noch eine weitere, eine eminente Bedeutung. In der Regel verhindert die psychiatrische Anbindung in Verbindung mit der Gruppentherapie, dass ihr Asylantrag abgelehnt wird und sie abgeschoben werden. Grund dafür ist, dass es in Afghanistan keine adäquate medikamentöse und psychotherapeutische Behandlung für psychiatrische Störungen gibt. Die Stellungnahmen beziehungsweise psychiatrischen Gutachten der Ärztin schützen die Jugendlichen vor den sie massiv ängstigenden und labilisierenden Bedingungen ihres Asylstatus. Erst durch diesen Halt kann das Gruppensetting den geschützten Raum formen, in welchem die Grundregel wirken kann. Rahmen und Setting bilden zusammen eine Art Bollwerk. Die nahe liegende Frage, ob diese Schutzfunktion der Praxis nicht den Behandlungserfolg der Gruppe konterkariert, bescheidet die Erfahrung von B. und mir negativ, im Gegenteil, die Gruppe zeigt sich als ein Sprungbrett, um sich besser in die deutsche Realität zu integrieren.

Mich treibt ein anderer Widerspruch um: Die uns Gruppenanalytiker:innen nicht unbekannte jugendtypische Revolte exerziert in der Auflehnung gegen das Setting, wie z. B. »selbstbestimmt« zu der Sitzung kommen oder wegbleiben, geht bei den Geflüchteten einher mit der Gefährdung ihrer den Aufenthalt garantierenden Anbindung an die Praxis. Finanziell nicht in der Lage, Ausfallhonorare zu entrichten, droht ihnen bei einer zu hohen Fehlquote der Verlust ihres Platzes in der Gruppe.

Aber das Thema »Umgang der Jugendlichen mit Pünktlichkeit und Verbindlichkeit« ist schwierig. Ich erlebe es als ein nicht wirklich lösbares Problem, wie ein vielschichtiges Gewirr von nicht so recht zu greifenden Strebungen und Emotionen, das mich einfängt. Im Folgenden befasse ich mich ausführlicher damit. Ein psychoanalytischer Lehrsatz ist mir dabei eine Hilfe: »Die entscheidenden Konflikte spielen sich am Rahmen ab.«

6 Wie ist das Setting gestaltet?

Bei einem ersten Treffen zu dem Gruppenprojekt im März 2012 haben B. und ich uns auf das klassische gruppenanalytische Setting geeinigt: Die Gruppe ist halboffen und nach Ort und Zeit festgelegt. Wir sitzen im Stuhlkreis, sprechen über neunzig Minuten miteinander im vierzehntägigen Rhythmus. Die Ferienzeiten sind den Schulferien angepasst; während Ramadan fällt die Gruppe aus. Die angestrebte Teilnehmerzahl liegt bei mindestens vier und maximal acht Jugendlichen. Mit B. und mir als Leiterpaar sind wir dann zehn Personen.

In der Realität ist die Teilnehmerzahl dann selten beständig. Immer wieder kommt es zu Situationen, in denen wir durch äußere Gründe – Jugendliche werden verlegt oder wechseln aus persönlichen Gründen den Wohnort, sie haben so schwere psychische Einbrüche, dass sie vorübergehend in stationäre Behandlung in ein psychiatrisches Krankenhaus müssen, oder sie brechen ihre Teilnahme an der Gruppe einfach ab, gehen verloren – unvorhergesehen nur noch mit zwei oder drei Jugendlichen in der Gruppe sitzen. Gleiches gilt für ein unerwartetes Anschwellen auf über acht Teilnehmer, da die Nachfrage da ist.

Dem Gruppengespräch haben wir einvernehmlich die gruppenanalytischen Grundregeln zugrunde gelegt – die freie Kommunikation, die freiwillige und verbindliche Teilnahme, die Vertraulichkeit und Schweigepflicht, die Abstinenz.

Welche Rollen sich durch die muttersprachliche Kommunikation in der Gruppe bei uns ausbilden werden, dazu existierten bei uns beiden keine Vorstellung und keine Erfahrung. Aufgrund seiner Doppelrolle, das Gruppengespräch zu dolmetschen, und zwar nicht nur für mich, sondern manchmal auch für die Jugendlichen untereinander, da sie innerafghanisch aus unterschiedlichen Ethnien stammen, sowie mit mir gemeinsam das Gruppengespräch zu leiten, ist es klar, dass B. nicht simultan übersetzen kann. Wir lassen uns beide auf Neuland ein.

Aus dem Rückblick auf die jahrelange Gruppenarbeit mit umF stelle ich fest, dass das Setting sich ganz eigenwillig ge- und verformt hat. Das bildet sich schon mit der allerersten Sitzung im März 2012 ab.

7 Fallvignette aus der ersten Gruppensitzung

Ich habe die Eingangsszene, die sich im März 2012 abspielte, so protokolliert:

»Angekündigt sind drei Jugendliche. Ich kenne keinen und auch B. ist mir noch unvertraut. Es kommt dann nur einer von den dreien, N., zusammen mit B., und zwar mit zwanzig Minuten Verspätung. B. entschuldigt das, N. sei hungrig gewesen und sie hätten schnell noch eine Kleinigkeit essen müssen. Erst einige Zeit später erfahre ich, dass B. N. im Rahmen einer Jugendhilfemaßnahme betreut. Aktuell bin ich von dem Widerspruch blockiert, zwischen diesem als unbedingt inszenierten Bedürfnis und meiner Haltung, die zeitliche Grenze der Gruppe einzufordern. Verunsichert schweige ich. Ich kaue auf der Frage herum: Sollen für diese ungewöhnliche Gruppe die gleichen Regeln gelten wie für meine anderen Jugendlichengruppen? Ich komme zu keinem Schluss, beschließe abzuwarten.

Wir tasten uns in der Sitzung dann alle drei vorsichtig aneinander heran über die Klärung von Fragen: Was ist das – eine therapeutische Gruppe? Welche Regeln gelten? Was bedeuten sie? Wer sind wir, das heißt, N. und ich müssen sich gegenseitig bekannt machen.«

Von heute aus würde ich diese Eingangsszene so interpretieren: Findet N. den Weg in die Gruppe? Erkennt er sie als einen Möglichkeitsraum, in dem sein Hunger symbolisch gestillt wird? Und übertragen auf seine Realsituation: Stellt Deutschland für ihn eine Chance dar, zu überleben?

In dieser kurzen Szene sind schon alle Elemente präsent, die zukünftig auf das Setting und den Gruppenprozess einwirken. Es sind: die orale Versorgung, das Problem der Verbindlichkeit und Pünktlichkeit, mit dem ich mich von der ersten Sitzung an bis heute im Kampf befinde, die Kommunikation in der Muttersprache, die vielfältigen persönlichen Kontakte von B. mit den einzelnen Jugendlichen außerhalb der Gruppe, die unsere Rollen in der Gruppe beeinflussen.

8 Welche Ziele werden mit der Gruppenbehandlung der umF verbunden?

Seitens der Einrichtungen gibt es die klassische Vorstellung: Therapie dient der Aufarbeitung der Vergangenheit. Damit verbinden sie die Bewältigung der körperlichen und seelischen Auswirkungen der Fluchtgründe und der Fluchterfahrungen, auf die sie die Konflikte im alltäglichen Zusammenleben in den Einrichtungen zurückführen. Richtig ist, die Jugendlichen sind durch die erlittene Gewalt psychisch verletzt und sie haben Traumatisierendes erduldet. Richtig ist aber vor allem, dass eine Aufarbeitung dieser schrecklichen Erfahrungen nicht nur nicht möglich, sondern sogar schädlich ist, solange die Geflüchteten noch nicht voll anerkannt sind und festen Boden unter den Füßen haben.

Von Seite der Psychiaterin, B. und mir steht die Bewältigung und Gestaltung der manifesten Gegenwart und der Zukunft der Jugendlichen im Vordergrund. Das heißt, die Gruppe ist ausgerichtet auf Progression, nicht auf Regression, sie soll ein Ort des Wachsens sein, durch die Unterstützung bei den notwendigen Anpassungsleistungen der Ich-Stärkung dienen. B. betont: »Die Gruppengespräche dienen der Angstminderung und der Beruhigung vor dem, was in Deutschland mit ihnen passiert und passieren könnte.«

Schaut man von den gruppenanalytischen Wirkfaktoren her, ist die Gruppe ein Forum, in dem die Geflüchteten sich austauschen können darüber, wie es ist, in Deutschland zu sein, was das mit ihnen macht, wie sie sich zurechtfinden; aber auch ein Entwicklungsraum für sich selbst – wer bin ich als Afghane in Deutschland und wer will ich sein, wer will ich werden? – die typischen Aspekte der Identitätsfindung. Weitere Wirkfaktoren sind Sozialisation und gegenseitige Hilfe inklusive der Korrektur falscher Wahrnehmungen, Annahmen und Vorstellungen sowie Zukunftsvorstellungen entwerfen.

Für mich ist die Gruppe als Ganzes im Laufe der Zeit immer mehr zu einem Übergangsraum geworden zwischen dem Leben der Jugendlichen in Afghanistan und hier in Deutschland, einem Raum, in dem sie die Erlebnisse des bitteren Abschieds und des mühsamen Ankommens, der Angst und der Hoffnung, des Verlusts ihrer bisherigen Lebensweise, des Heimwehs, der Sehnsucht nach der Mutter gemeinsam teilen und tragen.

9 Das Setting, seine Gestaltung, Dynamik und Wirkung

9.1 Die orale Versorgung

Die Administration der Gruppe liegt in meinen Händen. In meinem Wunsch, die Geflüchteten zur Gruppe einzuladen, stelle ich stets Essen und Getränke bereit. Anfangs waren das indische Backwaren in der Hoffnung, sie erinnerten die Jugendlichen an zu Hause. Sie wurden bald von den in Afghanistan beliebten Mandeln und Keksen ersetzt; Wasser wich grünem Tee und ich habe gelernt, wie der in Afghanistan zubereitet wird. Diese Willkommensgeste ist gut angekommen und nun schon seit Jahren zum Ritual geworden. Häufig gestaltet sich der Gruppenbeginn so: Während ich mich noch um das leibliche Wohl kümmere, plaudern die Männer schon mal. Trotz aller Geschlechtsrollenklischees erlebe ich solche Szenen als heimelig. Ich agiere anzunehmenderweise das afghanische Familienschema, und das löst bei den Jugendlichen, ohne dass das ausgesprochen wird, ein Wohlgefühl aus. Es zu benennen, würde es zerstören – so mein Gefühl. Die Geflüchteten oral zu versorgen, ist für mich unerlässlich, es nicht zu tun, ist unvorstellbar. Es käme mir vor, als ob ich sie kaltherzig ihrer Not überließe; ähnlich wie die kroatischen Grenzschützer, mit denen einige von unseren Teilnehmern die Erfahrung gemacht haben, mit Gewehrkolbenschlägen zurück über die serbische Grenze getrieben worden zu sein oder in den eiskalten Grenzfluss. Bannt also mein Agieren die unerträglichen Ängste vor Vernichtung? Containt es sie?

Zu einem wahren Fest wird es, wenn B. von zu Hause die afghanischen Leibspeisen mitbringt. Das geschieht ab und zu. Ausnahmslos alle greifen herzhaft zu, lachen, sind glücklich. Heimat ist im Raum, die Speisen der Mutter, ihr Genießen mit der großen Familie. In der oralen Versorgung ist die Familie symbolisiert, mit dem Essen wird die Familie auf die Gruppe übertragen, sie wird zum Familienersatz. B. und ich werden als Elternersatz besetzt.

9.2 Pünktlichkeit und Verbindlichkeit

Für uns Gruppenanalytiker:innen sind Pünktlichkeit und Verbindlichkeit unerlässlich. Sie sind grundlegend für die Bildung der Gruppe und sie garantieren, dass es ein Innen und Außen der Gruppe gibt, dass sich der geschützte Raum formen kann, in welchem sich die freie Kommunikation und der Gruppenprozess entfalten können. Entsprechend wird der zeitliche Rahmen mit jedem der Teilnehmer der Flüchtlingsgruppe bei ihrer ersten Gruppensitzung besprochen. In der Realität sind jedoch bei Gruppenbeginn viele Stühle leer, füllen sich nur nach und nach oder bleiben leer. Das ist seit neun Jahren in einer Vielzahl der Sitzungen so. Das beunruhigt und quält mich seitdem, aber meine Versuche, das zu verändern, scheiterten bisher alle. Die ersten Absätze meines Protokolls einer Gruppensitzung aus 2013 geben dazu einen Einblick in meine Gefühlswelt, die bis heute vergleichbar so besteht:

»Wie immer bin ich vor Beginn unruhig und ängstlich, ob die Jugendlichen überhaupt kommen. Gleichzeitig ärgere ich mich, da ich sie am Tag zuvor per SMS erinnert habe. Auch die Einrichtungen sind benachrichtigt. Ich erlebe mich, als ob ich vergeblich riefe, aber niemand reagiert.

Nach den ersten zehn bis zwanzig Minuten sind A., S. und W. da, T. und der ›Neue‹ fehlen noch.

B. regen die Verspätungen überhaupt nicht auf; er bleibt gelassen und optimistisch, die kämen schon, versucht er beruhigend auf mich einzuwirken.

Nach über einer halben Stunde kommt T. – allein, er ist schlechter Stimmung. Am Frankfurter Hauptbahnhof war I., der Neue, nicht schnell genug, T. hat ihn einfach zurückgelassen. Ich mache mir Sorgen, I. irre jetzt allein in Ffm. herum.«

In dem Protokoll schreibe ich zu meiner ständigen, sitzungsübergreifenden Unruhe:

»Die afghanischen Jugendlichen kommen für mich von irgendwo her, aus dem Unbekannten, Undurchschaubaren. Sie tauchen auf und verschwinden wieder; es kommt mir vor, als ob sie ständig verloren gehen könnten, die Beziehungen abrissen, ohne dass ich die Gründe kennen und je erfahren würde. Reinszeniert sich darin etwas von dem Fluchtgeschehen? Ist meine Angst und Aufregung die der Flüchtenden? Oder spiegelt sich in meinen Ängsten die Angst der Jugendlichen vor dem Verlust ihrer Eltern wieder, ihre Ungewissheit, sie wiederzusehen?«

Meine Gespräche mit B. über die Unpünktlichkeit und das viele unentschuldigte Fehlen unserer Teilnehmer enden immer wieder beim gleichen Ergebnis und lösen nicht wirklich etwas auf. B. argumentiert mit der aktuellen Realität der Jugendlichen – viele nähmen lange Wege mit Bus und Bahn auf sich, um zur Gruppe zu kommen, der öffentliche Verkehr sei oft unpünktlich, im Stadtgebiet würden sie sich verlaufen. Auch sei ihnen die deutsche Pünktlichkeit fremd, das müssten sie erst lernen. Aber wir dürften ihnen auch nicht vorwerfen, wenn sie lieber etwas anderes machten oder einfach nur zu faul seien; sie kämen doch immer wieder.

Meine Sorge um den drohenden Zerfall der Gruppe kann B. nicht nachvollziehen, meine Frustration, dass die Gruppe kein eigener Raum ist, sondern einem

Durchgangszimmer mit vielen offenen Türen ähnelt, sagt ihm nichts. Ich bleibe mit meiner auch für mich selbst schwer zu ergründenden Angst und Unruhe allein. Sie treibt mich zum Agieren. Schon kurze Zeit nach dem Start der Geflüchtetengruppe als Projekt beginne ich regelmäßig, den Einrichtungen zu mailen, um jedes Mal neu auf den Gruppentermin aufmerksam zu machen, und ich gewöhne mir an, den Jugendlichen zusätzlich einen Tag vor der Gruppe eine SMS zu schicken. B. hält beides für eine gute Methode. Den Konflikt löst sie jedoch nicht.

Kontinuierlich thematisiere ich die Unpünktlichkeit und Unzuverlässigkeit in der Gruppe, erfrage in einer zugewandten Haltung, was sie damit zeigen wollten, ob es einen Konflikt mit oder in der Gruppe für sie gäbe, ob es eine Abstimmung mit den Füßen sei und sie nicht mehr kommen wollten. Stets kommt, die Gruppe sei ihnen wichtig. Dann werden die gleichen Erklärungen gegeben, die B. schon angeführt hat, ergänzt um, »Der Betreuer hat nichts gesagt«, »Ich habe kein Guthaben auf meinem Handy«, »Ich hatte Kopfschmerzen«. Aber ich komme von dem Eindruck nicht los, dass die Erklärungen der Jugendlichen Rationalisierungen sind, also Abwehr – aber von was? Spreche ich die Jugendlichen eher ungehalten an, reagieren sie schuldbewusst und gehen aus dem Kontakt. Die Problematik ändert sich nicht. Ich fange an, an mir selbst zu zweifeln, kommen meine Gefühle aus mir, reagiere ich aus einem eigenen unbewussten und ungelösten Konflikt heraus?

Ich gehe zur Supervision bei einem Psychoanalytiker und Gruppenanalytiker. Er definiert die Matrix der Gruppe als ein Nebeneinanderbestehen und Sich-Verbinden von äußerer und innerer Realität. Das bedeutet, die Matrix umfasst zwei Bereiche: einen pädagogisch-sozialarbeiterischen und einen gruppentherapeutischen. Bezogen auf die beiden Hauptthemen der Gruppe, Anerkennung und Verselbstständigung, fällt die Bearbeitung der manifesten Themen Asylrecht, Asylverfahren und dessen verschiedenartige Abläufe und die Aufklärung über die Regeln, Zuständigkeiten und Verantwortlichkeiten im Alltag der Geflüchteten in die Zuständigkeit von B. Die Dimension, was die beiden Themen in den Jugendlichen auslösen, wie sich ihre Anpassung an die deutsche Realität emotional auswirkt, wie sich dieser Prozess in ihnen niederschlägt und sie verändert, sei der therapeutische Bereich und dafür sei ich zuständig. Ihre Unpünktlichkeit und Unzuverlässigkeit und meine Resonanz sollte ich als Hinweise darauf verstehen, wie sich die Probleme der Anerkennung und Verselbstständigung in den jungen Afghanen niederschlügen.

So geordnet, erschließe ich mir meine Resonanz nun so: Die ethnisch homogene Gruppe aus jungen Afghanen mit B. als »Onkel« (so wird er manifest von ihnen adaptiert) wirkt auf sie wie ein Stück Heimat. Das aktiviert ihre Erinnerungen an Afghanistan. Wenn die Jugendlichen in der Gruppe über ihre

Dörfer erzählen und ihr Leben dort, dann wirken sie glücklich, und es wird dann oft so intensiv, dass ich meine, die kühle, klare Luft der Berge, den Wind zu spüren; die weittragenden Rufe und das Rauschen des Wassers zu hören. Mit der Sehnsucht nach zu Hause werden jedoch auch die Schmerzen des Verlusts mobilisiert, die unerträglichen Gewalterfahrungen in Afghanistan und auf der Flucht, die Ängste und Ungewissheit über die Zukunft ihrer Familie und ihre eigene. Ich verstehe meine Verlust- und Zerfallsängste betreffs der Gruppe als projektive Identifizierung mit den Ängsten der Jugendlichen, ihre Unpünktlichkeit und Unzuverlässigkeit als Vermeidung, das heißt Abwehr dieser Ängste.

Mir drängt sich noch ein weiterer Aspekt des Vermeidungsverhaltens der jungen Männer auf. Im übertragenen Sinne repräsentiere ich die Aufnahmegesellschaft. B. repräsentiert die Heimat und wirkt als Vermittler zwischen Herkunfts- und Aufnahmegesellschaft. Ich hingegen bestehe darauf, dass sie sich anpassen. Das wirkt rigide und bedrohlich, insbesondere da das »Bleiberecht« in der Gruppe vorbewusst assoziiert wird mit dem Bleiberecht in Deutschland.

Der von mir ausgeübte Anpassungsdruck bringt die afghanischen Jugendlichen in ein Dilemma. Er stellt sie kulturell infrage. Dazu eine Episode, die in Relation zur Verbindlichkeit steht: Als ich einmal bei S. nachbohre, warum er das letzte Mal nicht zur Gruppe gekommen ist, erzählt er, er habe kommen wollen, auf dem Weg nach Frankfurt aber einen afghanischen Freund getroffen, der ihn aufgefordert habe, mit ihm zu kommen. Er habe den Freund dann gefragt: »Ich habe einen Termin, sag du mir, wohin ich gehen soll – zur Gruppe oder mit dir?« Der Freund hat entschieden, dass er mit ihm gehen solle. Diese Delegation der Entscheidung im Konfliktfall bestätigt B. als afghanische Form der Höflichkeit. Denn man vermeidet dadurch, dass die Person, mit der man unmittelbar zu tun hat, durch ein Nein entehrt wird und man dadurch selbst das Gesicht verliert. Die Gruppe hat mich gelehrt, was Gesichtsverlust im Orient bedeutet. Er scheint die gleiche Qualität zu haben wie bei uns Identitätsverlust. Spiegeln meine Zerfallsängste etwas von der Bedrohung der Identität der Teilnehmer wider?

Der Konflikt hat noch eine weitere Facette. An der eigenen Identität festhalten und sich – übrigens jugendtypisch – gegen die Anpassungsforderungen auflehnen geht einher mit einer existenziellen Gefährdung. Denn die Jugendlichen setzen mit ihrer Verweigerung ihren ihnen ihr Bleiberecht zusichernden Platz in der Praxis aufs Spiel. Unter diesem Gesichtspunkt wird die Gruppe zu einem Ort negativer Abhängigkeit.

In einer der letzten Gruppensitzungen nimmt das Dilemma Gestalt an. Ich gebe die entsprechende Passage aus meinem Protokoll dieser Gruppensitzung wieder.

»Alle Teilnehmer bis auf einen kommen nacheinander. B. vollgepackt mit Töpfen, gefüllt mit afghanischem Reis, Hammelragout, Süßspeise. Seine Frau habe ab dem frühen Morgen gekocht. B. und ich hatten überlegt, ein Abschiedsessen vor den Sommerferien zuzubereiten. I., M., H., und S. treffen ein. Alle langen mehrfach zu, es herrscht eine zufriedene und gut gelaunte Atmosphäre.

Ich spreche H. mit einem vorwurfsvollen Unterton auf sein mehrfaches Fehlen an, erkläre ihm, dass jeder in der Gruppe wichtig sei wie die Perle einer Kette, Fehlen sei, als ob die Kette reiße und die Perlen herausfielen. H. entschuldigt sich mit der Unzuverlässigkeit von Bus und Bahn. B. pflichtet ihm bei. Ich halte an meinem Argument fest, auch wenn es kein Selbstverschulden, sondern die Umstände seien, die das Fehlen verursachten, dann klappe eine Teilnahme eben wegen diesen nicht. S. stimmt mir zu, I. und M. schweigen.

H. geht aus dem Kontakt mit mir und wendet sich muttersprachlich an B., er sucht Schutz bei ihm, am kommenden Mittwoch sei seine Anhörung. Er hat trotz seines guten Anwalts Angst. B. bittet mich, für H. eine Bescheinigung der Praxis zu organisieren. Damit ist das alte Rollenmuster des Kümmerns wiederhergestellt.

S. kommt auf seine seltsamen Krankheitsphänomene zu sprechen. Er habe grundlos ein entzündetes Knie und allergische Reaktionen der Haut. Er müsse sich auf lange Wartezeiten bei dem Arzt einstellen, sagt er ungehalten. I. bringt seine Schlafstörungen ein, er liege immer so lange wach, habe Angst vor dem Einschlafen. B. spricht die Belastung durch die neuesten politischen Entwicklungen in Afghanistan an und die damit einhergehende Angst um die Familie. S. fragt I., ob er viel im Internet sei, schreckliche Dinge aus der Heimat sehe. Das rege auf, lasse einen nicht einschlafen, er selbst meidet das Internet aus diesem Grund. I. antwortet nicht.

Es geht weiter um die aktuellen Ereignisse in Afghanistan. B. erläutert die geopolitischen Interessen der Staaten rund um Afghanistan und die Drohung eines Bürgerkriegs. Ich übersetze das in die Frage nach der Angst vor dem Verlust der Heimat. S. antwortet, sie wären nicht nur von dem Verlust der Heimat bedroht, sondern von dem Verlust ihrer Familie. Sie hätten schon so viel verloren, ihre Jugend, ihre Kindheit und so viel von dem, was sie innerlich ausmache - Gefühle, Träume. Es folgt Schweigen. Ich bin erfüllt von Entsetzen. -

Dann kehrt das Gespräch zu Alltäglichem zurück.«

10 Ausblick

Viele Kräfte, die in der Gruppe mit den umF wirken, sind in meinem Beitrag nicht berücksichtigt. Das ist mir bewusst. Um nur einige Fragen zu nennen: Wie gestaltet z. B. die Übersetzung meine Beziehung zu den Gruppenteilnehmern und ihre zu mir? Was entgeht mir durch sie? Wie strukturiert sie die Beziehung zwischen B. und mir als Gruppenleiter? Oder: Wie ist es für die Teilnehmer, gleichberechtigt in einer Gruppe zu sein mit afghanischen Jugendlichen, die sie in der Heimat aus ethnischen oder religiösen Gründen abgelehnt hätten? Es gibt noch viele weitere unausgeleuchtete Aspekte. Das heißt, die ganze Komplexität von Geflüchtetengruppen harrt noch der Erkundung.

Auf einen Blick:
Die *Gruppenanalyse* mit unbegleiteten minderjährigen Geflüchteten aus Afghanistan *ermöglicht*

- die Inszenierung der spezifischen kulturellen Prägungen der Teilnehmer:innen.
- die Klärung und Bewältigung spezifischer Anpassungsprozesse und Anpassungskonflikte an und in die aufnehmende Gesellschaft.
- den Austausch dabei stattfindender individueller Erfahrungen und deren Modifikation durch das Gruppengespräch.
- Selbstkorrektur und Perspektivenwechsel.

Die Gruppenanalyse zeigt ihre Wirkmächtigkeit in der Reduzierung der Integrationskonflikte und einer soweit glückenden Integration.

Psychotherapie und Psychoanalyse in der Erziehungsberatung

Kadir Kaynak

Erziehungs- und Familienberatung (EFB) verstehen wir als eine multiprofessionelle Hilfe, bei der das Kind und seine Beziehungskonstellationen im Mittelpunkt stehen. Da wir uns mit unseren therapeutischen Schwerpunkten für die betroffenen Familien nützlich machen und uns zugleich von anderen beratenden Diensten abgrenzen wollen, wird das intrapsychische Geschehen und die interpersonale Dynamik des Kindes in der Regel zu unserem Fokus.

Unter Berücksichtigung der Realität einer interkulturellen Gesellschaft in Berlin haben wir uns darum bemüht, ein multiprofessionelles sowie interkulturelles Team zu bilden, welches damit sowohl als Vorbild für die Familien dienen als auch mit dem beraterisch-therapeutischen Angebot ihre Problembereiche erreichen sollte.

Gemischt-kulturelle Familien mit verschiedenen Ethnien fühlen sich von öffentlichen Diensten besser angenommen, wenn sie dort ihre Vertreter:innen in wichtigen Positionen erleben. Gleichzeitig hat diese Teamrealität auch für die deutschen Familien einen Vorbildcharakter, um festzustellen, dass wir nicht nebeneinander, sondern miteinander leben und arbeiten, ohne jemanden aufgrund seiner kulturellen oder religiösen Herkunft auszugrenzen und zum »Bösen« zu erklären. In diesem Zusammenhang bietet sich an, unsere ethnotherapeutische Arbeit vertieft darzustellen, welche einen wichtigen und unerlässlichen Schwerpunkt unserer Angebote in Berlin-Kreuzberg beinhaltet. Nachdem die interkulturelle analytische/psychotherapeutische Arbeit im Zusammenhang mit dem Migrationshintergrund mit ihren inhaltlichen Säulen erläutert worden ist, werde ich versuchen, einen Baustein, nämlich die analytische Gruppenarbeit mit einer jugendlichen Gruppe, als Beispiel darzustellen.

1 Vorgeschichte

Etwa 1964 entstanden im Bezirk Kreuzberg die Vorstellungen zu einem »Haus der Familie«. Die Grundidee war, die Erziehungs- und Beziehungsfähigkeiten der Eltern zu stärken, was mit den herkömmlichen Methoden der Sozialarbeit nicht zu bewältigen war. Das Interessante war, dass dieses Projekt in dem in dieser Zeit sozial schwierigsten Berliner Bezirk Kreuzberg entstehen sollte und eine solche Einrichtung vorher weder in Berlin noch im Bundesgebiet existierte. Es konnte also nicht von einem Erfahrungsbestand profitiert werden, das Projekt gewann einen Modellcharakter. Nachdem die Idee auf politischer Ebene positiv aufgegriffen wurde, entstand in der Vorstellung ein Haus, das mit seinen Einrichtungen über den Bereich der Jugendhilfe hinaus wichtigen Bedürfnissen Kreuzberger Familien dienen sollte. So wurden neben den vom Jugendamt geplanten Einrichtungen auch Gesundheitsfürsorgestellen und das Standesamt in das Raumprogramm aufgenommen.

Jedoch fand sich erst im Jahr 1972 eine Mehrheit im Abgeordnetenhaus Berlin für die Aufnahme in die Bauplanung, nachdem im Hauptausschuss Bedenken gegen eine nicht erprobte Beratungsinstitution besonderer Art ausgeräumt werden konnten. Das Abgeordnetenhaus Berlin stellte schließlich bei seinem zustimmenden Beschluss den Modellfall des Projektes heraus und begrüßte, dass das im verkehrsgünstig gelegenen »Haus der Familie« entstehende Elternzentrum auch Besucher:innen der angrenzenden Bezirke offenstehen sollte.

2 Gegenwärtige Situation

Heute existiert das ehemalige Elternzentrum unter dem Namen Familienzentrum, wird in Kooperation mit dem Bezirksamt Kreuzberg und dem Pestalozzi-Fröbel-Haus verwaltet und von vielen jungen Familien mit Kindern bis zu drei Jahren sowohl für Freizeitbeschäftigung als auch für gezielt angebotene pädagogische Kurse besucht. Es besteht als Beschäftigte im selben Haus zwischen unserem Team als EFB und dem Familienzentrum ein stetiger Kontakt zur gemeinsamen Beratung und Betreuung von Bürger:innen.

Inzwischen sind ehemalige Einrichtungen wie das Standesamt und eine Kita, die zum gemeinsamen Baukomplex gehörten, in andere Stadtteile umgezogen. Dafür existieren neue Einrichtungen wie eine Polizeibibliothek und eine Abteilung des zuständigen Finanzamtes.

Mittlerweile bestehen drei EFB-Teams in verschiedenen Orten Friedrichshain-Kreuzbergs (die Zusammenlegung beider Bezirke erfolgte nach der Wende), die sowohl mit ihrer Multiprofessionalität als auch mit Multikulturalität den heutigen komplexen Bedürfnissen der Bezirksbevölkerung gerecht zu werden versuchen. Diese drei Teams treffen sich zu regelmäßigen sogenannten internen Fortbildungen, wodurch ein reger Austausch sowohl auf fachlicher wie auch auf persönlicher Ebene besteht.

In unserem Team, das im bereits beschriebenen »Haus der Familie« seine Räume hat, sind sechs Kolleg:innen mit arabischer, deutscher und türkischer

Herkunft mit unterschiedlicher Stundenanzahl und verschiedenen fachlichen Schwerpunkten beschäftigt. Gerade deshalb ist es eine prinzipielle Arbeitsbasis, uns regelmäßig zweimal in der Woche zur Teamsitzung zu treffen, um voneinander sowohl auf organisatorischer als auch auf fachlicher Ebene profitieren zu können. Diese interne Arbeitsweise hat sich als ein bereicherndes Instrumentarium bewährt, sodass wir sie beibehalten möchten.

In einem der stattfindenden Teams führen wir die »Fallverteilung« durch. Das bedeutet, dass die Anmeldungen von Familien, die im Büro oder durch einzelne Kolleg:innen aufgenommen wurden, gemeinsam besprochen werden, um deren Anliegen zu verstehen und zugleich dafür zu sorgen, dass jemand vom Team die Hauptverantwortung für die Beratung übernimmt. Da die EFB eine kommunale Einrichtung ist, müssen wir alle Anmeldungen annehmen und den Menschen einen möglichst baldigen Gesprächstermin anbieten. Jedoch steigt gerade in den Wintermonaten die Anzahl der Anmeldungen enorm, sodass wir aus Erfahrung beschlossen haben, bei Bedarf die Menschen auf eine etwaige Wartezeit von drei bis sechs Wochen aufmerksam zu machen. Falls sie dringend ein Gespräch brauchen, so helfen wir ihnen dahingehend, dass sie auf die anderen umliegenden psychologischen Beratungsstellen ausweichen können. Nach Möglichkeit soll sich niemand mit seinem Anliegen allein beziehungsweise im Stich gelassen fühlen.

In unserem Bezirk ist der multikulturelle Anteil hoch, er wird auch bei den sich anmeldenden Familien deutlich. Mit einem kleinen Ausschnitt aus unserer internen Statistik möchte ich die diesbezügliche Entwicklung darstellen:

Während im Jahr 2012 56,64 % der angemeldeten Familien Mütter deutscher Herkunft hatten, zeigte sich diese Zahl im Jahr 2013 mit 59,32 %. Dagegen hatten im Jahr 2012 41,34 % der Mütter Migrationsherkunft und im Jahr 2013 38,58 %. Unter ihnen waren mit 17,79 und 20,47 % die Mütter mit türkischer Herkunft an erster Stelle. Wiederum prozentual mit 21,55 % sowie 22,83 % bildeten die Kinder zwischen 10 und 13 Lebensjahren die stärkste Gruppe. Auch die Zahl der alleinerziehenden Mütter mit jeweils 29,82 % und 33,33 % stellte auf der Statistikskala des Familienstatus die höchste Gruppe dar.

3 Von welchen Problemen oder Symptomen erfahren wir?

Etwa 50 % des Problemspektrums bestehen aus Erziehungs- und Entwicklungsproblemen. Die neurotischen oder psychosomatischen Reaktionen zeigten im Jahr 2013 mit 16,1 % eine Steigerung unter allen Problembereichen. Aufgrund unserer bisherigen Erfahrungen möchte ich die These aufstellen, dass sich die

Familien mit Migrationshintergrund in ihrer mittlerweile über fünfzigjährigen Integrationsgeschichte auch mit ihrer Symptomentwicklung an die Realität der Deutschen angepasst haben. Es gibt nicht mehr die Störungsfelder, welche nur zu den Lebensgewohnheiten der Migrant:innen gehören, und auch umgekehrt gibt es keine Symptome, die wir als typisch deutsche Auffälligkeiten definieren könnten. Dennoch haben wir in der langjährigen Arbeit einige persönliche, kollektiv-kulturelle wie auch psychodynamisch wichtige Besonderheiten (psychologische und soziale Komponente, kulturspezifische Komponente und die Entwicklung in der Migration) festgestellt, die ich mit dem Fokus unserer Arbeit mit Migrant:innen zu erläutern versuche. Es gibt verschiedene Denk- und Verhaltensmuster, die bei der Entstehung und Aufrechterhaltung von Problemen eine Rolle spielen und in der Diagnostik, Beratung und Therapie genutzt werden können:

Die psychologische und soziale Komponente ist ein wichtiger Bereich in der Erziehungsberatung, welche durch die Kooperation von psychologischen sowie sozialpädagogischen Fachkräften in einem multidisziplinären Team Beachtung und Bearbeitung finden. Durch den regelmäßigen Austausch im Team glauben wir, eine aktuelle psychosoziale Kompetenz zu erwerben.

Dadurch fühlen wir uns zunehmend in der Lage, uns vertieft mit der *kulturspezifischen Komponente* zu befassen, die sich in der beraterisch-therapeutischen Arbeit mit fremdkulturellen Familien deutlich zeigt, jedoch im Kontakt mit den einheimischen deutschen Familien auch eine wichtige Rolle spielt. Kulturspezifische Themen wie auch Probleme entstehen nicht nur durch die religiösen, ethnischen oder sprachlichen Unterschiede, sondern auch durch die unterschiedliche Erziehung von Mädchen und Jungen, durch die Generationskonflikte wie auch durch die unterschiedliche Lebensweise der sozialen Schichten. Unser Berufsstand mit eigener Ethik und Tradition und sein Einwirken auf den Beratungs- und Therapieprozess beeinflusst ebenfalls mal günstig, manchmal auch ungünstig die fachliche Arbeit mit den betroffenen Familien. Auch wir kommen von einer bestimmten Familienerziehung, an der wir durch unsere Ausbildungen und Selbsterfahrungen arbeiten, um zu verstehen, wer wir sind, um möglichst klar auf die Klient:innen/Patient:innen eingehen zu können. Hierbei sind die gegenseitigen Übertragungsprozesse von elementarer Bedeutung, die bereits beim Telefonieren zwecks Terminierung in Gang gesetzt werden und sich in späteren Sitzungen fortentwickeln. Ein Beispiel: Ich bin ein in Berlin aufgewachsener Migrant, der in seinen Entwicklungsjahren durch die gesellschaftlichen Auseinandersetzungen sich veranlasst sah, möglichst starke Anpassungsleistungen zu erbringen, um in dieser Gesellschaft aufgenommen und akzeptiert zu werden. Das Aufnahmeland wird im Geiste wie eine »ideale

Mutter« gesehen, die ihre neuen Kinder wohlwollend aufnimmt und jedem einzelnen Eingewanderten ein menschenwürdiges Leben ermöglicht.

Mit diesem Werdegang sitze ich in der Beratungsstelle, in der sich ein getrennt lebender junger deutscher Vater eines vierjährigen Kindes meldet. Er möchte Kontakt zu seinem Kind haben, das bei seiner Mutter lebt. Er gibt im Gespräch an, arbeits- und berufslos zu sein, von Sitten und Gebräuchen nicht viel zu halten und sehr bedacht auf seine individuelle Freiheit leben zu wollen, deshalb oft durch die Wohnungen seines Bekanntenkreises umziehe, in dem häufig gekifft und andere Drogen konsumiert werden. Ich werde diesen Fall selbstverständlich im Team besprechen, um mir adäquate Hilfe zu holen. Aber ich muss zuerst in meiner eigenen Welt überprüfen, ob ich diesen Mann trotz seiner anderen, mir persönlich vielleicht völlig ungewohnten Lebensweise bei seinem Kontaktwunsch zu seinem Kind unterstützen kann und möchte. Ich habe zwar in meinem beruflichen Werdegang gelernt, dass jeder Mensch vor dem Gesetz gleich ist und meine Arbeit emanzipatorische, zum persönlichen Wachstum helfende Einflüsse haben kann. Aber dafür muss ich ihn zunächst als Mitmensch mit denselben Rechten wie auch Pflichten annehmen und dafür sorgen können, dass er sich in der Sitzung akzeptiert fühlt. Sein Kind hat ja auch ein Recht auf ihn. Jedoch könnte ich in mir Assoziationen über seine Lebensweise dahingehend erzeugen, dass es sich um einen Faulpelz handelt, der von »unseren Steuern« lebt. Daher könnte ich ihm sein Kontaktrecht zum Kind durch meinen Ermessensspielraum erschweren, gar vereiteln.

Bezüglich der psychischen Entwicklung *in der Migration* ist es wichtig festzuhalten, dass die anfänglichen Untersuchungen darüber eher die Defizite der Migrant:innen und die krank machenden Faktoren der Migration herauskristallisierten. Erst durch die Darstellungen der interkulturell gestalteten Arbeitsteams, durch die Erfahrungsberichte der »Betroffenen« sowie der aus ihren Reihen hervorgekommenen muttersprachlichen Psychotherapeut:innen konnte allmählich verdeutlicht werden, dass die Migration einerseits ein schwieriger, belastender Prozess sein kann. Andererseits kann er aber auch zu Bereicherung führen, indem das Individuum oder eine ethnische Minderheit den Lebenshorizont erweitern und durch die Vergleichsmöglichkeiten verschiedener Lebensgewohnheiten neue Perspektiven entwickeln kann.

Meine Eltern gehörten zur ersten Generation, die in den 1960er Jahren nach Deutschland auswanderte, um dadurch ihre Verdienstmöglichkeiten zu verbessern, aber auch ihre Streitigkeiten in der Herkunftsfamilie, Eifersüchteleien, das Gefühl von Benachteiligung unter ihren Geschwistern oder ihre Schmerzgefühle durch den Tod ihrer Eltern hinter sich zu lassen. Ihre vielschichtigen Themen- und Problembereiche versuchten sie hauptsächlich dadurch zu bearbeiten beziehungsweise zu bewältigen, dass sie glaubten, die enorme Anpassungsleistung erbringen zu müssen, mit ihrem Dasein nicht besonders aufzufallen und keine Aufmerksamkeit zu erregen. Sie lebten bescheiden, zurückgezogen und unbeteiligt, was ihre hiesigen Erlebnisse sowie die gesellschaftlichen Prozesse betraf. Entsprechend versuchten sie auch die hier aufwachsende zweite Generation, aus der ich hervorkomme, zu beeinflussen. Wir hatten zu lernen, fleißig zu arbeiten, ohne uns in die hiesigen Geschehnisse einzumischen. Mit unserem Heranwachsen nahmen auch die Energien zur Differenzierung und Problematisierung der verschiedenen Lebenseinstellungen in den Generationen zu. Diese Entwicklung wurde auch durch die gesellschaftlichen Veränderungswünsche der 1970er und 1980er Jahre dahingehend beeinflusst, dass die transgenerationalen Beziehungskonflikte sich vermehrten und die neuen Generationen zunehmend die ungelösten und verdrängten Konflikte ihrer Elterngeneration übernahmen, beziehungsweise übertragen bekamen.

In diesem Zusammenhang förderten die muttersprachlichen Psychotherapeut:innen mit ihren Ausführungen über die Entstehungsbedingungen der Migration wie auch über die Beziehungsdynamik in der Migrantenfamilie zu Beginn, während und nach der Migration eine Wechselwirkung zwischen der Ankunft im neuen Aufnahmeland und der zunehmenden Akzeptanz der Zuwanderung in der Öffentlichkeit.

Durch unsere bisherige beraterische und therapeutische Arbeit können wir beschreiben, dass sich jede betroffene Familie in psychosozialer wie auch psychodynamischer Hinsicht in einem anderen Stadium ihrer Migrationsphase befindet. Dementsprechend sind sie mit ihren eigenen Bewältigungsstrategien der herrschenden Konflikte beschäftigt.

Es gibt Familien, die so in *ihre traditionellen Verhaltens- und Glaubensansätze* verstrickt wirken, dass sie von Außenstehenden kaum erreichbar scheinen. Dieser Zustand kann unter anderem den Hintergrund haben, dass die Mitglieder der betroffenen Familie sich möglicherweise mit einer traumatischen Trennungserfahrung in die Migration begeben haben. Dieser Hintergrund kann ihre Ankunft, Niederlassung und weitere Lebensstadien im neuen Land dermaßen negativ beeinflussen, dass die Menschen sich nicht angenommen und isoliert fühlen, gar paranoide Fantasien entwickeln können. Eine Folgereaktion daraus wäre, dass sie sich in ihre Tradition verwickeln, um überhaupt existieren zu können, auch wenn dadurch ihr Innenleben und ihre Außenwahrnehmung nicht miteinander übereinstimmen und sie emotional gespalten reagieren.

Die innere Gespaltenheit erlebe ich wiederum in einer anderen Gruppe von Familien in der Form, dass sie sowohl bezüglich ihrer mitgebrachten, anerzogenen Werte und Lebensvorstellungen als auch ihrer im Aufnahmeland gesammelten neuen Lebenserfahrungen starke Ambivalenzen zeigen und ohne klare Standpunkte auf die Erlebnisse reagieren. Sie können zwischen den traditionellen Werten und den neu erfahrenen Lebensvorstellungen dermaßen hin und her springen, dass in einigen Einzelfällen von psychischen Dysfunktionen mit Borderline-Eigenschaften gesprochen werden kann. In solchen Fällen gibt es zwischen der Generation der Eltern und der Heranwachsenden enorme Konflikte, weil die Kinder sich durch Ambivalenzen »verrückt gemacht« fühlen. Der berühmte Satz solcher Eltern gegenüber ihren Kindern ist: »Zu dir habe ich ja Vertrauen, aber nicht zur Umwelt, mein Kind. Deshalb darfst du nicht rausgehen!«

Dann gibt es noch Familien, die offenbar aus extrem patriarchalischen Strukturen kommen und es nicht geschafft haben, unter den neuen Lebensbedingungen ihre individuellen Möglichkeiten in den Griff zu bekommen, weil die individuelle Entwicklung in der fortgeschrittenen Industriegesellschaft großgeschrieben ist und eine sogenannte Gruppenindividualität hierzulande nicht lange standhalten kann. Die Mitglieder solcher Familien sind oft vom »*Zerfall*«, von Zerstörung bedroht, weil sie der Fantasie aufsitzen, ihre individuellen Fehlentwicklungen (schwach als Individuum, kein Beruf, keine anerkannte Ausbildung, wenig Selbstwertgefühl, viele Komplexe) durch Drogenkonsum ausgleichen zu können (Güç, 1991). Dies ist natürlich ein Irrtum, weil eine Selbstzerstörung ihren Gang nimmt und schwer zu stoppen ist, je mehr die Sucht ihren Raum im Leben der Menschen einnimmt.

Bei diesen kurz beschriebenen Modellen psychischer Entwicklung von Familien mit Migrationshintergrund handelt es sich grundsätzlich um diejenigen, die in der Beratungsstelle vorstellig geworden sind. Die meisten, die sich in jeder Hinsicht integrieren und es schaffen, ein nützlicher Bestandteil der Gesellschaft zu werden, werden nicht zum Gesprächsstoff, weil sie ihr Leben allein meistern und keine Hilfe von Beratungsstellen und freien Therapiepraxen benötigen.

In unserer therapeutischen Arbeit mit Migrant:innen kann die Erfahrung ausdrücklich betont werden, dass sich die Erfolgsquote sowohl in den Beratungsstellen als auch in Kliniken durch die Mitarbeit von muttersprachlichen Psychotherapeut:innen sowie durch die Kooperation in interkulturellen Teams steigert. Durch gegenseitige ständige Auseinandersetzung in Intervisionsgruppen sowie durch die Kooperation in der Fallarbeit erreicht jede:r Mitarbeiter:in eine interkulturelle Kompetenz, welche die Gesamtarbeit bereichert. Im Vergleich zu anderen Einrichtungen, die mit verschiedenen ethnischen Gruppen keine Erfahrung besitzen beziehungsweise sich damit schwertun, erreichen wir im Kontakt mit den betroffenen Menschen eine größere Selbstverständlichkeit im alltäglichen Umgang.

Die Übertragungsprozesse, die wir im therapeutischen Prozess nutzen, laufen in der Regel nicht in Richtung zur übertrieben positiven Bewertung des »Fremden«, wie es sonst in vielen gesellschaftlichen Institutionen bewusst oder unbewusst abläuft, um die inneren Widersprüche oder Ängste vor dem »Fremden« verdrängen zu können. Dagegen erreichen wir durch unsere mehrmals reflektierte Haltung auch die Auseinandersetzung mit unseren eigenen Vorurteilen sowie rassistischen Anteilen.

Unsere angewandten systemischen sowie analytisch-tiefenpsychologischen Methoden, die allerdings bezüglich ihrer Tragbarkeit in Familie oder Bezugsgruppe von Fall zu Fall überprüft werden, zeigen sich als nützliche therapeutische Haltungen. In diesem fachlichen Umgang nehmen wir auch bewusst unseren Modellcharakter für die Familien wahr, die sich in verschiedenen persönlichen wie auch interpersonalen Entwicklungsprozessen befinden. Eine öffentliche Beratungsstelle, die sich durch Mitarbeiter:innen verschiedener kultureller und ethnischer Herkünfte präsentiert, baut bei Familien Vertrauen in die fachliche Arbeit sowie in die eigene Existenz auf. Die betroffene Familie fühlt sich durch ihre »Vertreter:innen« in der Mitarbeiter:innengruppe der Beratungsstelle ernst und wichtig genommen, sodass sie dadurch gern kommt und mitarbeiten möchte. Zumeist bringen sie irgendwelche Bekannten oder Verwandten mit, die mit ihrer Brückenfunktion für eine bessere mentale sowie geistige Verständigung sorgen möchten. Es ist in diesem Falle anzuraten, in gemeinsamer Absprache diese Personen in den Prozess einzubeziehen, statt sie aus irgendwelchen formalen Gründen auszuschließen. Diese Kooperationserfahrung werden die Betroffenen durch eine schnelle Mundpropaganda weitergeben, sodass ziemlich rasch in Migrantenkreisen bekannt sein wird, ob dieser bestimmten Beratungsstelle zu trauen ist oder ob man sich von ihr fernhalten sollte. Abschließend folgen zwei Fallbeispiele, um die psychotherapeutische Arbeit in der Beratungsstelle konkret beschreiben zu können, nachdem in den obigen Kapiteln die bisher gewonnenen Erkenntnisse sowie kulturspezifischen Phänomene erläutert wurden.

4 Fallbeispiele

Im ersten Fallbeispiel geht es um ein körperlich-geistig gut entwickeltes zwölfjähriges Mädchen, dessen Mutter aus der ehemaligen DDR stammt und seit längerer Zeit in Berlin-Kreuzberg lebt. Hier hatte sie einen kurdischstämmigen Migranten aus der Türkei kennengelernt. Aus dieser Beziehung entstand die oben genannte Tochter. Ihre Eltern trennten sich als sie noch ein Kleinkind war, weil der Vater in seiner Haltung unzuverlässig gewirkt und die Familie vernachlässigt habe. Danach ist die Tochter in der Obhut ihrer Mutter aufgewachsen.

Die Vorstellung in der Erziehungs- und Familienberatungsstelle erfolgte, weil die Tochter Tabletten geschluckt hatte, in der KJP-Klinik aufgenommen wurde, wo sie sich jedoch unwohl gefühlt und auf ihre Entlassung gedrängt hatte. Die zuständige Klinik hatte im Falle ihrer Entlassung aus berechtigten Gründen auf eine therapeutische Nachbetreuung bestanden. Die Mutter war sehr erfreut darüber, als wir beide in Kontakt kamen, weil sie sich ein besseres Verständnis meinerseits für die Familienhintergründe erhoffte, weil ich ja aus dem gleichen Kulturkreis wie der Vater des Mädchens käme. Sowohl die Tochter als auch die Mutter hatten mit der Klinik vereinbart, dass sie gern zur EFB kommen würden, sodass die Entlassung erfolgen konnte.

Parallel dazu fand in Absprache mit der Familie ein Telefonat mit der Klinikpsychologin statt, um alles Notwendige für die Entlassung des Kindes zu vereinbaren und ihre Nachbetreuung mit unserem Therapieangebot zu gewährleisten. Währenddessen machte ich den Fall zum Teamthema, weil ich die Unterstützung aller Kolleg:innen brauchte, wenn ich die Therapie und die damit verbundenen Elterngespräche für längere Zeit (für voraussichtlich zwei bis drei Jahre) übernehmen sollte. In der Beratungsstelle kommen jede Woche neue Anmeldungen aus verschiedenen familiären Gründen an, die ebenfalls übernommen werden müssen. Falls jemand aus dem Team mit einer Person oder mit einer Familie längere Zeit therapeutisch arbeiten soll, ist eine Klärung im Team vonnöten, damit für die Therapie der erforderliche Zeitaufwand organisiert und diese als ein nützliches Angebot der EFB unterstützt werden kann. Klar ist, dass wir unsere therapeutischen Qualifikationen aus Zeitgründen nur in Einzelfällen als Therapieprozess anbieten können, damit unsere meiste Zeit und Kraft der therapeutischen Beratungsarbeit gewidmet bleibt.

Ich stand drei Jahre mit dem Mädchen und seinen Beziehungspersonen in Kontakt. Die Therapie fand regelmäßig wöchentlich mit einem bis zwei Terminen statt. Das Mädchen kam regelmäßig, entfaltete sich in einem vertrauens- und Sicherheit vermittelnden Therapierahmen mit einem analytisch-tiefenpsychologischen Schwerpunkt. Sie war anfangs sehr schweigsam, was einen sehr geduldigen therapeutischen Umgang erforderte. Sie malte sehr viel. Während ihrer langen schweigsamen Phase war es elementar wichtig, in Kontakt zu bleiben und ihr Tun zu kommentieren. In dieser Zeit konnte ich auf der Übertragungsebene deutlich wahrnehmen, dass sie ihre Introjektionen stärkte, bis sie anfing, zunächst über ihren Alltag, dann über die familieninternen Dinge zu erzählen. Parallel dazu fanden regelmäßige Elterngespräche statt, an denen sich mit der Zeit sowohl der getrennt lebende kurdische Vater als auch der neue Lebensgefährte der Mutter beteiligten. Der neue Lebensgefährte stammte auch aus der ehemaligen DDR und war 15 Jahre in Bautzen wegen Widerstands gegen die sozialistische Republik inhaftiert gewesen. Es kristallisierte sich heraus, dass das

Mädchen sich von seiner Mutter emotional nicht angenommen fühlte und deswegen spontan den Suizidversuch durch die Tabletteneinnahme unternommen hatte – nicht, um zu sterben, sondern um einen Hilferuf zu senden.

Die Mutter hat lange daran gearbeitet, sich ihrer Tochter gegenüber emotional zu öffnen und für ihre allmählich auftretenden pubertären Züge Verständnis zu entwickeln. Dazu nahm sie deutlicher wahr, dass ihrem Kind realer Kontakt zum Vater und zu dessen Herkunftsfamilie fehlte. Im gemeinsamen Interesse konnte sie nach und nach den Vater bewusster in den Alltag der Tochter einbeziehen und dies für sich selbst auch als Entlastung in ihrer Erziehungs- und Beziehungsverantwortung wahrnehmen. Die Tochter wurde wesentlich entlastet und zufriedener, seitdem sie sich mit ihrem Vater traf und auch seine Herkunftsfamilie kennenlernte. Dadurch wuchs ihre Lust an ihrer türkisch/kurdischen Seite und sie fühlte sich im Alltag wesentlich sicherer.

In der Schlussphase trafen wir uns 14-tägig zu Einzelsitzungen mit dem Vorhaben, zum nächsten Sommer die Therapie zu beenden. Die Mutter wurde in ihrer elterlichen Haltung und im Verhalten zur neuen Partnerschaft selbstsicherer und ging leicht traurig, aber gut vorbereitet auf unseren Abschied zu. Durch die Therapie wuchs die junge Patientin zu einer fröhlichen Jugendlichen heran, die sich auf den Wechsel zur Oberschule vorbereitete.

Zusammenfassend betrachtet war es sehr nützlich, dass ich als aus der türkischen Kultur stammender Psychotherapeut, der auch die deutsche Realität kennt, die Behandlung übernahm. Für die Betroffenen war dies sowohl zur persönlichen positiven Entwicklung als auch zur Klärung der familiären Zusammenhänge gut unterstützend sowie als Vorbild wirkend (Kohte-Meyer, 2000).

Insgesamt nahm die gesamte Beratungsstelle als zusammenarbeitendes Team, in dem untereinander ein respektvoller Umgang möglich ist, einen Vorbildcharakter ein, der diese Familie bei der Klärung ihrer Psychodynamik mit belastenden Fixierungen sowie Verdrängungsmechanismen entlastend und erfolgreich unterstützen konnte.

Im Laufe der Jahre entstand die Notwendigkeit und die Frage, ob das Angebot einer analytischen Gruppentherapie im Rahmen der oben dargestellten Arbeit den interessierten Jugendlichen nutzen könnte, ihre Konflikte in der Gruppe zu besprechen und zu bearbeiten und dabei auch Erfahrungen mit ihren kulturellen Hintergründen zu sammeln. Denn wir erlebten tagtäglich, dass sie zwar im gleichen Bezirk leben, die gleichen Schulen besuchen, sich jedoch vor dem Austausch persönlicher Erfahrungen aus verschiedenen Gründen scheuen. Deshalb beschloss das Team Mehringdamm eine Anpassung der Konzeption an die Lebensumstände der Jugendlichen und bot zusätzlich zur Beratungstätigkeit eine analytische Therapiegruppe an. Diese wird im Folgenden beschrieben und mit der Darstellung einer Sitzung dieser Gruppe als Beispiel dafür ergänzt, wie das analytische Gedankengut in der Gruppe für Klärungen sowie Progression sorgen kann.

Im zweiten Fallbeispiel geht es um eine Therapiegruppe, die aus Jugendlichen bestand und von 2012 bis 2016 insgesamt vier Jahre existierte. Naturgemäß gab es verschiedene Etappen im Gesamtprozess. Was in der nachstehenden Sitzung zum Ausdruck kommt, ist das positive Ergebnis von zwei Jahren, dessen Weiterentwicklung wie schon angegeben, weitere zwei Jahre dauerte.

Alle jungen Leute kamen aus schwer gestörten Beziehungskonstellationen ihrer Elternhäuser. Sie hatten massive Nähe-Distanz-Probleme, die besonders das Gruppenmitglied Seyfi[1] stellvertretend für alle, mit seiner häufig grenzüberschreitenden Art ausdrückte beziehungsweise auslebte. Die orale sowie anale Bedürftigkeit war ein weiteres zentrales Thema in der Gruppe, wobei selbstverständlich ödipal unbewältigte Konflikte wie auch ihre altersgemäßen pubertären sexuellen Schwierigkeiten und diesbezüglichen Wünsche in jeder Sitzung abgehandelt wurden. Jedoch kommen sie in der hier beschriebenen Sitzung besonders zum Ausdruck. Die Jugendlichen hatten deutsche, polnische und türkische Wurzeln, wobei alle in Berlin geboren wurden und mit ihrer aktuell jugendlichen Existenz die zukünftige interkulturelle Gesellschaft Deutschlands darstellen. Alle befanden sich entweder in Schulbildung oder in beruflicher Ausbildung. Sie waren einerseits sehr kämpferisch, vermieden keine Auseinandersetzung, unterstützten sich zugleich auch gegenseitig enorm. Egal wie schlimm das einzelne Verhalten war, keine:r wurde ausgeschlossen, jedes Mitglied blieb mit der Person im Konflikt in Kontakt und setzte sich auf seine Weise auseinander. Die Gruppe wurde als eine symbolische, nährende, haltende und fürs Wachstum sorgende Mutter akzeptiert und im Verlauf wurde verinnerlicht, dass die Schweigepflicht jedem Mitglied eine Sicherheit für sein Verhalten vermittelt und die Vertiefung seiner Gedanken und Gefühle fördert.

Dass die Bedeutung der Verschwiegenheit besonders für die Jugendlichen mit türkischen Wurzeln sehr groß ist, muss hier gesondert erwähnt werden. Sie haben in diesem analytischen Rahmen vom dynamischen Prozess enorm profitiert, weil sie die Gewissheit hatten, dass ihre Elternhäuser ohne ihr Wissen gar nichts vom Gruppengeschehen und von ihren Aussagen erfahren durften. Sie haben mehrmals erläutert, dass sich in der türkischen Community alle untereinander kennen und sich ausgerechnet über die Handlungsweisen der Jugendlichen gegenseitig schnell informieren, dabei übertreiben und deshalb für »viel Klatsch« sorgen würden. Es ist gerade bemerkenswert, dass die betroffenen

1 Alle im Text vorkommenden Namen wurden vom Autor anonymisiert.

Jugendlichen in der analytischen Gruppe trotz dieser stark herrschenden sozialen Kontrolle im eigenen Kulturkreis den Austausch und Klärungsprozesse gesucht und gefunden haben. Den dazu erforderlichen Mut und die Zuversicht für eine gute Prognose haben sie in der Gruppe gemeinsam entwickelt und verschiedene Durchgangsmöglichkeiten zwischen den kulturellen Barrieren aufgebaut. Dieser Prozess mit kulturbedingten Schwierigkeiten ist besonders zu unterstreichen, weil es in der deutschen Mehrheitsgesellschaft Personen wie auch Multiplikatoren gibt, welche behaupten, dass man aufgrund ihrer »anderen Kulturzugehörigkeit« mit Migrantenjugendlichen nicht arbeiten könne.

In ihrem Austausch wie auch Streitereien haben die jungen Menschen voneinander enorm profitiert. Gegen Ende war zu erleben, dass sowohl ihre Toleranzgrenze erweitert als auch ihr Kampfgeist gewachsen war. Sie gingen mutiger aufeinander zu, um ihre gegenseitigen Vorstellungen zu hinterfragen, zu kritisieren, ihre Hemmungen abzubauen, aber auch zu respektieren.

Die gesamte Entwicklung und der daraus erwachsene Erfahrungsprozess könnten ein gutes Vorbild für unsere Gesellschaft sein. Begegnung schafft Verständnis, Toleranz und Empathie. Distanz und Kontaktlosigkeit verursachen Angst, Feindseligkeit, starke Vorurteile und beschleunigen Projektionen von eigenen, fremd im Dunkeln verdrängt gebliebenen Anteilen auf die Menschen mit anderen kulturellen Gewohnheiten.

Gruppe am letzten Donnerstag vor den Weihnachtsferien 2014 um 18.00 Uhr

ANGELIKA erzählt erneut von ihrem abgeschlossenen Abitur und ihren neuen Plänen fürs Psychologiestudium. Sie klagt darüber, dass ihre Eltern ihr immer noch Vorwürfe machen und ihren Erfolg gar nicht würdigen könnten.

SEYFI sagt, dass Angelika von ihren Eltern niemals Anerkennung bekommen werde, sie sich umsonst bemühe, weil ihre Eltern in ihrem eigenen Leben sehr unzufrieden wären. Sie würden ihre Unglückgefühle stets auf Angelika abladen, um sich auf ihre Kosten besser zu fühlen.

ANGELIKA denkt kurz nach und sagt, dass an dieser Erklärung etwas dran wäre.

MERVE und THOMAS beobachten die Szene sehr aufmerksam, sind aber still.

SEYFI schildert seinen Streit mit seinem Vater, weil dieser ihn zwingen wollte, in die Türkei zurückzukehren.

THERAPEUT: »Das berichtest du zum ersten Mal so ausführlich, ich denke, es ist für dich ein großer Schritt, weil der Papa ja für dich lange Zeit sehr mächtig und unantastbar galt.«

SEYFI: »Ja, mittlerweile habe ich durchgecheckt, dass Respekt auf Gegenseitigkeit beruht.«

Dann wird er unruhig und lobt die Frisur von Thomas.

Aber Angelika und Merve meinen, dass er damit übertreibt, so als ob er Thomas »verarschen« würde. Dann erzählt Angelika von Seyfis Anruf. Dabei hätte sie ihm gesagt, dass sie duschen wollte, woraufhin Seyfi ihr angeboten habe, zu ihr zu gehen und zusammen zu duschen.

Angelika fügt hinzu, dass sie dieses Angebot unmöglich fand.

Seyfi: »Was ist schon dabei, wenn ich mit dir duschen will?«

Angelika und Merve: »Das geht nicht, das ist etwas Intimes. Außerdem denkst du beim Duschen eigentlich an etwas anderes. Wie kannst du so etwas denken?«

Seyfi: »Also, wir dürfen doch hier über alles offen reden, nicht? Außerdem wenn du mit anderen flirtest und in die Kiste steigst, warum nicht mit mir? Mich kennst du doch viel besser.«

Merve: »Das ist es ja gerade. Du bist zu bekannt, zu nah.«

Angelika (leicht verärgert): »Du siehst mich doch nur als Sexobjekt. Du weißt, dass dies mein schwierigstes Thema ist, und hier triffst du mich damit.«

Seyfi wird still. Daraufhin frage ich, was er bei dieser Aussage fühlt.

Seyfi: »Ja schon; nun sage ich, was ich glaube, es gibt Frauen für Sex, zum Rammeln, und es gibt welche zum Heiraten.«

Die Mädchen werden laut, protestieren: »Es ist unmöglich, wie du denkst.«

Seyfi lacht, genießt die Situation.

Therapeut: »Ich glaube, du wolltest jetzt provozieren, sicher auch etwas mehr Action in die Gruppe bringen. Denn ich erinnere mich, für dich war es hier oft langweilig, sodass du manchmal schlafen wolltest.«

Soner: »Du kannst doch nicht die Frauen so schlimm kategorisieren. Heirat, Liebe, Sex gehören doch zusammen.«

Seyfi: »Komm, tue nicht so scheinheilig. Du hast zwei Gesichter. Hier sprichst du so, draußen anders. Du bist genauso notgeil wie ich. Ich gebe das wenigstens zu und rede offen darüber.« Dann zeigt er mir und der Gruppe das Bild, das er inzwischen gemalt hat, und lacht sich kaputt.

Therapeut: »Ich denke weiterhin, dass du die Gruppe provozieren möchtest. Auch dieses Bild ist eine Provokation beziehungsweise ein Produkt deiner Fantasien.«

Seyfi: »Ja, Alter, auf der Arbeit habe ich eine süße 27-Jährige kennengelernt. Sie will mit mir ficken.«

Merve: »Komm, gib nicht so an, wenn du eine Freundin und öfter Sex hättest, würdest du nicht so aggressiv darüber reden. Dir fehlt doch eine Freundin.«

Seyfi: »Na, wenigstens rede ich darüber. Aber Thomas überhaupt nicht.«

Angelika: »Sex und Aggression ist bei dir oft gleich.«

Seyfi tut so verlegen, als ob er sich ertappt fühlte, dreht sich feierlich zu mir: »Kadir Bey hat immer noch nicht gesagt, wie oft und mit welchen Frauen er es getrieben hat.«

THERAPEUT: »Ich glaube, du weichst jetzt gern aus, weil du dich von den Mädchen unter Druck gesetzt gefühlt hast.«

SEYFI: »Ich denke nach, was ist eigentlich mit Thomas? Du mischst dich wieder mal nicht ein. Bevor ich aus der Gruppe rausgehe, möchte ich, dass du endlich eine Freundin hast.«

THOMAS: »Seyfi, du nervst. Eine Freundin kriegt man nicht auf Bestellung. Dies muss sich ergeben. Dann kann ich eine Beziehung aufbauen.«

SEYFI »Na hoffentlich, bevor ich berentet bin.« Alle lachen.

Dann macht SEYFI weiter: »Sag mal Thomi, wenn du schwul bist, kannst du hier ruhig erzählen. Wir sind eine geschlossene Gruppe.«

THOMAS: »Das besprechen wir lieber in Ruhe nächste Woche. Wir sind schon über die Zeit. Aber ich kann dich beruhigen, ich bin nicht schwul. Aber ich höre bei dem Thema deine Aggression heraus, als ob du etwas gegen Schwule hättest.«

SEYFI lacht verlegen.

Ich sage, dass wir die Sitzung beenden müssen und wir nächste Woche weiter machen können. Dann findet wie immer eine Abschiedszeremonie statt.

Auf einen Blick:
Gruppenpsychotherapie spielt in der psychotherapeutischen Versorgung der Bevölkerung eine große Rolle. Statistisch gesehen findet etwa ein Drittel aller Behandlungen in analytischer Psychotherapie in Gruppen statt.

Gruppenpsychotherapie hat gegenüber der Einzeltherapie viele Vorteile:
- Sie kann die soziale Realität unseres Lebens in der laufenden Gruppenpsychotherapie darstellen.
- Durch die Anwesenheit von mehreren Personen ist die Wahrscheinlichkeit von der Entwicklung von Übertragungen viel höher als in der Einzeltherapie.
- Das therapeutische Potenzial ist größer, weil alle Gruppenmitglieder aktiv sind, mehr wahrnehmen und interpretieren können als der:die Gruppentherapeut:in allein. Das erreicht eine stärkere Überzeugungskraft bei der Besprechung eines aktuellen Themas beziehungsweise einer individuellen Befindlichkeit, Äußerung.

Ich habe eine persönliche wie auch berufliche Identität mit Migrationshintergrund. Daher stand für mich fest, eine analytische Therapiegruppe zu leiten, in der junge Menschen aus verschiedenen Ethnien zusammenkommen.

Gruppenpsychotherapie mit Jugendlichen unterschiedlicher Ethnien ermöglicht diesen
- die Erfahrung, ihre eingebrachten intrapsychischen sowie interpersonalen Konflikte zu bearbeiten (Blanchi-Schäfer, 1996).

- zusammenzusitzen und sich zu verstehen und zugleich ein Bewusstsein dafür zu entwickeln, dass sie kulturelle, intellektuelle wie auch soziale Unterschiede haben können.
- eine gesündere, humanere Beziehung zu sich selbst und zu den Gruppenteilnehmer:innen durch die Toleranz des analytischen Behandlungsprozesses zu bekommen.
- die Wirkung des geschützten und schweigepflichtigen Gruppenrahmens bezüglich der Erfahrung von Mentalisierung und Symbolisierung ihrer Lebenskonflikte zu erleben.
- positive Entwicklungsschritte als eine Gruppenerfahrung zu erreichen und sich durch die Gruppe innerlich gestärkt zu fühlen.
- bisherige Lebenserfahrungen zu wiederholen und zu bearbeiten.

Literatur

Güç, F. (1991). Ein familientherapeutisches Konzept in der Arbeit mit Immigrantenfamilien. Familiendynamik – Interdisziplinäre Zeitschrift für systemische Praxis und Forschung, 16 (1), 3–23.
Blanchi-Schäfer, M. (1996). Ausländische TherapeutInnen, Fremdenhass und die Auseinandersetzung mit der eigenen Nationalität. In D. Kiesel, S. Kriechhammer-Yagmur, H. von Lübke (Hrsg.), Gestörte Übertragung, ethno-kulturelle Dimension im psychotherapeutischen Prozess (S. 16–25). Frankfurt a. M.: Haag & Herchen.
Kohte-Meyer, I. (2000). Ich bin fremd, wie ich bin. Migrationserleben, Ich-Identität und Neurose. In U. Streek (Hrsg.), Das Fremde in der Psychoanalyse. Erkundigungen über das Andere in Seele, Körper und Kultur (2. Aufl., S. 119–132). Gießen: Psychosozial.

Die Öffnung transkultureller Räume in gruppenanalytischen Prozessen mit Geflüchteten

Beate Schnabel

»Die Sonne sozialen Ansehens macht den Sternenhimmel des Unbewussten unsichtbar.«
(Erdheim, 1986, S. 200)

»Mit erheblicher Ungewissheit konfrontiert, tappe ich meist im Dunkeln. Woran ich denken kann, ist der Versuch, auf andere zu treffen oder anderen zu begegnen.«
(Dalal, 2018, S. 76)

Es mag befremdlich erscheinen, beide Zitate als begleitend in den transkulturellen Raum einzuführen. Farhad Dalal mag zugänglicher wirken, aber die Sonne des sozialen Ansehens? Was macht dieses Zitat im transkulturellen Kontext für einen Sinn? Zu dieser Erkundungsreise möchte ich Sie in meinen folgenden Ausführungen einladen.

Schaffen es Kinder und Jugendliche auf der Flucht, nach einer langen gefährlichen und beschwerlichen Reise in einem Aufnahmeland anzukommen, sind sie noch lange nicht da. In urbanen Regionen treffen sie, anders als im ländlichen Raum, auf Gesellschaften, die Vielfalt widerspiegeln und doch von ihren hoffnungsvollen Bildern abweichen, die sie sich von diesen Orten gemacht haben. Der Antrag auf Asyl, die Erstaufnahmeeinrichtung, die Wohngruppe, das Erlernen der fremden Sprache, Schule, das Warten auf die Anhörung beim Bundesamt für Flüchtlinge (BAMF), die über die Gewährung eines Aufenthalts im Aufnahmeland entscheidet, werden in den ersten Monaten von der Erleichterung getragen, Fluchtwege überstanden zu haben, die sich mit der Hoffnung auf eine Lebensperspektive und eine sichere Zukunft verbindet. Doch bald beginnen sich die Herausforderungen im Aufnahmeland, die vielfach von Irritationen, Fremdheitserfahrungen und von realen Bedrohungen begleitet werden, mit den Erfahrungen zu mischen, die von Verlust, von schwerwiegenden Erschütterungen bis hin zu traumatisierenden Erlebnissen im Herkunftsland wie auf den Fluchtwegen geprägt sind. Erinnerungen, die sie lähmen und die von Ängsten begleitet werden, verloren zu gehen, vergessen zu sein und verlassen zu werden. Der schmerzhafte Verlust entwicklungsnotwendiger Bindungen verstärkt die damit einhergehenden Gefühle, auf die sie nicht vorbereitet sind. Erschwerend kommt hinzu, dass sie die Vertreter:innen der Aufnahmekultur nicht einschätzen können, an die sich viele Hoffnungen knüpfen und die zugleich mit belasteten Erfahrungen beladen sind (Polizei, Ausländerbehörde, Jugendamt und die Aufnahmeeinrichtungen). Sie bleiben ihnen gegenüber vorsichtig, skeptisch und misstrauisch. Vor allem an die Kommunikation mit Behörden heften sich erlebte politische Erfahrungen aus den Herkunftsländern, Willkür und Gewalt auf den Fluchtwegen und die Unsicherheit, was mit den gesprochenen Worten alles geschehen kann. Die Fachkräfte, die die Jugendlichen auf ihren unterschiedlichen Wegen begleiten (Jugendamt, Jugendhilfeeinrichtungen, Schule etc.) wiederum übernehmen in ihren Rollen unterschiedliche Haltungen. Neben einem wohlwollend fördernden humanen Umgang, der nicht kritiklos daherkommt, kann es in Krisenzeiten der Jugendlichen zu ausgeprägten Vorbehalten, Ressentiments bis hin zur offenen Ablehnung kommen, in denen allerdings die Machtverhältnisse klar definiert sind. Gefangen in unreflektierten eurozentristischen Überzeugungen sind die Chancen transkultureller Begegnungen verschlossen, sie werden zu Wiederholungen in der sich auf beiden Seiten Vergessenes, Verdrängtes, Marginalisiertes, Dämonisiertes und anderes mehr miteinander vermischen. Mit einigen dieser Unwegsamkeiten beschäftigte sich ein Projekt, das sich zum Ziel gesetzt hat, ein transkulturelles psychosoziales Gruppenangebot für unbegleitete minderjährige Geflüchtete zu erarbeiten, um Jugendliche in Krisen mithilfe der Gruppe zu stützen und zu fördern.

Über einen Zeitraum von zwei Jahren wurde eine Gruppe von weiblichen Geflüchteten im Jugendalter von Gruppenanalytikerinnen und Kulturmittlerinnen begleitet. Die Jugendlichen kamen aus Eritrea und Äthiopien und waren zwischen 14 und 19 Jahre alt. Soziale, religiöse oder politische Gründe zwangen sie zur Flucht. Fast alle waren Monate, einige bis zu zwei Jahre unterwegs, bevor sie in Europa ankamen. Sie waren zwischen einem halben und zwei Jahren in Deutschland, als sie in die Gruppe kamen. Die sprachliche Verständigung war die jeweilige Muttersprache und Deutsch. Als halboffene Gruppe konzipiert, wurden Jugendliche neu aufgenommen, wenn sich Gruppenteilnehmerinnen nach längerer oder auch kürzerer Zeit wieder von der Gruppe verabschiedeten. In größeren Abständen fanden Netzwerktreffen statt, an denen Fachkräfte aus Jugendhilfeeinrichtungen, Jugendämtern und eine Psychiaterin teilnahmen, um die Erfahrungen der Professionellen in das sich ständig im Entwicklungsprozess befindliche Pilotkonzept einzuarbeiten. Die Gruppenprozesse in der Pilotgruppe sowie die Netzwerktreffen wurden supervisorisch wie auch wissenschaftlich begleitet. Finanziert wurde das Projekt von Aktion Mensch und gefördert von der UNO-Flüchtlingshilfe und der Software AG Stiftung, Darmstadt. Die folgenden Ausführungen beziehen sich auf einige wesentliche Erfahrungen und Erkenntnisse in diesem Projekt (Schnabel, 2020, S. 125 ff.).[1]

1 Ausgangsüberlegungen zur Verortung transkultureller Prozesse in Raum und Zeit

Die Lebensformen und -strukturen postmoderner Gesellschaften und Metropolen der Welt haben sich durch die beschleunigte Globalisierung und die weltweiten Flucht- und Migrationsbewegungen zu heterogenen, ethnisch durchmischten, zu kulturell hybriden Vergesellschaftungsformen entwickelt. Die weltumspannende Vernetzung auf allen Gebieten, der Ökonomie, der Technologie, der Politik, der Wissenschaft, der Kunst, der Umwelt, der Gesundheit, hat in unterschiedlichen Forschungsgebieten wie der Migrationsforschung, den Kulturwissenschaften, der Soziologie, den Literaturwissenschaften, der Ethnologie und Anthropologie partiell zu einem Umdenken geführt, in dem vorherrschende Kulturtheorien und deren essenzialistisches und herrschaftszentriertes Verständnis und dessen Folgen kritisch hinterfragt werden. Stuart Hall, einer der wichtigen Kulturtheoretiker und Mitbegründer des Centre for Contemporary Cultural Studies (CCCS 1964–2002), setzte sich schon sehr früh kritisch mit der in der westlichen Welt vorherrschenden essenzialistischen Vorstellung von Kultur auseinander (Hall, 1989, 1994; Hörter, 2016). Er setzte dieser Vorstellung eine Vorstellung von Kultur entgegen, die nicht stabil, homogen und fest gefügt, »sondern durch Offenheit, Widersprüche, Aushandlung, Konflikt, Innovation und Widerstand gekennzeichnet« ist (Hörning u. Winter, 1999, S. 9). Kultur wird verstanden als etwas, »das alle ›sozialen Praktiken‹ durchdringt« und immer kontextuell und »in historisch spezifische und sozial strukturierte Zusammenhänge« (Hörning u. Winter, 1999, S. 9) mit ihren impliziten Machtverhältnissen eingebettet ist. Identität ist aus dieser Perspektive »keine feste Einheit, ein Werdendes und kein Seiendes« (Hall, 2020, S. 89) – für Migrierende in der Diaspora existenziell. Mit den Postcultural Studies (Bronfen, Marius u. Steffen, 1997; Bhabha, 2000) rücken die Auswirkungen sozialer Prozesse ins Zentrum des

1 Der Beitrag »Erkundungs- und Erzählräume. Konzept einer transkulturellen psychosozialen Gruppenarbeit mit unbegleiteten minderjährigen Geflüchteten an der Schnittstelle zwischen sozialem und medizinischem Bereich«, erschienen in: Kerschgens, A., Schnabel, B., Frankfurter Institut für interkulturelle Forschung und Beratung e. V. (2020). Psychosoziale Arbeit mit jugendlichen Geflüchteten. Transkulturelle Übergangsräume und Verstehensprozesse. Frankfurt a. M.: Brandes & Apsel. Das Verwenden von Inhalten aus diesem Text erfolgt mit freundlicher Genehmigung des Verlags.

Verstehens. Untersucht wird die Art und Weise, »in der die ›Kolonisierten‹ vor dem Hintergrund eurozentristischer, kolonialer und rassistischer Diskurse zu einem definierten, erforschbaren Teil dieser Welt gemacht werden« (Hörter, 2016, S. 344). Das Interesse gilt der »Überwindung von kolonialen und antikolonialen Denkmustern« (Rehbein, 2010, S. 223). Besonders für Homi K. Bhabha, bekanntester Vertreter der Postcultural Studies, sind Kulturen nicht geschlossen, nicht homogen, sie sind hybride, ständig in Bewegung, ohne fixe Repräsentationen. Durch Diskurse entstehen immer neue Bedeutungen und Interpretationen. »Kulturelle Hybridität«, den für ihn wesentlichen Kulturbegriff, fasst er als die Möglichkeit, zwischenräumliche Übergänge zu schaffen, in denen es einen Platz für Differenz ohne eine übernommene Hierarchie gibt, ein sich ständig verändernder Raum (Klein, 2008a). Denn: »In einem integrierten Weltsystem von Nationalstaaten«, so Homi K. Bhabha, gebe »es keinen ›Freiraum‹ – keinen eigenen Handlungs- und Meinungsspielraum – für die Staatenlosen, Flüchtlinge, Minderheiten, Vertriebenen« (Bhabha, 2012, S. 36). Bei der Erkundung transkultureller Räume können die Forschungen und Erkenntnisse der Cultural Studies und der Postcultural Studies Wegbegleiter sein und zum Nachdenken anregen. Eine Reflexion, die immanenter Bestandteil transkultureller Prozesse ist. Transkulturelle Prozesse können, so wie es Adelson für das kreative Denken beschreibt, »›Orte des Umdenkens‹ – imaginative Räume« werden, »in denen kulturelle Orientierung radikal neu durchdacht werden kann« (Adelson, 2015, S. 129). Maya Nadig vergleicht Bhabhas Konzept des Dritten Raums mit Winnicotts Übergangsraum, einem »vitalen wichtigen Lebensbereich« (Nadig, 2000, S. 93) der Erfahrungen. Ein potenzieller Raum, in dem sich »Kreativität, Symbole und Differenz entwickeln können« (Nadig, 2000, S. 93). Sie hebt hervor, dass sich die Raumkonzepte der Psychoanalyse und der Kulturwissenschaften ergänzen könnten. Es ist die »Perspektive auf die Dynamik kultureller Komplexität« (Nadig, 2006, S. 70), die ein »Konzept des sozialen Raums« erfordere, um transkulturelle Prozesse genauer zu erfassen. Wobei nicht übersehen werden darf, dass sich Winnicotts Kulturverständnis (eingebunden in Raum und Zeit) von Bhabhas Kulturkonzept unterscheidet. Der Dialog über diese Differenz könnte meines Erachtens für die Praxis fruchtbar sein. Bhabhas Konzept des Dritten Raumes steht für einen Ort der transkulturellen Verständigung, er entwirft ihn als einen gemeinschaftlichen Ort, der über die »etablierten dualen Einheiten in den Konzepten, in den Köpfen und in der Realität« hinausgeht, »in dem neue Bedeutungen, Sichtweisen und Grenzziehungen entstehen« (Bhabha, 2000, S. 71). Im Sich-Begegnen-und-Erleben, gemeinsamen Handeln, Nachdenken und Ergründen sind unsere kulturell geprägten Wahrnehmungs-, Bewertungs- und Handlungsmuster immer präsent. Wir haben sie handelnd erlernt und nur das wenigste davon ist uns bewusst zugänglich (Bourdieu, 1993). »Gesellschaftliche Ordnungen werden so zu eingefleischten Selbstverständlichkeiten und verkörperten Lebensstilen« (Klein, 2009, S. 455). Berühren sich in diesem Prozess kulturelle Tabus, lösen diese meist heftige Affekte wie Scham, Abscheu, Ekel, Wut, Hass und andere aus, sie werden durch ihre ambivalente Struktur auch als angstbesetzte Schwellenphänomene gesehen (Gutjahr, 2008; Klein, 2020). In transkulturellen Räumen können, gerade wegen ihrer Gruppen- wie Kulturspezifität, kulturelle Tabubrüche zu Möglichkeiten für Entwicklung werden. Die Suche nach Unverstandenem, den Differenzen und den erforderlichen Worten dazu, ist geprägt von dem Eindruck, stecken zu bleiben, in Sackgassen zu geraten, einem Hin- und Abwenden, einer Nähe und Ferne, einem Bemühen, die Tür offenzuhalten für einen Prozess, der nicht abgeschlossen sein wird und doch den Weg für ein Darüberhinaus ermöglicht. Was in diesem Dritten Raum aus diesem unsicheren, ungewissen Balanceakt heraus entsteht, sind transkulturelle Mischungen, Überlappungen, Verschiebungen der unterschiedlichen kulturellen Einflüsse (Klein, 2021).

Einen solchen gemeinschaftlichen Ort der Vielstimmigkeit und Beweglichkeit, die an Winnicotts Übergangsraum und an Bhabhas Dritten Raum der transkulturellen Verständigung erinnern, haben meines Erachtens Tobi Nathan am Georg Devereux Centre, Paris, und Marie Rose Moro in der Klinik Avicenne, Abteilung für Kinder- und Jugendpsychiatrie, Bobigny, mit ihrer ethnopsychiatrischen Behandlung geschaffen. M. R. Moro, Gründerin der Association Internationale d'Ethnopsychoanalyse (AIEP), hat, ausgehend von der Ethnopsychoanalyse, eine besondere Eltern-Kind-Ethnopsychoanalyse entwickelt, mit der sie die Möglichkeit sieht, transkulturelle Risiken zu meistern. Für die Gruppenanalyse sind die Behandlungen in multiethnischen Behandlungsteams und der gesamten Familie, zu der nicht nur Eltern und Kinder gehören, sondern alle Mitglieder, die zum Verstehen des bestehenden Problems beitragen können, aufschlussreich. Diese Behandlungsformen, die in Gruppen stattfinden und an denen oft bis zu zwanzig Personen teilnehmen, bevorzugen meist Familien aus bindungsorientierten Gesellschaften, die sich in der Gruppe geschützter fühlen. Die »Sprach- und Kulturvermittler: innen«, die emotionale Übersetzungshilfen für Deutungsmuster, das heißt für kulturell geprägte Denkweisen, Normalitätsvorstellungen und Handlungsschemata übernehmen, stammen aus den Kulturkreisen der Patient:innen und sind Teil des Behandlungsteams mit einer zusätzlichen Ausbildung als »mediateur«. Die Arbeiten von T. Nathan und M. R. Moro haben uns bestärkt und ermutigt, den Versuch zu wagen, über die Erfahrungen mit den jugendlichen Geflüchteten ein Konzept für die pädagogische Praxis in diesem Sinne zu erarbeiten.

2 Jugendliche und ihre psychosoziale Verortung in der Gesellschaft

Der Übergang von der Kindheit in die Erwachsenenwelt hat schon immer alle Kulturen beschäftigt und zu unterschiedlichsten, teils subtilen Übergangsformen, Riten und Regeln der Erwachsenen mit den Jugendlichen geführt, um diese in die soziale Gemeinschaft einzuführen. Es ist dieser »kulturtypische Ablauf der Adoleszenz«, wie es Erdheim (1984, S. 290) formulierte, der sich darauf auswirkt, auf welche Art und Weise »sich eine Gesellschaft wandelt«.

In den westlichen Gesellschaften, die von einem schnellen Wandel geprägt sind, hat der Individualisierungsschub zur Auflösung traditionaler Ordnungs- und Wertesysteme beigetragen und auch dazu geführt, dass sich die Vorstellung von stabilen Identitäten und Identitätsverläufen gewandelt hat. Gefragt sind vor allem Eigenaktivität und -initiative sowie ein hohes Maß an Autonomie und weniger vorgeformte, intergenerationale Modelle. Die Individuierung und hier vor allem die Förderung der Autonomie sind zentraler Inhalt kindlicher Entwicklung. In der Adoleszenz, der Phase des Umbruchs, des Wandels und der Neuorientierung, wird die Ablösung von der Autorität der Eltern gefordert, um Zukunftsvisionen zu entwerfen, die sich von den Vorstellungen und Erwartungen der Eltern unterscheiden. Idealtypisch wird den Jugendlichen eine verlängerte Adoleszenz eingeräumt, die über längere Bildungsverläufe sowohl persönliche wie bildungsbezogene und schließlich professionelle Entwicklungsmöglichkeiten zur Verfügung stellt (King, 2002; Erdheim, 1984; Günther, 2020). Das kreative Potenzial von Jugendlichen wird zu einer gesellschaftlich notwendigen und auch erwünschten Fähigkeit, die zur gesellschaftlichen Veränderung erforderlich ist, sodass sich hier ein utopisches Potenzial entfalten kann. Dieser soziokulturelle Wandel und die mit diesem Wandel einhergehende Fragilität sozialer Selbstkonstruktionen birgt Chancen wie Risiken. Einerseits bietet die Auflösung traditionaler Ordnungs- und Wertesysteme die Chance für individuelle Freiheiten, sie erhöht aber auch die Risiken bei der Bewältigung des Wunsches, sich in Raum und Zeit zu verorten (Giddens, 1996). Identität als ein Werdendes und kein Seiendes, wie es Hall formuliert, bleibt eine permanente Leistung, die darin besteht, die Balance zu halten zwischen den Anforderungen der sozialen Umwelt, den äußeren Vorgaben und den eigenen Bedürfnissen, Impulsen und Wünschen (Klein, 2019).

Ob und wie Heranwachsende Neuordnungen denken und in Visionen umzuwandeln in der Lage sind, unterliegt in hohem Maße kulturellen Wandlungsprozessen. Sie werden von dem sozialen Ort, den Familien und ihren Bedingungen, der sozialen Umgebung und den gesellschaftlichen Machtstrukturen geprägt und beeinflusst. Wenn potenzielle Räume für adoleszente Prozesse entstehen, ist es nicht allen Adoleszenten gleichermaßen möglich, daran teilzunehmen. Neben der jeweiligen Geschlechtszugehörigkeit sind es unter anderem die sozial geprägten Zugänge zu Bildungssystemen, die Bedingungen am Ausbildungsmarkt und – was für unseren Kontext bedeutsam ist – die ethnischen Zugehörigkeiten, welche potenzielle Räume öffnen, aber auch verschließen können.

In Gesellschaften, in denen kollektiv regulierende Verhaltensformen die Bindung der Menschen an die Gemeinschaft strukturieren und zusammenhalten, steht die Zugehörigkeit zur sozialen Gruppe und die Bindungsfähigkeit mit anderen im Vordergrund. Individualisierungswünsche werden zwar in ihrer Verbundenheit mit der Gruppe gefördert, aber Autonomiebestrebungen der Heranwachsenden durch die Bindung an soziale Rollen gehemmt. Dies sind Rollen, die gemeinschaftsfördernde Funktionen übernehmen und den Zusammenhalt der Gruppe sichern. Über die Identifikation mit den damit verbundenen geschlechts- wie generationengebundenen Verhaltensvorgaben und der Bindung an die Vorstellungen und Werte der Gemeinschaft wird über enge soziale Kontrollen das Zusammenleben geregelt und organisiert. Wünsche nach Veränderung und Rebellion werden ins Verborgene verwiesen, um Entwicklung und Veränderung kleinzuhalten (Erdheim, 1984). Die Religion übernimmt dabei häufig eine zentrale, stabilisierende Funktion. Diese Vergesellschaftungsformen bieten ihren Mitgliedern Sicherheit, klare Rollen und Strukturen, die für alle gleichermaßen gelten (Rohr, 2016).

Der gesellschaftliche Wandel im Prozess der Globalisierung führt auch in diesen Gesellschaften dazu, dass tradierte Lebensformen und Sicherheiten sich nicht mehr halten. Verwandtschaftsbezüge, in der westlichen Welt verstreut, nähren einerseits Hoffnungen, andererseits zerren sie an dem engen Verbund der Familien, in dem unter anderem die Anstrengungen, die das Überleben in der »neuen« Welt bedeutet, meist verschwiegen werden. Die digitale Vernetzung lässt zudem Jugendkulturen und Heranwachsende enger zusammenrücken (über Musik, Filme, politische und soziale Bewegungen und anderes), die nach mehr Selbstverwirklichung streben, und damit den Prozess der Veränderung vorantreiben. Die unterschiedlichen Erlebnisse, Erfahrungen wie auch Erkenntnisformen, die schon länger nicht mehr isoliert voneinander existieren, beeinflussen, überlappen und durchqueren sich. Mit ihnen geraten die Identifikationen mit gesellschaftlich vorgegebenen Rollen ins Wanken, sie verschärfen die Spannungen zwischen den Generationen und den Geschlechtern. Es entwickeln sich Veränderungsprozesse, die nicht gleichberechtigt nebeneinander existieren, sondern ebenso von herrschenden Machtstrukturen durchzogen, begrenzt und bedrängt werden.

3 Flucht und Adoleszenz

Die Herausforderungen für jugendliche Geflüchtete sind groß. Zum einen leben sie für einen längeren Zeitraum in einem Zustand des Dazwischen, nicht hier und nicht dort. Zum anderen ist die besondere Verletzbarkeit in einer transkulturellen Situation für sie mit Risiken für ihre Entwicklung verbunden (Rohr, 2017a, 2017b, 2020a). Jugendliche, die in einer mehr den Traditionen verpflichteten und gemeinschaftsfördernden Gesellschaft sozialisiert sind, entwickeln ein eher »interdependent strukturiertes Selbst, welches zu einem anderen Umgang mit Emotionen« führt (Kotanyi, 2018, S. 157). »Die Gratwanderung zwischen dem Subjekt und der verinnerlichten Gruppe« ist eine Frage der individuellen Verortung, »die in nicht-westlichen Kulturen, vor allem in Afrika, als multiple konstituiert ist und nicht als maßgeblich singulär verstanden wird« (Kotanyi, 2018 S. 157). So können beispielsweise individualisierende Anforderungen im Sinne westlicher Denk- und Handlungsmuster, ohne Berücksichtigung der multiplen Konstitution der Jugendlichen, zu Überforderungen führen. Was sie spüren, ist der Verlust sowie die Verleugnung der Verbundenheit bei zu treffenden Entscheidungen, die sie als Zurückweisung und Ausschluss aus der Gemeinschaft erleben. Selbstverantwortlich handeln im Sinne der interdependenten Struktur kann als beständiger Prozess der Verständigung des Ichs mit der verinnerlichten Gruppe übersetzt werden, ein innerer Dialog zwischen einem »Wir ohne euch«,[2] in das die anderen immer eingeschlossen sind. Fluchterfahrungen hinterlassen hier tiefe Risse im Erleben, die den »Glauben an die Menschlichkeit« erschüttern können, wie es eine Jugendliche formulierte. Sie kommt in die Gruppe, trotz ihrer großen Angst, um zu lernen, wieder mit Menschen zu sein. Es ist die enge Verwobenheit zwischen Psyche und Kultur und den Folgen der Erschütterungen, denen eine enorm wichtige Bedeutung zukommt. Beim Versuch, die Perspektive des interdependenten Selbst einzunehmen, stoßen wir auf Verstehensgrenzen, die unter anderem auch auf unterschiedliche emotional besetzte Sprachspiele zurückzuführen sind. Das Dialogische in den Beziehungen hat eine andere Form, in der die emotionalen Beziehungserfahrungen leibnah gebunden sind. Wünsche werden in erzählenden Beschreibungen mitgeteilt, Ängste, Krankheiten und die Vor-

2 Die Formulierung eines Ichs in Anwesenheit der Gruppe erklärte mir während meines Studiums ein Student aus Ecuador, der zum Volk der Quechua gehörte. Das Wort »Ich« lernte er als Schüler in einer spanischen Schule im Tiefland kennen. Seine Erzählung war mit einer Traurigkeit umhüllt, die mich berührte und Assoziationen an meinen überlebensnotwendigen Auszug aus der dörflichen Gemeinschaft hervorrief, der mich zum ersten Mal mit dem Gefühl von Einsamkeit konfrontierte.

stellungen, woher diese kommen und womit sie zu tun haben, in vergleichenden Geschichten, Metaphern, in Lebensweisheiten erwähnt, die zugleich erwünschte Handlungs- und Beziehungsformen mit anderen mitteilen. Auch Missgeschicke werden in Verbundenheit mit anderen gedeutet. Kleines Beispiel: Einer Jugendlichen fiel beim Essen immer wieder etwas vom Löffel, worauf sie erschrocken reagierte. Danach gefragt, wies sie scheu und traurig darauf hin, dass dieses Missgeschick ihr mitteile, dass ihre Mutter an Hunger leide. Sie sei hier und könne ihr nicht helfen. Es ist das eigene Erleben, welches in Bezug auf und im Verhältnis zu anderen konstituiert ist. Wir müssen uns immer wieder fragen, wie die Jugendlichen aus dieser Perspektive die an sie herangetragenen individualisierenden Anforderungen, die nicht den anderen, sondern den Einzelnen den Vorrang vor anderen einräumen, übersetzen. Darüber hinaus gilt es zu prüfen, welche psychischen und sozialen Bedeutungen diese differenten Perspektiven auf adoleszente Prozesse der geflüchteten Jugendlichen haben können. Im Folgenden werden Erfahrungen aus dem Gruppenprozess erzählend beschrieben und einige wenige Überlegungen zur pädagogischen Praxis hinzugefügt.

4 Die Gruppe

Davon ausgehend, dass die Gruppe wie ein sozialer Mikrokosmos gesehen werden kann, in dem sich widerspiegelt und immer wieder neu zeigt, wie die Einzelnen sich mit ihrer Mitwelt, ihren Mitmenschen, ihrer Familien- und Lebensgruppe, letztlich ihrer Kultur auseinandersetzen (Klein, 2020), ist es bedeutsam zu ergründen, wie z. B. die jugendlichen Geflüchteten sich ihr Leben in Europa vorstellen; mit welchen Wünschen und Bedürfnissen sie gekommen sind; wie sie sich ihre Erlebnisse und Erfahrungen erklären, die auch im Aufnahmeland weitgehend durch die Gesellschaft bestimmt werden, der die Jugendlichen angehören. Über gemeinsame Suchbewegungen mit kulturvermittelnden Reisebegleiter:innen beim Sich-Annähern, Herantasten, beim Entdecken von Gemeinsamem und Fernem sowie über verbale wie nonverbale Mitteilungen und die Interaktionen, die sich auf dem Hintergrund des jeweiligen soziokulturellen Kontextes aller Beteiligten abspielen, lassen sich sinnhafte Bedeutungen aufspüren, die das Miteinander gestalten. Es sind die leibhaftigen Erfahrungen und die Vorstellungen, die die Jugendlichen von Europa und die wir von ihnen haben, die ihren Umgang mit dem Eigenen und den anderen wie auch unseren Umgang mit uns und ihnen prägen. Das Miteinander, die Atmosphäre, die sich herstellt, was miteinander ausgetauscht und was nicht besprochen werden kann, werden zu wichtigen Bedeutungsträgern von Erlebnissen und deren Verarbeitungsversuchen. Bedeutsam wird ebenso der Umgang mit den Sprachen, der Wechsel zwischen der Muttersprache, einer fremden, anderen Sprache, und Deutsch. Im Zentrum steht alles, was die Jugendlichen beschäftigt, bewegt und beunruhigt, ihre Wünsche, ihre Ängste und Erlebnisse, wohlwissend, dass ein emotionales Ankommen noch lange nicht in Sicht ist, trotz gegenteiliger Anforderungen: ihrer eigenen, die der Familien, die des Aufnahmelandes.

Um ethnozentristischen Beurteilungen auf die Spur zu kommen, bemühen wir uns, kulturelle Bedeutungs- und Handlungsmuster zu erkunden und zu verstehen, wie diese funktionieren. Sie begegnen uns in Spannungen, Unsicherheiten und Ängsten; im Versuch, das andere, uns Unvertraute unseren Vorstellungen gleichzumachen; darin, um das Er- und Anerkennen des Andersseins zu ringen, und im Bemühen, Ambivalenzen und Bewertungen zu verleugnen. Bei alldem bekommt die Art des Sprechens eine besondere Bedeutung (Klein, 2008b). Eine bebilderte Sprache, eine mehr erzählerische Form und eine weniger rational direkte Rede, ein »Nicht mit der Tür ins Haus fallen« (Waldenfels, 1999, S. 76), schafft die Öffnungen für begehbare Räume, »in denen neue Bedeutungen, Sichtweisen und Grenzziehungen entstehen« (Bhabha, 2000, S. 71).

5 Skizzen aus dem Gruppenverlauf

Die Gruppe beginnt mit der Abwesenheit fast aller Teilnehmerinnen, nur eine Jugendliche ist gekommen. Die ihr vertraute Kulturmittlerin ist die Verbindung zu uns, den deutschen Gruppenleiterinnen. Für die Jugendlichen ist sie der Anker, die Verbindung zu den vertrauten Gefühlen, die in der Gegenwart das Vergangene und Verlorene und das ihm innewohnende Heimweh an einen Ort bindet, an den man nicht wieder zurückwill. Nicht dort und nicht da. Nach diesem Gruppentreffen bleibt offen, ob es uns gelingen wird, einen Raum mit und für die Jugendlichen zu schaffen.

Wir bemühen uns um jede einzelne Teilnehmerin und beim zweiten Gruppentreffen sind fast alle da. Zwei Jugendliche kommen zu früh; zwei weitere werden von ihren Betreuerinnen gebracht und sind pünktlich da; drei Jugendliche werden von der nächstliegenden U-Bahn abgeholt und weitere drei Jugendliche wissen nicht mehr, wo sie sich gerade befinden. Dank einiger Fotos von Straßenschildern und diversen Sprachnachrichten gelingt das Ankommen in der Gruppe. Die unterschiedlichen Möglichkeiten des Ankommens erinnern an erlebte Irr- und Umwege der Flucht, bis sie in Deutschland ankamen. Ausgefüllt wird diese Stunde mit dem Versuch einer Verortung in Raum und Zeit. Gegenüber einem »Wir«, in das die Kulturmittlerinnen eingeschlossen sind, steht ein »Ihr«, die beiden Deutschen. Ihnen gilt ihr anfängliches Misstrauen und ihre Vorsicht. Später erfahren wir, dass es einer kurzen Rücksprache mit einer der Kulturmittlerinnen bedurfte, um zu klären, ob wir beiden Deutschen auch vertrauenswürdig sind. Die älteste Teilnehmerin der Gruppe beginnt mit dem Sprechen. Sie will wissen, wie alle untergebracht sind und welche Zukunftswünsche die Gruppenteilnehmerinnen haben. Bedeutsam werden ebenfalls die Fragen, welche Ziele wir uns für unsere Treffen vorstellen und mit welchen Erwartungen alle in die Gruppe gekommen sind. Ihr Wunsch an uns: mit unserer Hilfe »das Hier« besser kennen und verstehen zu lernen und dass wir sie begleiten und darin unterstützen, stärker zu werden und dass sie als Gruppe zusammenkommen. Bei einer Jugendgruppe nicht so leicht.

In vielen der folgenden Gruppenstunden lassen uns die jungen Frauen daran teilhaben, wie sie ihre unmittelbare Umgebung wahrnehmen und verstehen. Sie sprechen über ihr Erstaunen, ihre Verwunderung und Irritationen, über Verhaltensweisen, die ihnen fremd und unverständlich sind, über die Anstrengungen und psychischen Belastungen, die das Leben in den Einrichtungen für sie bedeutet. Sie stolpern über fehlendes Mitgefühl in vielen Alltagssituationen und wollen wissen, wie wir das, was sie erleben, verstehen. Sie sprechen über zu strenge Regeln und Auseinandersetzungen in den Einrichtungen, die bei Nichtbefolgung mit strengen Sanktionen geahndet werden. Sie erleben Jugendliche in Not und »sehen, was die Jugendlichen brauchen. Die Mädchen brauchen mehr Beziehung«, davon sind sie überzeugt. Zerstörerische Verhaltensweisen hingegen können sie nicht auch noch ertragen, »wir haben so viele Gefahren überlebt, wir wissen, wann Gefahren drohen«.

Manchmal werden wichtige Gedanken und Mitteilungen wie im Vorübergehen, zwischen Tür und Angel, also nur flüchtig angedeutet, im Übergang zwischen Kommen, Bleiben und Gehen. Sie stehen im Flur, reden miteinander und suchen die Nähe zur Kulturmittlerin. Nach Monaten deuten sie an, was sie auf den langen beschwerlichen Routen in den jeweiligen Ländern gesehen und erlebt haben. Fluchtwege, die sie nur in der Gruppe überlebten, ohne die Gruppe wären sie psychisch gestorben, wie sie sagen. Schon der vorübergehende Verlust löste Panik und tiefgreifendes Entsetzen aus. Die Erfahrung: Sie sind mutterseelenallein, ihr Überleben fragil und nur mit fremden Anderen möglich. Eine Wiederholung unerträglich. Das nicht immer alle kommen oder einfach wegbleiben, verunsichert sie. Denn für alle sind die Tage anstrengend und Beruhigung nur bedingt möglich. Viele von ihnen wachen in der Nacht mit Herzklopfen auf. Erinnerungsbilder sind so mächtig, dass das Einschlafen nicht mehr gelingen will. Sie wiegen schwer und mit der zunehmenden Erschöpfung werden die Anforderungen zur Belastung. Mit den Erfahrungen, die wir miteinander machen, bekommen auch die Erinnerungen und die Vorstellung, wer sie sind, eine besondere Bedeutung. Nur: Wie mit Erinnerungen umgehen, die sie nicht mehr haben, die sie zwingend vergessen wollen? Erinnerungen, die ihr Leben in ein Davor und ein Danach trennen und über die sie nicht sprechen können und wollen? Erinnerungen, die nicht verschwinden, Erinnerungsbilder, die nicht vergehen. Gefühle, die ihnen nachlaufen, sich aufdrängen und die häufig ihre Nächte bestimmen. Aufgenommene Lerninhalte auf Durchgangsstation. Eine Kränkung. Sie haben Wünsche und Träume, die sie zum ersten Mal verfolgen dürfen, und sind erschüttert, wie schwer es ihnen fällt. Der Körper und der Geist brauchen Ruhe, die sich nicht einstellen will. Nicht ankommen, am falschen Ort zu sein, sich überall mit hin zu nehmen. Erlebnisse auf den Fluchtwegen, die für die Psyche überwältigend gewesen sind. Es sind die Erfahrungen zwischen Leben und Tod, die tiefe Risse und Spuren hinterlassen haben, die zusätzlich durch ein Gefühl von »nichts bleibt« verstärkt werden, weil reale Erinnerungsstücke (Kinderbilder, Lieblingsmusik und anderes) auf diesen Wegen verloren gegangen sind. Sie erinnerten daran, dass »ich bin«, woher ich komme und dass ich eine Geschichte habe. In vielen Gruppenstunden sind es die bruchstückhaften Übersetzungen, die wir miteinander teilen: Wir bemühen uns, verstehen ein wenig und doch nicht allzu viel. Erschöpfend. Wir ertragen, dass sich wiederholende Erfahrungen von Todesängsten auch in uns als tiefe Ohnmachtsgefühle niederschlagen, wenn sie Gewalt und sexuelle Übergriffe andeuten, Tote erwähnen und von den Gefahren des Ertrinkens berichten. Entlastend. Entlastend sind auch die Momente, in denen sie sich über unser Erstaunen amüsieren, wenn sie so differenziert Menschen aus ihrer nahen Umgebung charakterisieren. Momente, in denen sie es genießen, wie beeindruckt wir von ihnen sind. Entlastend auch, wenn sie über ihre Wut und ihren Zorn sprechen können, weil sie sich nicht gehört oder auch ernst genommen fühlen. Wir sollen verstehen, dass sie sich, um nicht unhöflich zu sein, dann von den Erwachsenen zurückziehen. Werden sie von der Wut überwältigt und schreien zurück, schämen sie sich. Dann ist es einfacher für sie, still zu werden und nichts mehr zu sagen oder auf andere Weise Widerstand zu leisten. Wir ermutigen sie, im Kontakt zu bleiben, indem wir versuchen zu verstehen, wie die unterschiedlichen Gedankenwelten miteinander ringen und nach Verständigung suchen. Zwischen Ohnmacht und Verstehen-Wollen, zwischen Ausgeliefert-und-auf-andere-angewiesen-Sein, schlüpfen manche Augenblicke, in denen aufleuchtet, dass wir die Welt gemeinsam entdecken, weil wir sie erspüren, mit unseren Gefühlen erleben und mit den Geschichten, die wir hören, und den Bildern, die wir sehen, ergründen. Momente, die schnell wieder vergehen und die Jugendlichen mit ihren eigenen Gedanken allein zurücklassen.

Mit zunehmender Vertrautheit beginnen sich die Sprachen zu mischen, doch tiefe Emotionen, das bleibt, können nur in der Muttersprache ausgedrückt werden. Sie haben Sehnsucht nach dem Vertrauten, nach Versorgung und Sicherheit, gleichzeitig sind die vorhandenen Verbindlichkeiten und die Verantwortung gegenüber den Zurückgebliebenen belastend. Emotional sind sie allein. Mit ihren Familien sprechen sie weder darüber, was sie auf der Flucht erlebt haben, noch, wenn sie krank sind. Sie wollen die Familie nicht beunruhigen. Es braucht Zeit, viel Zeit, in der auch wir lernen mussten, auf gewisse soziale Regeln zu achten: wie z. B. das öffentliche und nicht öffentliche Sprechen. Nicht öffentliches Sprechen beinhaltet Themen, die, wenn überhaupt, nur in der Familie besprochen werden, oder Themen, die politisch zu gefährlich gewesen sind, um sie der Öffentlichkeit preiszugeben. Auch in der Gruppe kann man sein Gesicht verlieren und die Ehre der Familie verletzen. Soziale Regeln wirken im Aufnahmeland fort, mit denen sie die Verbundenheit mit der Familie aufrechterhalten. Sie geben Orientierung und Halt, auch wenn sie einschränkend wirken. Die bestehenden Netzwerke unter den Geflüchteten lassen es ebenfalls zu einer relevanten Frage werden, wer wen kennt und wer mit wem verwandt ist oder aus demselben Dorf kommt.

6 Das Unaussprechbare in der Gruppe

Schwangerschaften, Schwangerschaftsabbrüche und die schmerzhaften Folgen der Beschneidung – in den mittel-, ost- und westafrikanischen Ländern sind noch immer zwischen 70 und 90 % der Frauen betroffen – können ebenso wenig besprochen werden wie auftauchende Konflikte zwischen den Generationen. Die Schwere der Belastung, die die Jugendlichen hier mit sich herumtragen, ist bedrückend. Zum einen sind die kulturellen Erwartungen und Bewertungen wirksam, indem sie annehmen, dass die Erwachsenen hier so wie ihre Familie und das soziale Umfeld in den Herkunftsländern denken und sie deshalb be- und verurteilen. Besonders davon betroffen sind die relativ häufig vorkommenden Schwangerschaftsabbrüche. Welche Bedeutung die schmerzhaften Abbrüche für die Jugendlichen haben, bleibt offen. Meist sind sie mit dieser Erfahrung allein, entbettet, fremd, von sich entfremdet, obgleich sie nach dem Gegenteil streben, der Sehnsucht nach Verbunden-Sein, nicht mehr allein, einem »sicheren« Überleben. So besehen könnten die häufigen Schwangerschaftsabbrüche auch für die Bestrafung eigener Wünsche stehen, die sie von der Familie entfernen, deren Nähe sie so schmerzhaft vermissen. Möglicherweise geht es aber auch um die unbewusste Wiederholung von körperlichen Erfahrungen (die blutige Beschneidung), deren Bedeutung im Verborgenen bleibt.[3] Zum anderen treffen die Jugendlichen beim Thema Beschneidung auf die Haltung und Beurteilungen von Frauen im Aufnahmeland, die es ihnen schwermachen, über diese kulturellen Praktiken und die Folgen, die sie für sie bedeuten, zu sprechen. Eng an die Familie gebunden wird die Ambivalenz der Jugendlichen in der strikten

3 Deutungsversuche, die in der supervisorischen Forschungsbegleitung durch Prof. Dr. Elisabeth Rohr in 2018 und 2019 entwickelt wurden.

Ablehnung der westlichen Welt aufgehoben. Ein Entweder-oder, das verhindert, sich mit der ganzen Widersprüchlichkeit auseinanderzusetzen, die diese kulturell legitimierte Gewalt an Frauen für sie bedeutet. Sie überhaupt als erfahrene Gewalt zu empfinden ist eine psychische Leistung, diese zu integrieren umso mehr. Es ist, zusammenfassend formuliert, das kulturelle Korsett (des Herkunfts- und Aufnahmelandes), das lenkt, einschränkt und zugleich Orientierung bietet und die Basis für Neuentwicklung gewährt. Eine Neuentwicklung, die sich verweben kann mit den individuellen Beschränkungen und Möglichkeiten, die einen doppelten Zweck erfüllen: Einerseits kann sie die Angst vor der Überwältigung durch die eigenen Fantasien und Gefühle binden, andererseits aber diesen Fantasien neue Freiheiten erlauben.

7 Transkulturelle Orientierung in der pädagogischen Arbeit

7.1 Pädagogische Begleitung

Eingezwängt in institutionelle Anforderungen und dem Ziel der schnellen Integration, bleibt im pädagogischen Alltag für Fachkräfte wenig Zeit für ein emotionales Nach- und Ankommen und vor allem das Verstehen dynamischer Prozesse. Gefühle von Hilflosigkeit und Ohnmacht, das Erleben von nicht zu überbrückender Differenz erschweren die Zusammenarbeit. Differenzen zwischen Erwartungen und dem, was passiert, zwischen Absprachen und Verweigerung, zwischen dem, was sie sehen und meinen zu verstehen, und den inadäquaten Antworten dazu; zwischen dem eigenen Selbstverständnis und der nicht übereinstimmenden Wahrnehmung der anderen; zwischen zugewandter Haltung und ablehnenden Gesten und anderem mehr. Es sind diese schwer erträglichen Gefühle, die bei vielen pädagogischen Fachkräften zur Erstarrung und letztlich zur Abkehr vom Verstehen der Jugendlichen führen. Nicht selten spiegeln sich in der Ohnmacht und Hoffnungslosigkeit der Fachkräfte die Gefühle der Jugendlichen wider, die psychisch überfordert und schlimmstenfalls suizidal sind. Die Sprachlosigkeit ist für die Fachkräfte wie für die Jugendlichen bedrückend. All das führt leicht dazu, den Jugendlichen unsere westlich geprägten auf Individualisierung bestehenden Konzepte und Vorstellungen überzustülpen, ohne genauer zu prüfen, ob diese für sie stimmig sind. Unreflektiert können sich koloniale Machtverhältnisse in die Beziehungen einschleichen. Über die Differenzen, Gleiches und anderes und das Erleben der sich konstellierenden Machtverhältnisse zu sprechen, könnte Fachkräften erlauben, eigene und fremde Bedeutungszusammenhänge zu entdecken (Klein, 2021).

7.2 Vernetzung der Fachkräfte in der Arbeit mit jugendlichen Geflüchteten

Das Jugendamt als Repräsentant einer gesellschaftspolitisch relevanten sozialen Institution und die Einrichtungen als sozial-familiär strukturierte Umgebung bilden mit den Jugendlichen ein, wenn auch grobmaschiges, trianguläres Netz, durch dessen Unterstützung die komplizierte Auseinandersetzung mit der Realität gefördert, aber auch verhindert werden kann. Die Jugendlichen, auf beide Institutionen existenziell angewiesen, erfassen relativ schnell die Art und Gestaltung der Arbeitsbeziehung zwischen den Mitarbeiter:innen der jeweiligen Institution, in die sie eingewoben sind, und passen sich entsprechend ihrer Einschätzung an. Die Anerkennung der Möglichkeit für die Jugendlichen, sich in komplexen und schwer erträglichen Momenten vertrauensvoll an die Mitarbeiter:innen der jeweiligen Institution wenden zu können, ohne negative Folgen fürchten zu müssen, wäre entlastend und könnte zudem die Jugendlichen anregen, mehr Selbstbestimmtheit zu wagen. Diese partizipative Beteiligung der Jugendlichen würde Räume für transkulturelle Vorgänge schaffen. Unter transkulturellen Vorgängen versteht Nadig »prozesshafte Beziehungen, die sich gegenseitig beeinflussen, vernetzen, voneinander abhängig sind« (Nadig, 2016, S. 207). Dabei geht es nie um »die Sicht zweier dualer Perspektiven« (Nadig, 2016, S. 207). Transkulturelle Vorgänge gehen über interkulturelle, letztlich duale Perspektiven hinaus, die von Kulturdifferenzen ausgehen und manchmal »zwischen den Stühlen« hängen bleiben.

Transkulturalität richtet den Blick auf den dynamischen Prozess des Überschreitens, verwischt und hebt die vermeintlich differenten Grenzen zwischen dem Eigenen und dem Fremden, dem Ich und dem anderen auf und schafft Raum für die Bildung neuer durchmischter Kulturformen und -weisen (Klein, 2021). Transkulturell orientiertes Arbeiten orientiert sich an der Bereitschaft, sich mit eigenen kulturspezifischen Wahrnehmungen und Haltungen auseinanderzusetzen, die auch die Reflexion der pädagogischen Annahmen, Normen, impliziten Regeln und Symbolsysteme der Institution miteinbezieht (Rohr, 2020b). Grundsätzlich kann diese Art des Sich-Begegnens Unsicherheit und Angst und damit den Wunsch auslösen, dem Zustand des Ungewissen, Instabilen, Verunsichernden, Verwirrenden, schließlich Ordnung und Klarheit entgegenzustellen, um wieder Stabilität und Übersichtlichkeit zu schaffen. Es bleibt eine stetige Anforderung, sich diesem Verschließen durch Verstehen zu widersetzen. Es kann spannend sein zu beobachten, in welchen Situationen wir auf Abgrenzung und Begrenzungen zurückgreifen; wann wir beginnen, in binären Kategorien zu denken (wir – die anderen u. a. m.); oder uns ausschließlich auf bekannte, konforme Erklärungen der Welt, der Gesellschaft, der Anforderungen und Notwendigkeiten zurückziehen, ohne zu bemerken, dass wir das Gegenüber schon längst aus den Augen verloren haben. Unreflektiert kann sich in Erklärungsansätzen, Deutungsmustern und Beurteilungen diskriminierendes bis hin zu rassistischem Denken einschleichen. Sie können sich unbemerkt Platz verschaffen in den Beziehungen zwischen den Generationen, den Geschlechtern, darin, wie das Verhältnis zwischen afrikanischen, asiatischen Staaten und Westeuropa beschrieben und verstanden wird. Wohin uns die Reise führt, bleibt offen, wohlwissend, dass auch wir uns in diesem Prozess verändern werden (Rohr, 2020b).

Damit zurück zum Ausgangspunkt unserer kleinen Erkundungsreise: Auch wenn wir lange im Dunkeln herumirren und uns nicht mit vorschnellen Erklärungen diesem Zustand entziehen, sind es die kurzen Augenblicke, die Momente der erkennenden Begegnung, die berühren und wertvoll sind. Beim Verstehen-Wollen kann der Wunsch nach Anerkennung und Zugehörigkeit den Blick für Wesentliches verstellen. Diese Interdependenz bleibt auf diesem Erkenntnisweg eine herausfordernde Gratwanderung.

Auf einen Blick:

Transkulturelle Räume in der Gruppenanalyse bedeuten,

- in eine Auseinandersetzung einzutreten und zu fragen, welches Kulturverständnis gruppenanalytischen Annahmen implizit zugrunde liegt.
- Begegnungen in transkulturellen Räumen offenzuhalten.
- ein tiefergehendes Verständnis von der Dynamik transkultureller Prozesse zu fördern.
- gleichzeitig Forschungsräume zu bieten, die zu »Orten des Umdenkens« einladen und transkulturelle Räume des Erkennens und Erkundens schaffen: Erfahrungsräume, in denen vor allem quasi »natürliche« sowie theoretische Gewissheiten ins Wanken geraten, weil wir auch in ihnen diskriminierende oder die Bestätigung von kolonialistisch geprägten Herrschaftsverhältnissen entdecken.
- unreflektierte eurozentristische Überzeugungen zu überwinden und kritisch zu hinterfragen.

Es bleibt eine offene Frage, inwieweit sich die Gruppenanalyse für diesen Prozess, der auch am gruppenanalytischen Selbstverständnis rüttelt, noch mehr als bisher wird öffnen können.

Literatur

Adelson, L. A. (2015). Against Between – Ein Manifest gegen das Dazwischen. In A. Langenohl, R. Poole, M. Weinberg (Hrsg.), Transkulturalität. Klassische Texte (S. 125–138). Bielefeld: transcript.

Bhabha, H. K. (2000). Die Verortung der Kultur. Tübingen: Stauffenberg-Verlag.

Bhabha, H. K. (2012). Über kulturelle Hybridität: Tradition und Übersetzung. Wien: Turia + Kant.

Bourdieu, P. (1993). Sozialer Sinn. Kritik der theoretischen Vernunft. Frankfurt a. M.: Suhrkamp.

Bronfen, E., Marius, B. (1997). Hybride Kulturen. Einleitung. In E. Bronfen, B. Marius, T. Steffen (Hrsg.), Hybride Kulturen. Beiträge zur anglo-amerikanischen Multikulturalismusdebatte (S. 1–29). Tübingen: Stauffenberg Verlag Brigitte Narr.

Dalal, F. (2018). Zurück zum Ursprung – Von der Vorhersagbarkeit zur radikalen Ungewissheit. Gruppenpsychotherapie und Gruppendynamik – Zeitschrift für Theorie und Praxis der Gruppenanalyse, 54 (2), 76–93.

Erdheim, M. (1984). Die gesellschaftliche Produktion von Unbewußtheit. Eine Einführung in den ethnopsychoanalytischen Prozeß. Frankfurt a. M.: Suhrkamp.

Erdheim, M. (1986). Fritz Morgenthaler und die Ethnopsychoanalyse. In F. Morgenthaler (Hrsg.), Der Traum. Fragmente zur Theorie und Technik der Traumdeutung (S. 187–211). Frankfurt a. M.: Edition Qumran im Campus Verlag.

Giddens, A. (1996). Leben in einer posttraditionalen Gesellschaft. In U. Beck, A. Giddens, S. Lash (Hrsg.), Reflexive Modernisierung. Eine Kontroverse (S. 113–194). Frankfurt a. M.: Suhrkamp.

Günther, M. (2020). Adoleszente Entwicklung im Kontext von Fluchterfahrungen. In A. Kerschgens, B. Schnabel (Hrsg.), Psychosoziale Arbeit mit jugendlichen Geflüchteten. Transkulturelle Übergangsräume und Verstehensprozesse (S. 25–43). Frankfurt a. M.: Brandes & Apsel.

Gutjahr, O. (2008). Tabu als Grundbedingungen von Kultur. Sigmund Freuds Totem und Tabu und die Wende in der Tabuforschung. In C. Benthien, O. Gutjahr (Hrsg.), Tabu. Interkulturalität und Gender (S. 19–50). München: Wilhelm Frank.

Hall, S. (1989). Ideologie, Kultur, Rassismus. Ausgewählte Schriften 1. Hamburg: Argument.

Hall, S. (1994). Rassismus und kulturelle Identität. Ausgewählte Schriften 2. Hamburg: Argument.

Hall, S. (2020). Vertrauter Fremder. Ein Leben zwischen zwei Inseln. Hamburg: Argument Verlag.

Hörning, K. H., Winter, R. (1999). Widerspenstige Kulturen. Cultural Studies als Herausforderung. Frankfurt a. M.: Suhrkamp.

Hörter, K. (2016). Die Konstruktion der Anderen. (Ethno-)psychoanalyse aus Perspektive der Cultural und Postcolonial Studies (S. 342–361). Gießen: Psychosozial.

King, V. (2002). Die Entstehung des Neuen in der Adoleszenz. Individuation, Generativität und Geschlecht in modernisierten Gesellschaften. Opladen: Leske + Budrich.

Klein, R. (2008a). Pädagogische Absichten und ihre Aushandlung – eine symboltheoretische Skizzierung des sozialpädagogischen Handlungsraums. FQS – Forum Qualitative Sozialforschung, 9 (1), Art.52. DOI: 10.17169/fqs-9.1.318

Klein, R. (2008b). Kultur erinnernd verstehen – der Versuch einer reflexiven Begegnung zwischen Psychoanalyse, Biographieforschung und Cultural Studies. In M. Dörr, R. Klein, H. Macha, W. Marotzki, H. von Felden (Hrsg.), Erinnern – Reflektion – Geschichte. Erinnerungsarbeit in psychoanalytischer und biographischer Perspektive (S. 49–62). Wiesbaden: VS-Verlag.

Klein, R. (2009). Raumbildung in der Sozialen Arbeit – vergessene Zusammenhänge. Neue Praxis – Zeitschrift für Sozialarbeit, Sozialpädagogik und Sozialpolitik, 39 (5), 452–466.

Klein, R. (2019). Wie geht es Dir heute, Toni? – Soziokulturelle Perspektiven auf Kind(er)leben. Feedback 1 & 2 – Beiträge zur Kulturtheorie, ÖAAG, 8–26.

Klein, R. (2020). Transkulturelle Übergangsräume und andere Bruchlinien der Erfahrung. In A. Kerschgens, B. Schnabel (Hrsg.), Psychosoziale Arbeit mit jugendlichen Geflüchteten. Transkulturelle Übergangsräume und Verstehensprozesse (S. 45–70). Frankfurt a. M.: Brandes & Apsel.
Klein, R. (2021). Prekäre Zwischenwelten – Transkulturelle Streiflichter auf Transiträume und Grenzgänge. In M. Günther, A. Kerschgens, P. Meurs (Hrsg.), Geflüchtete Familien und Frühe Hilfen (im Erscheinen). Weinheim: Juventa.
Kotanyi, S. (2018). Einführung in die französische Ethnopsychiatrie. Die therapeutische Behandlung von Migrantenfamilien am Centre Georges Devereux und im Krankenhaus Avicenne. Gießen: Psychosozial.
Nadig, M. (2000). Interkulturalität im Prozess. Ethnopsychoanalyse und Feldforschung als methodischer und theoretischer Übergangsraum. In H. Lahme-Gronostaj, M. Leuzinger-Bohleber (Hrsg.), Identität und Differenz. Zur Psychoanalyse des Geschlechterverhältnisses in der Spätmoderne (S. 87–101). Wiesbaden: Westdeutscher Verlag.
Nadig, M. (2006). Transkulturelle Spannungsfelder in der Migration und ihre Erforschung. In E. Wohlfart, M. Zaumseil (Hrsg.), Transkulturelle Psychiatrie – Interkulturelle Psychotherapie. Interdisziplinäre Theorie und Praxis (S. 68–79). Heidelberg: Springer.
Nadig, M. (2016). Begegnungen mit anderen Welten deuten. Über das vermeintlich Fremde in uns und in der ethnopsychoanalytischen Forschung. In J. Reichmayr (Hrsg.), Ethnopsychoanalyse revisited. Gegenübertragung in transkulturellen und postkolonialen Kontexten (S. 200–231). Gießen: Psychosozial.
Rehbein, B. (2010). Eine kaleidoskopische Dialektik als Antwort auf eine postkoloniale Soziologie. In J. Reuter, P.-I. Villa (Hrsg.), Postkoloniale Soziologie. Empirische Befunde, theoretische Anschlüsse, politische Intervention (S. 213–235). Bielefeld: transcript.
Rohr, E. (2016). If you want to go fast, go alone, if you want to go far, go together. Gruppenpsychotherapie und Gruppendynamik – Zeitschrift für Theorie und Praxis der Gruppenanalyse, 52 (3), 308–322.
Rohr, E. (2017a). Kinder auf der Flucht. Die Traumatisierung einer Generation. In K.-J. Bruder, C. Bialluch (Hrsg.), Migration und Rassismus. Politik der Menschenfeindlichkeit (S. 83–100). Gießen: Psychosozial.
Rohr, E. (2017b). Forcierte Autonomie und keine Zeit zum Trauern. Transnationale Kindheiten in Ecuador. In H. Schnoor (Hrsg.), Psychosoziale Entwicklung in der Postmoderne. Psychoanalytische Perspektiven (S. 109–124). Gießen: Psychosozial.
Rohr, E. (2020a). Transit nach der Flucht und vor dem Ankommen. In A. Kerschgens, B. Schnabel (Hrsg.), Psychosoziale Arbeit mit jugendlichen Geflüchteten. Transkulturelle Übergangsräume und Verstehensprozesse (S. 13–24). Frankfurt a. M.: Brandes & Apsel.
Rohr, E. (2020b). Supervision in einer traumatisierten Postkonfliktgesellschaft. Ein Fallbeispiel aus Guatemala. In V. Duque, E. Rohr (Hrsg.), Supervision in Mesoamerika. Herausforderungen in einer traumatisierten Postkonfliktgesellschaft (S. 195–216). Gießen: Psychosozial.
Schnabel, B. (2020). Erkundungs- und Erzählräume. Konzept einer transkulturellen psychosozialen Gruppenarbeit mit unbegleiteten minderjährigen Geflüchteten an der Schnittstelle zwischen sozialem und medizinischem Bereich. In A. Kerschgens, B. Schnabel (Hrsg.), Psychosoziale Arbeit mit jugendlichen Geflüchteten. Transkulturelle Übergangsräume und Verstehensprozesse (S. 125–163). Frankfurt a. M.: Brandes & Apsel.
Waldenfels, B. (1999). Topographie des Fremden. Studien zur Phänomenologie des Fremden I. Frankfurt a. M.: Suhrkamp.

Eine Geschichte zum Abschluss

Christina Selle

Eine alltägliche Schulsituation in einer zweiten Klasse einer Förderschule für Sprachbehinderte: Ein Unterrichtsvormittag liegt hinter uns. Die zwölf Schüler:innen haben den Klassenraum seit ein paar Minuten verlassen. Es herrscht eine ungewohnte Stille. Ich habe Zeit, noch einige Materialien zu ordnen. Beim Aufräumen finde ich an mehreren Stellen im Raum Puppenmöbel. Die haben ihren Platz im Puppenhaus, das gut erreichbar auf einer niedrigen Fensterbank steht und frei genutzt werden darf. Im Puppenhaus herrscht Chaos. Mit jedem weiteren Fund werde ich ärgerlicher und nehme mir vor, Jana, die ich beim Spiel am Vormittag mal kurz beobachten konnte, am nächsten Tag auf die Unordnung anzusprechen. Ich habe die Vorstellung von einer Explosion in einem Wohnhaus. Da fällt mir Jana im Morgenkreis am Montag ein. Sie berichtete: »Papa ist am Wochenende ausgezogen. Er hat das Sofa und die Sessel mitgenommen. Mama hat aber schon neue Möbel bestellt. Wir müssen noch etwas warten, bis sie geliefert werden.«

Mit dieser Erinnerung ist mein Ärger verflogen. Ich bin sehr erleichtert, dass ich noch keinen Schaden mit meiner geplanten Schimpferei bei der Schülerin anrichten konnte. Schließlich hat sie nur sehr eindrucksvoll im Spiel ihre augenblickliche Lebenssituation dargestellt. Da konnte ich leicht die Ordnung zurückstellen und die Chance zum besseren Verständnis weiterhin nutzen. Über die folgenden Spielsituationen im Puppenhaus – und außerhalb – habe ich Anteil genommen an den Veränderungen in der Familie.

Diese Szene liegt jetzt 18 Jahre zurück. Zu meinem Geburtstag und zu Weihnachten schreibt Janas Mutter mir noch immer und berichtet von den weiteren Lebensstationen ihrer Tochter, selbstverständlich bleibt sie nicht ohne Antwort.

Die Autorinnen und Autoren

Dr. Birgitt Ballhausen-Scharf, Fachärztin für Psychosomatische Medizin und Psychotherapie, Gruppenlehranalytikerin, war einzel- und gruppenpsychotherapeutisch tätig in eigener Praxis. Sie ist Gründungsmitglied der Arbeitsgemeinschaft für Gruppenanalyse mit Kindern und Jugendlichen (AG GaKiJu).
birgitt.ballhausen@gmail.com

Kadir Kaynak, Diplom-Sozialpädagoge, analytischer Kinder- und Jugendlichenpsychotherapeut, Gruppenanalytiker für Kinder und Jugendliche, arbeitet in seiner eigenen Praxis in Berlin.
kaynak.kadir@t-online.de

Dr. Furi Khabirpour, Facharzt für Kinder- und Jugendheilkunde, Kinder- und Jugendlichenpsychotherapeut, Gruppenlehranalytiker und Dozent am Institut für Gruppenanalyse (IGA) in Heidelberg, hat eine eigene Praxis in Speyer. Er ist Mitglied der Deutschen Gesellschaft für Gruppenanalyse und Gruppenpsychotherapie (D3G) und im Vorstand der Arbeitsgemeinschaft GaKiJu.
furi@khabirpour.de

Dr. Anja Khalil, Fachärztin für psychosomatische Medizin und Psychotherapie, Fachärztin für Kinder- und Jugendpsychiatrie, -psychotherapie, Gruppenlehranalytikerin (D3G), Supervisorin, hat eine eigene Praxis in Bremen. Sie ist Vorsitzende der Arbeitsgemeinschaft Gruppenanalyse für Kinder und Jugendliche (GaKiJu), Mitglied der Deutschen Gesellschaft für Gruppenanalyse und Gruppenpsychotherapie (D3G) und Dozentin des Bremer Arbeitskreises für Gruppenanalyse und Gruppenpsychotherapie (BAGG), der Bremer Psychoanalytischen Vereinigung (BPV) und des Psychoanalytischen Instituts Bremen (PSIB). Sie veröffentlicht zum Themenfeld Onlinegruppendynamik.
praxis@khalil.de

Dietlind Köhncke, M. A., Studium der Literaturwissenschaft, Soziologie und Philosophie, arbeitete als Lehrerin und in der Lehrerausbildung. Sie ist Gruppenlehranalytikerin, Balintgruppenleiterin, gruppenanalytische Supervisorin (IGAH, D3G) und veröffentlichte unter anderem zum Thema Spiel und Kreativität sowie die Erzählung »Die Wörtersammlerin«.
d.b.koehncke@-online.de

Hans Georg Lehle, Diplom-Pädagoge, Analytischer Kinder- und Jugendlichenpsychotherapeut, Gruppenlehranalytiker, Supervisor, Dozent, ist in eigener Praxis niedergelassen in Ulm. Er ist Gründungsmitglied der AG GaKiJu und Co-Vorsitzender der Arbeitsgemeinschaft Gruppenanalyse Stuttgart, AGS e. V.
h.g.lehle@praxis-lehle.de

Anke Mühle ist Sozialpädagogin und Sozialtherapeutin mit Gruppentherapieausbildung, viereinhalb Jahre in Göttingen und Berlin, in der »Arbeitsgemeinschaft Gruppenanalyse und Gruppenpsychotherapie e. V.«. Seit 2009 arbeitet sie in Potsdam in einem multiprofessionellen Team mit mehrfach belasteten und psychisch erkrankten Eltern und deren null- bis dreijährigen Kindern, seit 2018 auch mit größeren Kindern im Einzel- und Gruppensetting. Sie übernimmt seit vielen Jahren Lehraufträge an der Fachhochschule Potsdam und Fortbildungen für Fachkräfte der frühen Kindheit. Sie ist Mitglied im Bundesverband Psychoanalytischer Paar- und Familientherapie (BvPPF), im Deutschen Fachverband für Sozialtherapie (DFS) e. V. und in der Arbeitsgemeinschaft Gruppenanalyse mit Kindern und Jugendlichen (GaKiJu). Bei Fragen, Kritik oder Spenden gern melden:
as1.muehle@t-online.de

Dr. Christoph F. Müller, Facharzt für Kinder- und Jugendpsychiatrie und Psychotherapie, Psychotherapeut, Psychoanalytiker, Gruppenanalytiker, ist in eigener Praxis in Zürich tätig. Er ist Dozent und Supervisor in pädagogischen und therapeutischen Kontexten. Er ist Gründungsmitglied der AG GaKiJu.
chris-f-mueller@gmx.net

Gerhild Ohrnberger, Diplom-Soziologin, Gruppenanalytikerin, Gruppenanalytische Supervisorin und Organisationsberaterin (IGA, D3G) und Gruppenlehranalytikerin(D3G), Gründungsmitglied der AG GaKiJu, ist Mitarbeiterin in einer kinder- und jugendpsychiatrischen Praxis in Frankfurt am Main, wo sie Gruppen mit Kindern und Jugendlichen leitet.
g.ohrnberger@gmx.de

Andreas Opitz, Heilpädagoge, Gestaltpädagoge (TU Berlin), Sozialpädagoge und Gruppenanalytiker (D3G), ist Mitglied am Berliner Institut für Gruppenanalyse (BIG) und Gründungsmitglied der Deutschen Gesellschaft für Gruppenanalyse und Gruppenpsychotherapie (D3G). Er arbeitet als Sozialpädagoge und Gruppentherapeut in der Kinder- und Jugendpsychiatrie, Psychotherapie und Psychosomatik am Vivantes Klinikum Neukölln (Berlin). Des Weiteren ist er als Dozent und Leiter von Workshops und Seminaren gefragt.
andreas.opitz60@gmx.de

Ursula Proebsting, Grundschullehrerin, ist Rektorin einer Offenen Ganztagsgrundschule in Wuppertal. Sie absolvierte eine gruppenanalytische Weiterbildung am Institut für Gruppenanalyse in Heidelberg e. V. Als Heilpraktikerin für Psychotherapie ist sie nebenberuflich in eigener Praxis für Kinder, Jugendliche und Erwachsene tätig. Gemeinsam mit einem Kollegen leitet sie zwei gruppenanalytische Psychotherapiegruppen.
praxis@ursula-proebsting.de

Christoph Radaj, Diplom-Sozialarbeiter und -pädagoge (FH), Kinder- und Jugendlichenpsychotherapeut (VAKJP), Psychoanalytiker für Kinder und Jugendliche (DGIP), Gruppenlehranalytiker (D3G), arbeitet in eigener Praxis in Hamburg und an einer Kinderklinik. Er ist außerdem als Supervisor und Dozent an der Akademie für integrative Psychoanalyse/Psychotherapie und Psychosomatik Hamburg, am Alfred-Adler-Institut München angebunden und im Vorstand der GaKiJu e. V.
Chradaj@praxis-radaj.com

Beate Schnabel, Diplom-Soziologin, Diplom-Sozialpädagogin, Gruppenanalytikerin (D3G), Gruppenlehranalytikerin (IGA), gruppenanalytische Supervisorin (D3G), ist Mitarbeiterin des Frankfurter Instituts für interkulturelle Forschung und Beratung e. V. und als Supervisorin in freier Praxis tätig.
Beate.Schnabel@online.de

Thomas Schneider, Diplom-Sozialpädagoge, Kinder- und Jugendlichenpsychotherapeut, Kinder- und Jugendlichengruppenanalytiker, EMDR-Therapeut für Kinder- und Jugendliche, hat sich auch im sozialtherapeutischen Rollenspiel (STR) weiterqualifiziert. Er ist Gruppenlehranalytiker in der Deutschen Gesellschaft für Gruppenanalyse und Gruppenpsychotherapie (D3G) und in der Deutschen Gesellschaft für Individualpsychologie (DGIP) sowie Lehranalytiker in der Vereinigung analytischer Kinder- und Jugendlichenpsychotherapeuten (VAKJP). Er ist Mitglied im Berufsverband der Approbierten Gruppenpsychotherapeuten (BAG), Gründungsvorstand der GaKiJu und Fachgruppensprecher der KiJu-Gruppenanalyse in der D3G (zusammen mit Susanne Dittrich). Er ist Dozent, Vorstandsmitglied und Schatzmeister am Würzburger Institut für Psychoanalyse und Psychotherapie (WIPP).
www.tschneider-praxis.de

Franziska Schöpfer, Diplom-Pädagogin, Diplom-Kunsttherapeutin, Analytische Kinder- und Jugendlichenpsychotherapeutin (VAKJP), Gruppenanalytikerin, hat

eine eigene Praxis in Berlin-Charlottenburg. Sie ist Dozentin für Gruppenanalyse mit Kindern und Jugendlichen am Institut für Psychotherapie e. V. Berlin, an der Berliner Akademie für Psychotherapie und am BIG. Sie ist Mitglied im BIG (WBA), in der Arbeitsgemeinschaft GaKiJu und der Deutschen Gesellschaft für Gruppenanalyse und Gruppenpsychotherapie (D3G).
franziskaschoepfer@gmx.de

Christina Selle studierte in Frankfurt am Main und Marburg Sonderpädagogik (Fachrichtung Sprachheilpädagogik) und schloss mit Staatsexamen und Diplom ab. Sie lebt in Berlin und hat über dreißig Jahre an einer Schule in Kreuzberg mit dem Förderschwerpunkt Sprache unterrichtet. Nach einer Weiterbildung am Berliner Institut für Gruppenanalyse hat sie die gemeinsame Gruppenleitung mit einer Kinder- und Jugendlichenpsychotherapeutin in deren Praxis begonnen, zunächst mit Kindergruppen, aktuell mit Jugendlichengruppen.
christina-selle@web.de

Tilman Sprondel, Diplom-Pädagoge, Gruppenanalytiker (IGA Heidelberg), hat viele Jahrzehnte in Einrichtungen der stationären Erziehungshilfe gearbeitet, davon 34 Jahre in leitender Funktion, zuletzt in einer südbadischen Kleinstadt als Träger und Leiter einer kleinen Einrichtung in durchschnittlichem Lebensumfeld.
tilmansp@aol.com

Katrin Stumptner, Diplom-Musiktherapeutin, studierte Musiktherapie an der Hochschule für Musik und Darstellende Kunst in Wien und Theater- und Filmschauspiel in Berlin. Seit 2000 ist sie niedergelassen als Kinder- und Jugendlichenpsychotherapeutin, Gruppenanalytikerin und gruppenanalytische Supervisorin und OG-Beraterin. Sie ist zudem Dozentin, Gruppenlehranalytikerin (D3G) und Supervisorin (D3G) am Berliner Institut für Gruppenanalyse (BIG) und dem Heidelberger Institut für Gruppenanalyse (IGAH). Sie engagiert sich am BIG, bei EGATIN (European Group Analytic Training Network) und GASI (Group Analytic Society International). Ihr besonderes Interesse gilt dem Szenischen Verstehen in Klein- und Großgruppen in der Verbindung von transgenerationalen- und transkulturellen Zusammenhängen. Sie ist Gründungsmitglied der AG GaKiJu.
stumptner@kinder-psychotherapie-falkensee.de

Carla Weber, Akademische Sprachtherapeutin (Univ.), Sonderpädagogin für Pädagogik bei Verhaltensstörungen, Psychotherapeutin und Psychoanalytikerin für Kinder, Jugendliche und junge Erwachsene, Gruppenanalytikerin, ist in

München niedergelassen und veröffentlicht zu den Themenbereichen psychodynamische Behandlungstechnik und transgenerationale Traumatisierung. Sie ist Mitglied der Deutschen Gesellschaft für Gruppenanalyse und Gruppenpsychotherapie (D3G) und der Vereinigung Analytischer Kinder- und Jugendlichen-Psychotherapeuten in Deutschland e. V. (VAKJP), Mitglied und Dozentin der Münchner Arbeitsgemeinschaft für Psychoanalyse (MAP), Dozentin der Ärztlichen Akademie für Psychotherapie von Kindern und Jugendlichen, München.
carla-weber@t-online.de

Dr. habil. Harald Weilnböck hat in den Bereichen der qualitativ-empirischen Kultur-, Medien- und Sozialwissenschaften, Narratologie sowie Psychologie studiert und geforscht. Als Gastwissenschaftler war er am Frankfurter Sigmund-Freud-Institut und am Gießener Graduiertenzentrum für Kulturwissenschaften tätig. Ausbildungen und Tätigkeiten in gruppenanalytischer Psychotherapie und Supervision kamen hinzu (DGSv). Als Mitbegründer von Cultures Interactive e. V. ist er seit Langem in Konzeption und Praxis von intensivpädagogischer Extremismusprävention und Distanzierung (sogenannter Deradikalisierung) tätig.
weilnboeck@cultures-interactive.de

Dr. Matthias Wenck, Facharzt für Kinder- und Jugendmedizin, Facharzt für psychosomatische Medizin und Psychotherapie, Psychoanalytiker für Kinder, Jugendliche und Erwachsene, Gruppenlehranalytiker der Deutschen Gesellschaft für Gruppenanalyse und Gruppenpsychotherapie (D3G), hat eine eigene Praxis in Markt Schwaben.
matthias.wenck@t-online.de

Horst Wenzel, Diplom-Sozialarbeiter und -Sozialpädagoge (FH), Erziehungsberater (EZI), Gruppenlehranalytiker (D3G), Supervisor (EKFUL), ist Mitarbeiter in einer psychologischen Beratungsstelle des Diakonischen Werkes und Dozent am Institut für Psychoanalyse und Psychotherapie Kassel e. V.
ho.wenzel@t-online.de

Dietrich Winzer, Diplom-Psychologe, ist als psychologischer Psychoanalytiker für Erwachsene, Kinder und Jugendliche in München niedergelassen. Er ist Dozent und Ambulanzleiter für Kinder und Jugendliche bei der Münchner Arbeitsgemeinschaft für Psychoanalyse und Gründungsmitglied der Arbeitsgemeinschaft für Gruppenanalyse mit Kindern und Jugendlichen (GaKiJu). Ein Schwerpunkt seiner Arbeit ist die Behandlung von französischsprachigen Patient:innen, auch Gruppentherapie mit Flüchtlingen aus Afrika.
dietrich.winzer@web.de

»Die Fremdheit des Anderen nimmt in dem Maße ab,
in dem die Gemeinsamkeit zunimmt und die Grenzen
der eigenen Lebensformen überschritten werden.«

(Waldenfels, 1997, S. 117).